TRAITÉ ÉLÉMENTAIRE

DES

MALADIES DE LA PEAU

PAR

A. GAILLETON

EX-CHIRURGIEN EN CHEF DE L'ANTIQUAILLE
(Maladies cutanées et vénériennes des hommes et des enfants)

CHIRURGIEN EN CHEF DES CHAZEAUX
(Maladies cutanées et vénériennes des femmes et des nouveau-nés)

PARIS
ADRIEN DELAHAYE, LIBRAIRE-ÉDITEUR
PLACE DE L'ÉCOLE-DE-MÉDECINE
1874

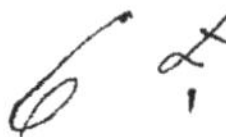

TRAITÉ ÉLÉMENTAIRE

DES

MALADIES DE LA PEAU

CHEZ LE MÊME ÉDITEUR

BAZIN, médecin de l'hôpital Saint-Louis, etc. **Leçons sur le traitement des maladies chroniques en général, et des affections de la peau en particulier, par l'emploi comparé des eaux minérales, de l'hydrothérapie et des moyens pharmaceutiques,** professées à l'hôpital Saint-Louis par le docteur BAZIN, rédigées et publiées par E. MAUREL, interne des hôpitaux, revues par le professeur. 1 vol. in-8 de 480 pages. 1870. Prix, broché, 7 fr.; cartonné en toile. 8 fr.

— **Leçons sur la scrofule,** considérée en elle-même et dans ses rapports avec la syphilis, la dartre et l'arthritis. 1 vol. in-8, 2e édition, revue et augmentée. 1861. 7 fr. 50

— **Leçons théoriques et cliniques sur les affections cutanées parasitaires,** professées à l'hôpital Saint-Louis, rédigées et publiées par A. POUQUET, revues et approuvées par le professeur. 2e édition revue et augmentée. 1 vol in-8 orné de 5 planches sur acier. 1862. 5 fr.

— **Leçons théoriques et cliniques sur la syphilis et les syphilides,** professées à l'hôpital Saint-Louis, par le docteur BAZIN, publiées par le docteur DUBUC, revues et approuvées par le professeur. 2e édition considérablement augmentée. 1866. 1 vol. in-8 accompagné de 4 magnifiques planches sur acier, figures coloriées. 10 fr.
Sépia 8 fr.

— **Leçons théoriques et cliniques sur les affections cutanées de nature arthritique et dartreuse,** considérées en elles-mêmes et dans leurs rapports avec les éruptions scrofuleuses, parasitaires et syphilitiques, professées à l'hôpital Saint-Louis par le docteur BAZIN, rédigées et publiées par le docteur Jules BESNIER, revues et approuvées par le professeur. 2e édition considérablement augmentée. 1868, 1 vol. in-8. 7 fr.

— **Leçons théoriques et cliniques sur les affections cutanées artificielles et sur la lèpre, les diathèses, le purpura, les difformités de la peau,** etc., professées à l'hôpital Saint-Louis par le docteur BAZIN, recueillies et publiées par le docteur GUÉRARD, revues et approuvées par le professeur. 1862. 1 vol. in-8. 6 fr.

— **Leçons sur les affections génériques de la peau,** professées à l'hôpital Saint-Louis par le docteur BAZIN, recueillies et publiées par les docteurs BAUDOT et GUÉRARD, revues et approuvées par le professeur. 1862 et 1865. 2 vol in-8. 11 fr.
Le tome II se vend séparément. 6 fr.

— **Examen critique de la divergence des opinions actuelles en pathologie cutanée,** leçons professées à l'hôpital Saint-Louis par le docteur BAZIN, rédigées et publiées par le docteur LANGRONNE, revues et approuvées par le professeur. un vol. in-8. 1866. 3 fr. 50

CAZENAVE (A.), ancien médecin de l'hôpital Saint-Louis. **Pathologie générale des maladies de la peau.** 1 vol. in-8. 1868. 7 fr.

CAZENAVE (A.). **Compendium des maladies de la peau et de la syphilis,** Cet ouvrage sera publié par fascicules de 160 pages environ; les 1er. 2e fascic. sont en vente. 1868-69. Prix de chaque. 3 fr.

CAZENAVE (A.). **Les gourmes.** In-8 de 58 pages. 1873. 2 fr.

HARDY, professeur chargé du cours de clinique des maladies de la peau à la Faculté de médecine de Paris, médecin de l'hôpital Saint-Louis, etc. **Leçons sur les affections dartreuses,** rédigées et publiées par le docteur MOYSANT. 3e édition. 1 vol in-8. 1868. 4 fr.

PARIS. — IMPRIMERIE DE E. MARTINET, RUE MIGNON, 2

TRAITÉ ÉLÉMENTAIRE

DES

MALADIES DE LA PEAU

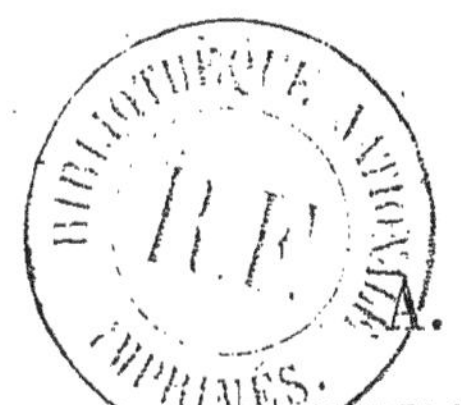

PAR

A. GAILLETON

EX CHIRURGIEN EN CHEF DE L'ANTIQUAILLE
(Maladies cutanées et vénériennes des hommes et des enfants)

CHIRURGIEN EN CHEF DES CHAZEAUX
(Maladies cutanées et vénériennes des femmes et des nouveau-nés)

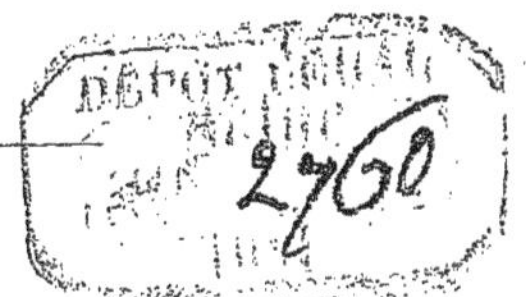

PARIS
ADRIEN DELAHAYE, LIBRAIRE-ÉDITEUR
PLACE DE L'ÉCOLE-DE-MÉDECINE
1874

PRÉFACE

Notre littérature médicale, si riche en publications de toute nature, manque d'un traité pratique des maladies de la peau. Ce n'est pas qu'il n'existe des ouvrages justement appréciés, tels que les monographies si remarquables de Bazin, les leçons de Hardy, les livres savants de Hebra et de Wilson, etc. Mais les méthodes et les systèmes adoptés par ces auteurs présentent de telles différences que l'étudiant se trouve bien embarrassé lorsqu'il veut commencer l'étude des maladies cutanées. L'expérience m'a démontré l'utilité d'un traité élémentaire qui pourrait servir de guide. C'est pour cette raison que je publie sous forme didactique les leçons que je professe depuis seize ans à l'hospice spécial de l'Antiquaille.

Lorsqu'on étudie les maladies de la peau, on est arrêté, à chaque instant, par la difficulté de rattacher les faits cliniques aux descriptions théoriques. Plusieurs raisons concourent à ce résultat :

1° La confusion de la nomenclature;

2° Le nombre excessif des variétés ;

3° Le défaut de précision dans les caractères qui déterminent les espèces ;

4° La création non justifiée de certaines espèces morbides.

La signification des mots usités dans le vocabulaire dermatologique a souvent varié, et cette cause de confusion, peu importante d'ailleurs, n'a pas complétement disparu.

Le nombre des variétés a toujours été croissant, l'érythème et l'eczéma ne comptent pas moins de trente sous-divisions. Chaque livre nouveau ajoute quelques types à cette liste si chargée, et trop souvent les modifications de forme, de volume, de couleur les plus insignifiantes ont servi de point de départ à ces créations nouvelles. Qu'importe au praticien ces variétés décrites sous le nom de psoriasis ponctué, nummulaire, évidé, en spirale, diffus, invétéré, etc ? La forme annulaire, circinée change-t-elle la nature de l'érythème ? Willan admet des roséoles d'été, d'automne, une roséole infantile ; ne pourrait-on pas en suivant ce point de départ inventer la roséole des femmes, des vieillards, des mois ou des jours ?

Mais chose plus grave, la détermination des espèces en pathologie cutanée a été souvent établie sur des caractères transitoires, sur la présence de produits secondaires tels que la vésicule, la papule etc. qui ne sont qu'un des modes d'un processus toujours complexe. Si vous faites de la vésicule et de l'écoulement séreux la caractéristique de l'eczéma, il sera difficile de faire comprendre la forme squameuse de cette affection dans laquelle la desquamation épidermique est le fait principal.

Enfin certaines espèces morbides sont purement artificielles et ne sont fondées que sur un symptôme de médiocre valeur. Quelle perplexité doit naître dans l'esprit en présence d'une entité morbide telle que le pityriasis, affection que l'on rencontre dans les maladies du derme (pityriasis rubra), de l'épiderme (pityriasis versicolor), des glandes sébacées (pityriasis simplex). Le processus peut être une inflammation aiguë, un simple vice de sécrétion, une végétation parasite ; les symptômes sont différents, le pronostic et le traitement n'offrent pas la moindre similitude. Comment concilier la rougeur sans élevure donnée comme caractéristique de l'érythème avec les tumeurs volumineuses de l'érythème noueux ? Quels rapports unissent la papulo-vésicule du strophulus de l'enfance, et quelques variétés de sclérose de la peau englobées dans le même genre lichen ? Le diagnostic différentiel de certaines formes d'eczéma, d'impétigo, de lichen, ne rappelle-t-il pas les discussions scolastiques les plus subtiles ?

L'anatomie et la physiologie normale et pathologique pouvaient seules fournir le guide sûr et nécessaire à travers ce dédale ; l'expression vraie de la lésion locale n'est effectivement fournie, en pathologie cutanée comme en médecine générale, que par la notion du siége et du processus morbide. Prendre pour base du diagnostic anatomique un symptôme isolé, quelle que puisse être d'ailleurs sa valeur, serait aussi peu logique que de revenir en botanique aux systèmes de classification établis sur les caractères seuls de l'étamine ou du pistil. Si le système Willanique s'est maintenu aussi longtemps dans la science, c'est qu'il ne pouvait être remplacé que le jour où des notions plus complètes d'histologie établiraient sur des bases plus larges la science dermatologique.

Ces notions anatomo-physiologiques ont permis d'établir la réalité des éruptions composées, qui ont à un moment tant embarrassé les dermatologues. Quelques-uns, pour échapper à cet embarras, ont simplement nié leur existence en affirmant que le diagnostic des observateurs était seul en défaut. Et cependant, pour ne citer que les types les plus communs, combien d'affections sèches, non vésiculeuses ou non sécrétantes, d'après la théorie, viennent contredire cette assertion trop absolue. Comparez les descriptions dogmatiques de l'eczéma, de l'érythème, du lichen avec les faits cliniques, et vous serez frappé du peu de ressemblance du tableau.

On a nié que le pityriasis rubra pût être humide parce que tout pityriasis doit être sec conformément à la théorie; marcher dans cette voie, c'est substituer l'arbitraire de la doctrine à la réalité des faits. A ce propos, il est utile de rappeler qu'en médecine ces affections complexes sont loin d'être rares; la broncho-pneumonie et l'irido-choroïdite par exemple, sont acceptées par tous sans qu'on ait pour cela méconnu la bronchite et l'iritis pures. Est-il donc plus étonnant de voir dans les maladies de la peau le processus n'être pas toujours limité, se propager aux éléments voisins et déterminer ainsi des éruptions complexes?

La lésion locale n'étant par elle-même qu'un des termes du problème à résoudre pour arriver à la connaissance exacte d'une maladie de la peau, il faut, de plus, chercher à déterminer les autres éléments qui la constituent. Ces éléments sont contenus dans l'étiologie. Une première classe de maladies groupées suivant l'étiologie, celles de cause externe est admise aujourd'hui par tous les dermatologues. La découverte des maladies parasitaires, les recherches sur les maladies professionnelles, une étude plus minutieuse de l'action irritante des agents extérieurs qui provoquent des éruptions cutanées, ont donné à ce groupe une importance pleinement justifiée par les applications thérapeutiques.

Quant aux maladies de cause interne, une diathèse unique, la dartre, était autrefois le symbole de la plupart des affections constitutionnelles. Grâce aux travaux de la clinique moderne et au concours que lui ont prêté les sciences physiques, la part de cet inconnu va chaque jour s'amoindrissant. La scrofule, la goutte, le rhumatisme, la syphilis, etc., ont d'abord revendiqué les éruptions par lesquelles elles se traduisent à l'extérieur. Les maladies aiguës, fébriles et infectieuses, celles à marche chronique et cachectique, les altérations du sang mieux connues, le diabète, l'albuminurie, etc., ont à leur tour repris pour leur symptomatologie particulière les lésions cutanées qui leur appartenaient. Les maladies du système nerveux mieux scrutées, ont également révélé tout un groupe de manifestations cutanées, qui jusque-là n'avaient pas été rapportées à leur origine véritable ou même avaient été complétement passées sous silence. En résumé, l'analyse clinique tend chaque jour à rattacher à un des groupes précédents les affections dont l'origine nous paraissait encore inconnue.

C'est d'après cet ordre d'idées que nous avons divisé ce traité en trois parties.

La première contient les principes de la dermatologie, anatomie et physiologie normale et pathologique, sémiologie, étiologie, thérapeutique, considérées en général.

Il est indispensable, en effet, de connaître les symptômes locaux primitifs et secondaires, rougeur, vésicule, papule, squame, ulcération, croûte, desquamation, anomalies de sécrétion, troubles de l'innervation, etc., pour saisir d'abord le fait actuel et en tirer les déductions utiles. C'est ainsi que de l'examen d'une croûte on remonte à la pustule et que la forme, le volume, la consistance de ce produit, sont en rapport direct avec le processus du début. Rapprochée des données anatomo-pathologiques, cette notion donne la clef complète de la lésion locale. Peu importent alors les noms, les genres, variétés et sous-variétés inventés par les auteurs, le praticien ne s'égarera pas, connaissant la chose essentielle, l'affection qu'il doit traiter.

Pour établir le diagnostic et éviter les causes d'erreur, pour poser les indications et pour choisir les médicaments appropriés, les règles à suivre sont l'objet de chapitres spéciaux dont l'utilité ne saurait être contestée et qui dispensent à propos de chaque affection de revenir sur ces données générales.

La seconde partie est un résumé succinct des maladies qui donnent le plus habituellement naissance à des éruptions cutanées. La scrofule, la goutte, le rhumatisme, la syphilis, les dartres, les maladies du système nerveux, les altérations du sang ont des manifestations multiples de genres différents (érythème, papule, pustule syphilitiques, scrofuleux, etc.) Indiquer brièvement la marche de la maladie, les périodes dans lesquelles apparaissent les éruptions cutanées, leur signification pronostique et leur traitement, faire en un mot la synthèse de ces éruptions est l'objet des différents chapitres.

La troisième partie est consacrée à la description des affections cutanées. Les maladies du derme, de l'épiderme et des ongles, des glandes annexes (glandes sébacées, sudoripares, follicules pileux), sont successivement étudiées. Les sous-divisions de ces trois groupes principaux ont pour base les différents processus inflammatoire, hémorrhagique, etc. Enfin, un dernier chapitre traite des maladies parasitaires.

Nous avons cru devoir donner dans cette troisième partie une place à certaines affections exotiques, telles que la lèpre, le pian, les ulcères des pays intertropicaux, les boutons, que les médecins de nos colonies et de la marine ont souvent l'occasion d'observer.

Dans la description des affections de la peau, nous avons exposé successivement les lésions, les formes anatomiques, les espèces cliniques.

Le traitement a été l'objet d'un soin particulier ; les indications fournies, soit par la lésion anatomique, soit par l'étiologie, ont été discutées suivant leur importance et ont toujours été posées avant l'examen critique des différentes médications capables de les remplir.

La méthode suivie prête sans doute à la critique, et nous reconnaissons le premier ses imperfections et les redites auxquelles on est forcément condamné; mais dans un livre élémentaire il est difficile de procéder autrement. Décrire les maladies de la peau suivant l'ordre étiologique convient très-bien à l'auteur de monographies, mais il faut supposer nécessairement les principes élémentaires connus; procéder suivant l'ordre anatomo-pathologique pur, c'est s'exposer à passer sous silence des faits très-importants.

On peut dès maintenant saisir le plan que nous avons adopté; le but qui a soutenu nos efforts a été de rendre plus accessible au praticien l'étude si importante des maladies de la peau.

TRAITÉ

DES

MALADIES DE LA PEAU

PREMIÈRE PARTIE

CHAPITRE PREMIER

ANATOMIE DE LA PEAU.

Située sur les limites extrêmes de l'organisme, la peau, membrane protectrice, isole nos tissus et les protége; organe du tact et du toucher, elle nous met en relation avec les corps extérieurs, et nous fait connaître plusieurs de leurs caractères; appareil d'épuration, elle élimine, par ses glandes innombrables, les principes immédiats devenus inutiles; étendue comme un voile, et se moulant sur les parties profondes, elle adoucit les angles, comble les dépressions, et joue un rôle important dans l'harmonie des formes.

Pour accomplir ses fonctions multiples, la peau devait offrir une texture complexe, que nous indiquerons sommairement, renvoyant le lecteur, pour les détails, aux ouvrages spéciaux d'anatomie : Cruveilhier (*Traité d'anatomie descriptive*, 4e édition); Kölliker (*Éléments d'histologie humaine*, traduit par Béclard et Sée); Sappey (*Traité d'anatomie descriptive*); Leydig (*Traité d'histologie comparée de l'homme et des animaux*, traduit par le docteur Lahilonne. Paris, 1866).

La peau se compose de deux couches superposées, l'épiderme et le derme; des cellules stratifiées forment exclusivement la première couche, le issu conjonctif est la base de la seconde. La peau renferme, en outre, comme parties constituantes : 1° des vaisseaux et des nerfs se terminant par un plexus situé à la partie supérieure du derme; 2° des glandes logées dans l'épaisseur du tissu conjonctif, et dont les canaux excréteurs s'ouvrent sur la surface cutanée.

Les éléments constitutifs du derme sont du tissu conjonctif, des muscles lisses, des cellules graisseuses, des vaisseaux et des nerfs. Les fibres du tissu conjonctif forment, par leur entrelacement, la trame de ce tissu destiné à loger les organes glandulaires et à supporter les vaisseaux et les nerfs, organes de l'absorption et du toucher. On a décrit dans le derme trois plans superposés ; un inférieur se confondant avec le tissu cellulaire sous-cutané; un étage moyen ou partie réticulaire ; un étage supérieur ou partie papillaire.

La couche la plus superficielle du derme représente une surface ondulée offrant une série d'élevures et de dépressions dues à la présence des papilles. Elle est recouverte par le réseau vasculaire superficiel, et ses rapports sont immédiats sans interposition d'aucun liquide ou substance amorphe, avec les cellules les plus profondes de l'épiderme; quelques anatomistes admettent cependant en ce point un petit liséré amorphe.

Les papilles du derme, éminences en forme de colline, pleines, transparentes, ressemblent à de petits cônes arrondis ; elles sont simples, à sommet unique, ou composées, à sommets multiples, et se divisent en *papilles vasculaires* et *nerveuses*. Les papilles se rencontrent sur toute la surface cutanée, mais leur développement varie beaucoup suivant les régions ; les points les plus riches en papilles sont la plante des pieds, les faces palmaire et latérales des doigts, des orteils, le mamelon. Les papilles nerveuses se voient presque exclusivement dans ces points ; Meissner, qui a compté 400 papilles sur une ligne carrée de la face palmaire du doigt, dit que les papilles vasculaires sont aux papilles nerveuses dans la proportion de 1 à 4.

Les papilles sont formées par une substance homogène de nature conjonctive, par des cellules plasmatiques en grand nombre; les papilles vasculaires reçoivent une ou plusieurs anses vasculaires simples, anastomosées, ramifiées; les papilles nerveuses contiennent des filets nerveux en nombre variable de un à quatre, et les corpuscules du tact.

A la partie supérieure du chorion s'implantent les fibres des petits muscles lisses érecteurs de la peau; de là ils se dirigent obliquement en bas, en embrassant les glandes sébacées annexes des poils, et s'insèrent vers le fond des follicules pileux. Sous l'influence de leur contraction, les orifices communs des follicules pileux et sébacés s'élèvent en saillie à la surface; la peau se hérisse et prend l'aspect connu sous le nom de *chair de poule*.

Les étages moyen et inférieur ont une texture réticulée formant une trame alvéolaire de plus en plus lâche à mesure qu'on se rapproche de la face profonde ; ils renferment les follicules sébacés et les glandes sudoripares, logées plus profondément que les précédents.

Les vaisseaux de la peau sont sous-cutanés ou superficiels; ces derniers fournissent les capillaires qui se distribuent à la couche papillaire. Le réseau lymphatique superficiel prend naissance en ce point, et, d'après Teichmann, il serait toujours séparé de l'épiderme par un réseau capillaire sanguin.

Les nerfs forment dans la couche papillaire des plexus qui vons aboutir au derme ou aux papilles nerveuses ; leur mode de terminaison est encore peu connu. Les corpuscules du tact, d'après Rouget, seraient constitués par l'enroulement des fibres nerveuses qui, perdant leur enveloppe médullaire, deviendraient des fibres grises à noyaux et formeraient la partie centrale du corpuscule regardée à tort par Kölliker comme de nature conjonctive et par Meissner comme une substance liquide (voy. Rouget, *Archives de physiologie*, sept. et oct. 1868.)

L'épiderme, formé exclusivement de cellules stratifiées, se divise en deux parties, l'une profonde, réseau de Malpighi, l'autre superficielle, couche cornée, de beaucoup la plus considérable. La membrane d'enveloppe, le noyau et le contenu des cellules diffèrent dans les deux régions, par suite des métamorphoses successives des cellules en se rapprochant de l'extérieur.

Les cellules du réseau de Malpighi, suivant une ligne ondulée en rapport avec les saillies et les enfoncements du derme, tapissent cette membrane en se moulant sur toutes les irrégularités de sa surface. Les plus profondes, implantées perpendiculairement sur le derme, contiennent un noyau autour duquel se déposent des granules pigmentaires ou de la matière colorante finement granulée. La quantité de ces produits immédiats est en rapport direct avec les individus, les différentes parties de la peau et spécialement les races humaines, aussi avait-on placé dans ce lieu l'appareil chromatogène; mais il n'existe pas d'appareil spécial chargé de sécréter la matière colorante ; les cellules cylindriques du réseau de Malpighi suffisent à cette fonction. — Dans la peau foncée de certaines régions, aréole du mamelon, scrotum, la quantité de pigment déposé dans les cellules augmente et l'intérieur est plus fortement coloré. Chez le nègre, les cellules remplies de pigment et de matière colorante comprennent plusieurs couches superposées, les parties supérieures sont même fortement imbibées de matières colorantes, à l'exception des couches les plus externes de l'épiderme. Au-dessus des cellules pigmentaires se voient des cellules ovales, polygonales, leur dimension s'accroît à mesure qu'elles se rapprochent de l'extérieur et se confondent avec la couche cornée. Dans cette dernière, les cellules quadrangulaires, polygonales, n'affectent plus de forme régulière, le noyau a disparu ou ne se rencontre qu'exceptionnellement, la membrane d'enveloppe de la cellule est plissée, ratatinée; de là cet aspect lamelleux, stratifié qui caractérise l'épiderme.

Le réseau de Malpighi et la couche cornée se comportent d'une manière toute différente au contact des liquides. La couche cornée se laisse difficilement traverser par les liquides venus du dehors ; s'ils surmontent cet obstacle, ils n'éprouvent plus de difficulté pour s'introduire dans les vaisseaux et être absorbés. De même, les liquides venus du dedans, le sérum sanguin transsudé des capillaires, traversent facilement le réseau de Malpighi sans le rompre et arrivent jusqu'à la couche cornée; là ils sont arrêtés et soulèvent les lames épidermiques sous forme de vésicules, de bulles; l'épiderme se déchire et son contenu s'écoule, mais la membrane ne s'est pas laissé traverser.

L'épiderme a été longtemps considéré comme un produit inerte vivant en parasite aux dépens du derme et ne remplissant d'autres fonctions que de recouvrir la peau d'un vernis organique. Aujourd'hui, on sait que les fonctions de l'épiderme ne se bornent pas à ce rôle purement mécanique ; l'épiderme est chargé spécialement de la formation de la matière colorante, il extrait des vaisseaux une quantité notable de fluide qu'il élabore ; son activité organique est incessante et s'exerce sur une vaste surface. En étudiant plus tard les altérations de sa texture, nous verrons que ses maladies ne dépendent pas exclusivement des lésions du derme, mais que la plupart lui sont spéciales, et même que dans le plus grand nombre des affections cutanées, l'épiderme prend une part notable au travail morbide.

Les glandes sébacées ont pour fonction de sécréter le sébum ; Kölliker en décrit trois variétés, utricules simples, piriformes; glandes en grappe simple, formée de deux ou trois utricules munis d'un canal excréteur commun ; glandes en grappe composée avec canaux excréteurs venant s'aboucher dans un conduit central.

Les glandes sébacées sont constituées par une enveloppe extérieure de tissu conjonctif et un parenchyme formé de cellules à divers degrés de développement. Au centre de l'utricule et dans le conduit excréteur sont les cellules sébacées proprement dites, rondes et remplies de gouttelettes graisseuses sans noyau apparent; en se rapprochant de la paroi glandulaire, les gouttelettes graisseuses sont moins grosses, plus nombreuses, moins cohérentes; les cellules qui revêtent la face externe de la paroi se rapprochent des cellules épithéliales ordinaires et n'en diffèrent que par la quantité plus considérable de leurs cellules graisseuses. Il existe une certaine analogie entre la migration de ces cellules et celles de l'épiderme cutané, les cellules jeunes subissent diverses transformations, sont poussées peu à peu vers le centre de l'utricule, et, parvenues à l'état de cellules sébacées, elles se détachent et après leur rupture versent au dehors leur contenu.

Les glandes sébacées sont en rapport constant avec les poils, et leur canal excréteur s'abouche dans le conduit du follicule pileux. Il existe une relation inverse entre le volume des follicules pileux et celui des glandes sébacées; les poils longs, épais, sont accompagnés de petites glandes sébacées décrites par Robin sous le nom de *glandes pileuses ;* les poils de duvet, les poils grêles et minces semblent au contraire n'être qu'un annexe des glandes sébacées volumineuses avec lesquelles ils sont en rapport; d'autres fois les dimensions relatives des deux organes glandulaires se contre-balancent.

Les glandes sudoripares répandues sur toute la surface de la peau, à l'exception d'un très-petit nombre de régions, au nombre desquelles nous citerons la peau de la face concave du pavillon de l'oreille, sont situées dans les couches les plus profondes du derme, et dans le tissu cellulaire sous-dermique. Ces glandes nous apparaissent comme un petit grain de sable suspendu par un fil ténu. Leur volume varie entre 2 ou 3 millimètres (grosses glandes de l'aisselle) et un cinquième de millimètre.

Les glandes sudoripares sont des tubes enroulés, munis d'un canal excréteur; c'est seulement dans les grosses glandes de l'aisselle que le tube se ramifie d'après Kölliker, et donne naissance à plusieurs branches qui se subdivisent, mais s'anastomosent rarement entre elles, et fournissent souvent de petits culs-de-sac latéraux avant de se terminer en cæcum (Kölliker, *Éléments d'histologie*, traduit par Béclard et Sée, page 172). La structure du glomérule glandulaire comprend : *a.* une enveloppe externe de nature conjonctive; *b.* dans les glandes volumineuses, une couche de fibres musculaires lisses; *c.* une couche des cellules épithéliales pavimenteuses, contenant parfois des granulations graisseuses ou de petits grains pigmentaires. Le canal excréteur commence à l'extrémité du glomérule par un orifice légèrement rétréci; il traverse le derme le plus souvent en ligne droite, et pénètre dans le réseau de Malpighi, en traversant les interstices des papilles; à ce moment, il se contourne en spirales, dont le nombre varie de six à trente, suivant l'épaisseur de l'épiderme, et s'ouvre à l'extérieur par un orifice infundibuliforme.

Le follicule pileux, organe formateur du poil, est une petite poche en forme de bouteille, logée dans l'épaisseur de la peau qu'il traverse. Le follicule pileux possède une tunique externe fibreuse, résistante, riche en vaisseaux, et qui adhère au derme par sa partie supérieure. Cette tunique est constituée : *a.* par des fibres de tissu conjonctif et élastique, et des fibres transversales à noyaux étroits, dont Kölliker fait une membrane distincte; *b.* une tunique moyenne amorphe sans cellules ni noyaux; *c.* une membrane épithéliale, désignée par Kölliker sous le nom de gaînes de la racine, et qui comprend deux couches distinctes : une première qui tapisse l'intérieur du follicule, et une deuxième, membrane indépendante, qui a des rapports directs avec le poil qu'elle recouvre.

La partie du poil contenu dans le follicule pileux porte le nom de racine; son extrémité renflée coiffe à la manière d'un chapeau un prolongement du follicule, connu sous le nom de papille; la partie libre du poil constitue la tige.

Nous nous bornons à cette simple énumération, car nous reprendrons avec plus de profit cette étude anatomique dans l'histoire des lésions, qui intéressent, en particulier, chacun des éléments de la peau, et spécialement dans la description des maladies des glandes sébacées des follicules pileux et des poils.

BIBLIOGRAPHIE GÉNÉRALE.

CELSE. Les cinquième et sixième livres du Traité de médecine renferment une étude assez complète des maladies de la peau.

Les anciens ne nous ont pas laissé de travaux d'ensemble sur la dermatologie, mais on trouve dans Hippocrate, Galien, Arétée, Paul d'Égine, Oribase, un grand nombre de passages relatifs aux affections cutanées. C'est de la Renaissance que date l'apparition d'ouvrages spéciaux et encore sont-ils peu nombreux, et jusqu'à la fin du siècle dernier, c'est dans les traités généraux de médecine et de chirurgie qu'il faut rechercher l'histoire des maladies de la peau.

MERCURIALI. De morbis cutaneis libri duo, etc. Venetiis, 1572.

HAFENREFFER, Πανδοχειον αιολοδερμον, in quo cutis eique adhærentium affectus omnes, singulari methodo et cognoscendi et curandi fidelissime traduntur. Tubingue, 1630.

TURNER. A treatise of diseases incident to the Skin, etc. London, 1714 ; trad. franç. Paris, 1743.

ASTRUC. Traité des tumeurs et des ulcères. Paris, 1759.

PLENK. Doctrina de morbis cutaneis quâ hi morbi in suas classes, genera et species rediguntur. Vienne, 1776, 1783 ; Lovanii, 1796.

LORRY. Tractatus de morbis cutaneis. Paris, 1777.

POUPART. Traité des dartres. Paris, 1782.

WILLAN. Description and treatment of cutaneous diseases. London, 1798.

CHIARUGI. Delle malattie cutanee sordide in genere e in specie trattato. Firenze, 1807.

ALIBERT. Précis théorique et pratique sur les maladies de la peau. Paris, 1810, 2e édit., 1822. — Description des maladies de la peau, observées à l'hôpital Saint-Louis, etc. Paris, 1806-1825. — Clinique de l'hôpital Saint-Louis, etc.; nouvelle édition, 1832. — Monographie des dermatoses, etc. Paris, 1835.

WILSON (J.). Treatise on cutaneous diseases. London, 1814.

BATEMAN. A practical synopsis of cutaneous diseases. London, 1813 ; trad. franç. par Bertrand, 1818.

STRUVE. Synopsis morborum cutaneorum secundum classes, genera, species et varietates. Berlin, 1829.

FRANK (J.). Praxeos medicæ universæ præcepta, edit. secund. Lipsiæ, 1821-1843 ; trad. franç. par Bayle. Le tome II de la traduction contient les maladies de la peau.

MARTINS. Les principes de la méthode naturelle appliqués à la classification des maladies de la peau. Paris, thèse, 1834.

RAYER. Traité théorique et pratique des maladies de la peau. Paris, 1835, 2e édit.

PLUMBE. A practical treatise on the diseases of the Skin, etc. London. Fourth edit., 1837.

ALFARO (D. Nic.). Tratado theorico practico de enfermedades cutaneas. Madrid, 1840.

FUCHS. Die Krankhaften Veraenderungen der Haut und ihrer Anhange, in nosologischer u. therapeutischer Beziehung dargestellt. Goettingen, 1840.

GIBERT. Traité pratique des maladies spéciales de la peau. 2e édit. 1840.

BAUMÈS. Nouvelle dermatologie, ou Précis théorique et pratique sur les maladies de la peau. Paris-Lyon, 1842.

WILSON (Er.). A practical and theorical treatise on the diagnoses, pathology and treatment of the diseases of the Skin. London, 1842-1853-1863.

ISENSÉE. Neues praktisches System in der Haut erscheinenden Krankheiten. Berlin, 1843.

CAZENAVE. Annales des maladies de la peau et de la syphilis. Paris, 1843-1852.

DUCHESNE-DUPARC. Traité des gourmes chez les enfants. 2e édit. Paris, 1844. — Examen complet des doctrines médicales qui ont dominé jusqu'ici l'étude des maladies de la peau. Paris, 1846.

CAZENAVE et SCHEDEL. Abrégé pratique sur les maladies de la peau. 4e édit. Paris, 1847.

BIBLIOTHÈQUE du médecin praticien (le tome VII est consacré aux maladies de la peau). Paris, 1848.

HUNT. Practical observation on the pathology and treatment of certain diseases of the Skin. London, 1850.

CHAUSIT. Traité élémentaire des maladies de la peau, etc. Paris, 1853.

DEVERGIE. Traité pratique des maladies de la peau. 2e édit. 1857; 3e édit. Paris, 1863.

GINTRAC (E.). Cours théorique et clinique de pathologie et de thérapie médicale, 1853-1859 (les tomes IV et V traitent des maladies cutanées).

BAERENSPRUNG. Die Hautkrankheiten. Erlangen, 1859.

CAILLAULT. Traité pratique des maladies de la peau chez les enfants. Paris, 1859.

DUCHESNE-DUPARC. Traité des dermatoses. Paris, 1859.

BAZIN. Séméiotique cutanée. Paris, 1853. — Leçons théoriques et cliniques sur les maladies cutanées de nature arthritique et dartreuse, etc. 1860. — Leçons théoriques et cliniques sur les affections cutanées superficielles et sur la lèpre, les diathèses, le purpura, etc. 1862. — Leçons sur les affections génériques de la peau, 1865.

ROCHARD. Traité des maladies de la peau. Paris, 1863.

HARDY. Leçons sur les maladies de la peau ; 3 fascicules réunis en un volume. Paris, 1860-1864.

WILSON (Er.). The Student's Book of cutaneous medicine and diseases of the Skin. London, 1865.

HEBRA. Handbuch der speciellen Patholog. und Therap. redigirt von Virchow. Dritter Band. Erlangen, 1865.

GIORNALE italiano delle malattie veneree et delle malattie della pelle. Milan, 1866-1868.

JOURNAL of cutan. medic. and diseases of the Skin, par E. Wilson. Londres, 1867-1868

Cet index bibliographique comprend seulement les ouvrages qui traitent des maladies de la peau en général; nous renvoyons à l'histoire des affections, en particulier, l'indication des principaux travaux relatifs à chaque sujet.

CHAPITRE II

DES SYMPTOMES DANS LES MALADIES DE LA PEAU

Dans toutes les affections de la peau, cette membrane subit des modifications plus ou moins profondes dans ses propriétés physiques ou physiologiques. Les parties malades sont le siége des colorations les plus variées depuis le blanc laiteux jusqu'au noir foncé, les surfaces perdent leur poli, deviennent dures, épaisses, et se hérissent d'aspérités ou se couvrent d'écailles imbriquées. L'épiderme, dont la chute à l'état normal se trahit à peine par quelques furfures imperceptibles, se détache en lambeaux plus ou moins épais et fréquemment renouvelés. D'autrefois ce sont des liquides séreux ou purulents qui s'écoulent des surfaces malades et se concrètent sous forme de croûtes ou de lamelles; les sécrétions des organes glandulaires sont altérées dans leur qualité et leur quantité; des néoplasies se forment dans les différents tissus; la sensibilité s'exalte ou s'abolit. En un mot, *propriétés physiques altérées*, *propriétés fonctionnelles exagérées*, *abolies ou perverties*, telles sont les principales modifications que nous allons esquisser en peu de mots.

I. MODIFICATIONS PHYSIQUES. — **Couleur.** — La peau, dans plusieurs maladies générales, subit des changements de coloration remarquables. On connaît les teintes particulières de ce tissu dans la maladie bronzée, le cancer, la chlorose, l'ictère, et les caractères spéciaux que lui imprime l'absorption de certains poisons ou médicaments, l'arsenic, le plomb, le nitrate d'argent, le soufre, qui se déposent dans son tissu. L'étude de ces modifications appartient à la pathologie médicale proprement dite; nous n'en parlerons pas davantage, et nous indiquerons seulement les changements de coloration qui appartiennent en propre aux maladies cutanées.

Tache.—On observe fréquemment, au début des maladies cutanées, des changements de coloration de la peau; des taches rouges précèdent l'apparition des vésicules de l'eczéma, des pustules de la variole. Sur le déclin d'une éruption, lorsque les autres symptômes ont déjà disparu, une tache sombre ou fauve occupe encore le point malade. Ce sont des phénomènes transitoires qu'il suffit de mentionner, et nous désignerons spécialement sous le nom de tache, *le changement de coloration de la peau sans élevure ni dépression, persistant pendant la période d'état d'une affection cutanée.*

Cette définition indique le siége superficiel de la lésion et exclut les changements de coloration dus aux cicatrices, aux néoplasies (mélanose, lupus).

Les taches se divisent en *érythémateuses* ou *hypérémiques*, *hématiques*, *pigmentaires*.

On appelle taches érythémateuses (exanthématiques de Willan) des taches d'un rouge plus ou moins vif, disparaissant sous la pression du doigt, séparées les unes des autres par des intervalles de peau saine, et se terminant par exfoliation épidermique sous forme de poussière ténue ou de squamules sèches et minces. Quelquefois l'exfoliation épidermique a lieu en bloc et d'une seule fois. Ces rougeurs se montrent ordinairement sous forme de taches arrondies d'une petite dimension (*roséole*), d'autres fois elles s'étendent en larges plaques de configuration irrégulière (*érythèmes*). La couleur varie du rose clair au rouge livide (1).

Les taches hématiques sont circonscrites ou diffuses; leur couleur, d'un rouge sombre ou noir violet au début, se dégrade insensiblement pour arriver à la teinte jaune foncé. Ces taches pâlissent un peu sous la pression du doigt, mais ne disparaissent pas complétement. Elles sont produites par l'extravasation du sang hors des vaisseaux capillaires, et cet épanchement a lieu dans des points limités (*purpura*), ou sous forme diffuse (*ecchymose*).

L'absence ou la disparition du pigment dans un point de la peau est suivie d'une tache d'un blanc plus ou moins laiteux; son accumulation produit des taches fauves ou noirâtres. La distribution inégale du pigment réparti sur la peau engendre le vitiligo. De même que les précédentes, ces taches sont circonscrites ou diffuses, et ne disparaissent pas sous la pression du doigt. Elles sont souvent congénitales.

(1) La signification des mots *exanthème*, *érythème*, varie suivant les auteurs et doit être précisée pour éviter toute confusion. Les uns appellent exanthèmes toutes les maladies aiguës de la peau avec fièvre ; d'autres réservent ce mot pour les fièvres éruptives. Willan limitait son acception aux éruptions caractérisées par de la rougeur sans élevures ; mais, peu conséquent avec son point de départ, il admettait dans ce groupe l'érythème noueux constitué par une tuméfaction notable.

Il est préférable de conserver au mot *exanthème* son sens le plus large et d'appeler *érythémateuses* les affections caractérisées principalement par la rougeur pendant leur période d'état.

Modifications dans la souplesse de la peau, dans son épaisseur. — *Épaisseur.* — La souplesse de la peau est compromise surtout dans les affections sèches, papuleuses, squameuses; le tissu cutané, devenu épais, rude, se plie difficilement au mouvement; de là ces crevasses qui compliquent les psoriasis, lichen des mains, des pieds, etc. Cette augmentation de volume porte uniquement sur la couche superficielle du derme dans les affections ordinaires de la peau; elle reconnaît pour cause, dans l'éléphantiasis des Grecs et des Arabes, des néoplasies du derme et du tissu cellulaire sous-cutané, et elle atteint, dans ces cas, des proportions considérables.

Tumeurs ou plaques s'élevant sur la peau. — Les élevures et tuméfactions de différente nature qu'on observe sur la peau se divisent en tumeurs et plaques solides, sèches, *papule*, *pomphus*, *tubérosité* ou *tubercule*, *furfure*, et tumeurs liquides, *vésicule*, *bulle*, *pustule*.

Papule. — La papule est une petite tumeur en forme de cône tronqué, élevure pleine et solide, ne contenant ni pus ni sérosité, et qui fait une légère saillie au-dessus du niveau de la peau.

La grosseur des papules varie depuis le volume d'un grain de millet jusqu'à celui d'un pois. Leur couleur est d'un rouge plus ou moins foncé, et conserve rarement la teinte ordinaire de la peau.

Les papules offrent différents aspects; elles sont petites, aplaties, éparses, recouvertes d'une croûte sanguinolente (*prurigo*); plus grosses, plus rouges, agglomérées (*lichen*); éparses, grosses et blanches (*strophulus des enfants*). Elles sont larges, disséminées en forme de plaques aplaties, infiltrées dans la peau, d'un rouge cuivre ou fauve dans la syphilis.

Les papules sont accompagnées d'un prurit franc dans les affections non syphilitiques.

La papule se termine par desquamation ou par une petite croûte sanguinolente située au sommet de la petite élevure et résultant le plus souvent de l'excoriation de la peau par les ongles.

On observe les papules dans les affections suivantes : *prurigo*, *lichen*, *papule syphilitique*, et elles sont dues à des maladies de cause externe, *gale*, ou de cause interne, *ictère*, *maladies du système nerveux*, *dartres*, *syphilis*, *goutte*.

Pomphus, *plaque ortiée*. — Les Allemands désignent sous le nom de *quaddel*, ou *pomphus*, une tumeur solide, parfois volumineuse, analogue à l'éruption produite par le contact de l'ortie, et qui caractérise l'urticaire. Ce symptôme mérite d'être classé à part; il a, de l'érythème, la rougeur et la marche rapide; de la papule, l'élevure, mais la tuméfaction est ici considérable et envahit de grandes surfaces.

On peut rattacher à ces tumeurs les *érythèmes papuleux*, *noueux*, qui ont la même origine et une structure identique.

Les plaques ortiées et les saillies érythémateuses présentent diverses colorations; elles sont rouges violacées, lie de vin, *érythème papuleux;* le centre de la plaque est blanc, *urticaire;* leur forme est arrondie, ovalaire, allongée. Ces différences dans la couleur et la tuméfaction tiennent aux degrés de la congestion et de l'épanchement du sérum sanguin ; suivant la prédominance de l'un ou l'autre de ces éléments, les plaques sont diversement colorées.

La durée de ces éruptions est éphémère, le plus souvent elles disparaissent au bout de quelques minutes ou de quelques heures; même à l'état chronique, les plaques sont peu persistantes ; elles récidivent fréquemment, mais la durée des plaques, en particulier, ne dépasse pas quelques jours. Elles sont accompagnées d'un prurit très-vif et de symptômes généraux d'autant plus accusés, que l'éruption affecte une marche plus aiguë.

Le pomphus s'observe dans les *érythèmes papuleux*, *noueux*, *tuberculeux* et dans l'*urticaire*. Il est sous la dépendance de maladies de cause externe ou de cause interne, *érythème copahique*, *syphilitique*, *rhumatismal*, etc.

Furfures. — Exfoliation légère de l'épiderme qui se détache sous forme de pellicules, semblables à du son ou à de la poussière de farine. Les furfures ont une couleur blanche, grise ou noirâtre, jaunâtre (*pityriasis alba*, *nigra*, *versicolor*). Ils se détachent avec une grande facilité, et se répandent en poussière ténue sur la peau et sur les vêtements. Le pityriasis est caractérisé essentiellement par la production des furfures.

L'exfoliation furfuracée de l'épiderme s'observe comme symptôme consécutif et transitoire à la fin de quelques éruptions cutanées, *érythème*, *eczéma*. L'épiderme altéré subit alors plusieurs mues successives.

Les furfures se rencontrent dans des affections de cause interne, et parasitaires, et spécialement dans les affections parasitaires dues au *Trichophyton* et au *Microsporon furfur*.

Squame. — Lame plus ou moins épaisse de l'épiderme, sèche, composée de plusieurs couches superposées. Cette agglomération des lames épidermiques produit des écailles s'étendant sur des points limités ou sur de grandes surfaces. Les squames du *psoriasis* sont blanches, nacrées, minces ou épaisses, adhérentes pendant un temps plus ou moins long; celles de l'*ichthyose* sont d'un gris noirâtre, accompagnées d'un épaississement notable de la peau.

Les furfures et les squames se rencontrent dans les affections sèches de la peau.

Vésicules. — Collection liquide s'élevant au-dessus de la peau sous forme de petite tumeur arrondie ou acuminée contenant un liquide séreux de transparence et de couleur variable.

La grosseur des vésicules égale à peine, dans quelques cas, celle d'un grain de millet (*miliaire*, *sudamina*); elle peut, dans d'autres, atteindre le volume d'un pois, *herpès phlycténoïde;* leur couleur est en rapport avec la composition du contenu; elles sont translucides, laiteuses, jaunâtres, suivant les proportions relatives de la sérosité et des corpuscules du pus. La durée est variable, les vésicules de l'eczéma sont éphémères et disparaissent rapidement, celles de l'herpès persistent quelques jours avant de se rompre; dans quelques cas, les vésicules s'affaissent et se flétrissent sans rupture de l'épiderme, le liquide se résorbe alors peu à peu. Les vésicules reposent ordinairement sur des surfaces rouges, hypérémiées; elles sont solitaires, éparses dans la *gale,* distinctes, mais réunies en groupe, dans l'*herpès,* le *zona;* confuses et agglomérées dans l'*eczéma.*

Elles apparaissent par poussées successives, et des vésicules nouvelles remplacent celles qui ont disparu; leur présence peut n'être que transitoire et ne persister que pendant les premiers temps de l'affection; après leur rupture, les surfaces malades laissent suinter un liquide séreux ou séro-purulent qui s'écoule en quantité quelquefois considérable. — Du mélange de ce liquide avec les débris épidermiques et le sébum naissent des lamelles minces, humides ou de petites croûtes qui se détachent d'autant plus vite que la sécrétion est plus abondante et que le contenu est moins riche en matières solides; ces lamelles adhèrent assez intimement à la peau, surtout à la période de déclin, et recouvrent la surface malade d'un épiderme artificiel.

Les affections vésiculeuses sont l'*herpès*, le *zona*, l'*eczéma*, la *miliaire;* elles sont symptomatiques de maladies générales, dartres, rhumatisme, goutte, etc.; on observe également cette forme dans les maladies de cause externe, et principalement dans les affections parasitaires, vésicules de la *gale*, de l'*herpès tricophytique*, etc. Plusieurs éruptions artificielles dues à l'exercice de certaines professions, produisent des poussées vésiculeuses, *mal de vers*, *gale des épiciers*, etc.

Bulles. — Les bulles ne diffèrent des vésicules que par leur grosseur; ce sont des tumeurs du volume d'un haricot, d'une amande, d'une noix, arrondies, quelquefois aplaties, contenant un liquide jaune-citron, trouble, sanguinolent; la couleur et la transparence dépendent, comme dans les vésicules, de la composition du contenu.

Elles sont éparses, isolées, toujours distinctes, même dans les cas très-rares où elles sont confluentes.

La durée des bulles est moins éphémère que celle des vésicules, et elles restent un certain temps avant de se rompre; après leur déchirure il s'écoule des surfaces malades un liquide séreux, purulent ou séro-sanguinolent; de larges lamelles recouvrent le derme encore intact; ce sont les cas les plus simples. Mais le plus souvent par suite de l'énergie de la cause, de l'état de cachexie et de débilité du sujet, le mal envahit le derme et produit de véritables ulcérations accompagnées de croûtes épaisses, adhérentes, enchâssées dans la peau ou s'élevant au-dessus d'elle en forme de stalactites.

Les affections bulleuses sont: 1° le pemphigus ayant pour origine une cachexie spéciale ou la syphilis, le diabète, la scrofule; 2° des éruptions bulleuses artificielles produites par les cantharides, le calorique, etc.

Lamelles. — Ce nom est donné aux petites lames d'épiderme qui, dans les affections humides de la peau, recouvrent les surfaces malades, elles empruntent à leur origine une humidité, une mollesse qui les distinguent des furfures et des squames, productions sèches et friables. Elles sont composées de débris épidermiques, de produits sébacés, purulents, de sang en quantité variable suivant les cas observés. — Elles diffèrent des croûtes par leur épaisseur beaucoup moindre, par l'abondance des produits épidermiques et une proportion moindre de globules purulents et de matières solides. Elles ne présentent pas de traces de ces stratifications que l'on observe souvent dans les croûtes épaisses.

Pustules. — Petite tumeur cutanée liquide renfermant du pus (*vesicula quæ pus fert est pustula*), avec ulcération consécutive du derme.

On a divisé les pustules en *phlyzaciées*, pustules larges, à base rouge, tuméfiée, enflammée (ecthyma, sycosis), et en *psydraciées* arrondies, superficielles (impétigo). Les premières, situées profondément, éparses, distinctes, sont suivies de croûtes épaisses et de cicatrices; les secondes produisent des croûtes molles et humides et ne laissent pas de cicatrices; elles doivent à juste titre rentrer dans le cadre des vésicules.

La forme des pustules est arrondie, dans quelques cas ombiliquée, *pustules vaccinale*, *variolique*, *stibiée*. Leur couleur est jaune verdâtre, lactescente, et dépend du liquide qu'elles renferment. Le contenu est en général épais, consistant, de réaction alcaline. Les pustules sont agglomérées ou isolées; elles reposent sur une surface rouge, érythémateuse ou sur une base élevée, indurée (sycosis, acné). Les pustules ont une durée plus longue généralement que celle des vésicules; après leur rupture, il s'écoule un liquide purulent, mélangé quelquefois de gouttelettes de sang, et qui donne lieu à des croûtes sous lesquelles on trouve le derme ulcéré.

Les affections génériques pustuleuses sont l'*ecthyma*, la *mentagre* ou *sycosis*, l'*acné pustuleux*, la *variole*, la *varioloïde*, la *vaccine*, etc.

Les affections pustuleuses sont *artificielles* (éruptions produites par le tartre stibié, l'arsenic, etc.), *parasitaires* (sycosis trichophytique, ecthyma de la gale, etc.) ou de *cause interne* (variole, ecthyma scrofuleux, syphilide pustuleuse, etc.).

Croûtes. — Les croûtes sont des concrétions solides, épaisses, stratifiées, d'une consistance assez grande, toujours supérieure à celle des lamelles et qui sont formées par le mélange du pus avec les produits épidermiques et sébacés.

Les croûtes sont consécutives, elles succèdent aux pustules et à toutes les lésions qui intéressent la profondeur du derme. Les vésicules purulentes sont suivies de croûtes molles, jaunes, humides, rappelant l'aspect du miel (*impetigo flavescens*, *mélitagre*) ou de petites concrétions friables donnant au toucher la sensation de vieux plâtras (*impétigo granulé*). A la suite des pustules profondes qui ulcèrent la peau, les croûtes sont épaisses, dures, adhérentes (*ecthyma*), stratifiées en pyramide, en écaille d'huître (*rupia*). Les proportions relatives de pus, de sébum, de produits épidermiques, de gouttelettes graisseuses, donnent aux croûtes une couleur et une consistance fort variables.

Tubercules ou *tubérosités.* — Les dermatologistes décrivent sous le nom de tubercules des tumeurs circonscrites, persistantes, plus volumineuses que les papules, de la grosseur d'un pois, d'une cerise. Ce nom, qui caractérise le tubercule vrai, a été appliqué aux affections les plus dissemblables par leur nature et leur composition histologique, *mentagre*, *molluscum*, *pian*, *plaques muqueuses*, *lèpre*, *lupus*, etc.

Simon avait proposé de le réserver pour désigner les grandes papules inflammatoires, d'autres l'ont limité aux *tuméfactions circonscrites* produites par les processus formatifs qui succèdent à l'inflammation ; par suite de la confusion qu'entraîne cette expression, il serait préférable de la remplacer par les mots *tubérosités* ou *tumeurs*, qui ont le mérite de ne pas préjuger la question de nature du produit morbide.

On rencontre les tubérosités dans un grand nombre d'affections cutanées; elles sont produites par des processus inflammatoires ou gangréneux, *tubérosités inflammatoires de la mentagre*, *furoncle ;* ou par des néoplasies spéciales, tumeurs cutanées scrofuleuses, syphilitiques, lépreuses, etc.; par des tumeurs par rétention, kystes sébacés, etc.

Ulcères. — Les ulcères sont un symptôme consécutif des pustules profondes, des bulles, des tubercules ramollis. Ils sont uniques ou multiples, épars sur différents points du corps ou limités à une région ; leurs dimensions sont très-variables : les uns ne dépassent pas la grandeur d'un centime, d'autres sont étendus à de larges surfaces. Leur forme est arrondie, en fer à cheval, en arc de cercle (ulcères syphilitiques), irrégulière, allongée, anfractueuse (ulcères scrofuleux); les bords sont durs, œdématiés, décollés, le fond est grisâtre, taillé à pic, bourgeonnant.

Le pus a rarement les caractères du pus de bonne nature, il est sanieux, séro-purulent, sanguinolent.

La présence des ulcères indique une désorganisation de la peau par une lésion primitive profonde, le plus souvent sous la dépendance d'une maladie générale diathésique ou cachectique, *scrofule*, *lèpre*, *syphilis*, *éléphantiasis*.

Cicatrices. — Les cicatrices se rencontrent à la suite de toutes les désorganisations du derme. On distingue des cicatrices proprement dites, les *macules*, taches fauves, noirâtres, un peu déprimées, qui succèdent à certaines éruptions superficielles (*prurigo*, *syphilide papuleuse*); dans les macules, il n'y a pas production d'un tissu nouveau, mais une simple altération pigmentaire.

Les cicatrices sont profondes, superficielles, libres ou adhérentes aux parties voisines, aux os. Elles sont éparses, distinctes, de la dimension d'un pois à celle d'une pièce de un franc, répandues sur divers points du corps, ce sont les cicatrices consécutives aux affections pustuleuses profondes. Les cicatrices de l'acné sont quelquefois très-petites, mais profondes, en forme de puits, de galerie. Les cicatrices s'étalent d'autres fois en plaques étendues, consécutives à de larges ulcérations de la peau; elles sont lisses, blanches, arrondies, ovalaires, en arc de cercle, composées par agglomération de plusieurs petites cicatrices ou plaques dans les affections syphilitiques ulcéreuses.

Les cicatrices scrofuleuses persistent longtemps avec une couleur livide, violacée; elles sont irrégulières, allongées, enfoncées en entonnoir ou exubérantes avec des brides saillantes au-dessus du niveau de la cicatrice elle-même et des brides profondes qui rayonnent comme des nervures.

Dans les néoplasies, l'infiltration du derme par le tissu nouveau donne lieu à des formations cicatricielles sans suppuration, sans ulcère. Ce fait s'observe dans certains lupus superficiels dans lesquels, sans plaie ni ulcérations antérieures, se montrent des cicatrices unies, parcheminées, minces, analogues à celles des brûlures superficielles. Les taches déprimées, blanches, laiteuses, grisâtres, vitiligues de la lèpre commençante sont déjà une véritable atrophie cicatricielle de la peau par l'envahissement du produit morbide.

Les affections de cause externe et les maladies générales (scrofule, syphilis, lupus, éléphantiasis, bouton d'Alep, de Biskra), produisent des lésions qui s'accompagnent de la désorganisation du derme et, par suite, de cicatrices.

II. Modifications physiologiques. — *Prurit.* — Le prurit est fréquent dans les maladies de la peau, surtout dans celles qui occupent les parties superficielles du derme; les degrés d'intensité de ce symptôme sont des plus variables depuis le prurit léger, qui donne lieu à de simples démangeaisons facilement supportées, jusqu'au prurit intense, formicant, qui tourmente le malade sans relâche. Pris d'une envie irrésistible de se gratter, à laquelle ne résistent pas les volontés les plus fermes, le malade se déchire la peau avec les ongles et trouve une âcre satisfaction à remplacer par une douleur aiguë cette sensation prurigineuse si incommode et si fâcheuse. Les enfants affectés d'eczéma lichénoïde de la face éprouvent des démangeaisons atroces; à chaque instant ils labourent avec leurs ongles la peau du visage; en vain garnit-on leurs doigts de petits tampons de linge, maintient-on les mains éloignées du lieu malade, ils se frottent contre les barreaux de leur lit, contre les murs, contre les bras de leur nourrice, et le sommeil lui-même n'interrompt pas ces mouvements instinctifs.

Le prurit est continu, intermittent; le plus souvent il présente des exacerbations plus marquées pendant le jour, ou pendant la nuit (prurit diurne, nocturne). En général le prurit est toujours plus accusé le soir; ce fait est la règle dans la gale. On a dit que le prurit, dans les affections dartreuses, était toujours plus intense le soir, par opposition aux affections arthritiques, dans lesquelles il diminuerait vers le soir ou pendant la nuit : ce fait n'est pas encore suffisamment prouvé.

Le prurit se complique parfois de cuisson, de picotements, d'une sensation de brûlure. Bazin a cru trouver dans ces symptômes un signe différentiel des affections dartreuses et arthritiques : les premières caractérisées par le prurit franc ou de simples démangeaisons; les secondes par une cuisson ou des picotements douloureux sur les points malades. Ce signe n'a pas la valeur que lui attribue le savant dermatologiste.

Le prurit existe dans les maladies de cause externe et interne ; il est fréquent dans les premières; c'est un symptôme constant de la gale, celui qui, le premier, éveille l'attention du malade tourmenté le soir et pendant la nuit par des démangeaisons continues. Ce symptôme varie suivant les parasites et la susceptibilité de l'individu ; dans les affections tricophytiques, l'apparition de l'herpès circiné est accompagnée d'un prurit douloureux avec cuisson et élancements sur la plaque malade. Dans les affections de cause externe, le prurit est souvent remplacé par des cuissons, des douleurs en rapport avec l'intensité de l'inflammation.

Les manifestations les plus fâcheuses de ce symptôme ont lieu chez les malades atteints d'eczéma, de lichen, de prurigo dartreux et spécialement chez les vieillards ; des démangeaisons persistantes enlèvent tout repos à ces malheureux qui se grattent avec fureur jusqu'au sang. Des insomnies prolongées peuvent alors provoquer les accidents les plus fâcheux.

Un fait digne de remarque, l'absence ou l'extrême petitesse des papules, s'observe dans quelques affections prurigineuses; on a même admis un prurigo sans papules; la formation des papules n'est alors que secondaire et tient au grattage, les papules ne paraissant que sur les points excoriés par les ongles. Ces affections prurigineuses des vieillards sont dues à des lésions du système nerveux, et le professeur Küss (de Strasbourg) les rapporte à une atrophie de la moelle épinière; quelle que soit la valeur de cette hypothèse, il est incontestable qu'on a, dans ces cas, affaire à une lésion qui porte sur la sensibilité générale. — Dans les syphilides, le prurit est peu marqué; et dans les cas où il est intense, il y a lieu de rechercher si la coexistence d'une maladie parasitaire n'explique pas ce symptôme insolite.

Hyperesthésie, anesthésie, analgésie. — L'hyperesthésie, l'anesthésie, l'analgésie, qui accompagnent quelques maladies de la peau, sont, le plus souvent, sous la dépendance de conditions spéciales, inhérentes au malade lui-même, et qui ne peuvent être étudiées ici. Dans les maladies lépreuses, la pellagre, les troubles de la sensibilité sont fréquents; certaines maladies du système nerveux provoquent des éruptions érythémateuses, vésiculeuses, etc., et l'on observe concurremment divers troubles de la sensibilité ou de la motilité de la région malade.

Douleur. — La douleur proprement dite est peu fréquente dans les affections vulgaires de la peau, elle survient presque exclusivement dans les inflammations vives du derme, les éruptions artificielles, l'eczéma, la mentagre.

Anomalies de sécrétion. — Les sécrétions des glandes cutanées s'altèrent fréquemment, les produits changent de nature, de couleur, de consistance, et on observe la chromhidrose, les sueurs fétides; ils se durcissent, sont retenus dans leurs canaux comme dans les tannes, le milium, les diverses tumeurs sébacées ou pileuses. Les glandes sébacées en particulier subissent fréquemment le contre-coup des affections qui les avoisinent, et dans l'eczéma, l'impétigo, leur contenu sécrété en grande abondance se mêle aux fluides qui s'exhalent des surfaces malades.

L'affection même ne présente pour symptôme unique, dans le flux sébacé ou séborrhée, que l'écoulement anormal d'une grande quantité de matière à l'état de liquide sirupeux.

Les glandes cutanées ne remplissent plus quelquefois leurs fonctions; privée de son vernis protecteur, la peau se dessèche, se fendille, se couvre de débris épidermiques brisés qui tombent hâtivement.

III. Corps étrangers.—Les corps étrangers rencontrés dans la peau sont des substances inanimées qui ont pénétré par effraction dans son tissu, ou des parasites végétaux et animaux qui vivent dans l'épaisseur de l'épiderme et même du derme.

Les parasites végétaux occupent l'épiderme (furfures brun jaunâtre du pityriasis versicolor), les poils (gaînes blanches du trichophyton), les poils et le follicule pileux (godet de l'achorion). Les parasites animaux vivent dans l'épiderme (acare); dans le tissu cellulaire sous-cutané (filaire de Médine), etc.

Symptômes généraux. — Les affections inflammatoires aiguës de la peau, celles qui sont étendues à de grandes surfaces, peuvent s'accompagner de fièvre, de douleurs générales, d'insomnie, de perte des forces, etc. Ces symptômes s'observent surtout dans les affections humides généralisées, telles que l'eczéma rubrum, le pityriasis rubra, le pemphigus.

Les éruptions prurigineuses déterminent, par les insomnies auxquelles sont exposés les malades, des accidents également fâcheux.

Dans d'autres cas, les symptômes généraux dépendent de la maladie principale elle-même; c'est ainsi que les éruptions de la syphilis, de la pellagre, de la lèpre, du diabète, des cachexies coexistent avec des phénomènes généraux qui relèvent, non pas de l'affection cutanée, mais des maladies que nous venons d'énumérer.

CHAPITRE III.

ANATOMIE PATHOLOGIQUE.

L'étude de l'anatomie et de la physiologie pathologiques de la peau exige la connaissance exacte de la structure du tissu cutané, et les travaux sur ces points difficiles remontent à quelques années seulement. Rayer indiqua le premier dans son Traité (1835) une bonne systématisation anatomique des maladies de la peau; il fut suivi dans cette voie par E. Wilson, Cazenave, Baron; dans la période moderne, l'application du microscope à l'étude des lésions cutanées, et les travaux de Lebert, Baerensprung, Simon (de Berlin), Robin, Hebra, Virchow, ont enrichi l'anatomie pathologique des documents les plus importants.

BIBLIOGRAPHIE. — DAUVERGNE. Histoire de l'inflammation dartreuse. Paris, 1833.

LESSING. Symbolæ ad anat. cutis path. Halle, 1841.

ROSENBAUM. Zur Geschichte u. Kritik der Lehre von den Hautkrankheiten. Halle, 1844; trad. franç. par Daremberg. — Histoire et critique des doctrines des maladies de la peau, etc. (*Annales des maladies de la peau et de la syphilis*, t. II).

ELFINGER. De anat. cutis pathol. Wien, 1845.

BARON. Mémoire sur la localisation des maladies cutanées (*Gazette médicale de Paris*, 1848).

BAERESPRUNG. Beitrag zur Anat. u. Path. der menschlisc. Haut., 1848.

SIMON. Die Hautkrankheiten durch Anatom. Untersuchungen erlaütert, 2e édition. Berlin, 1851.

BAERENSPRUNG. Die Hautkrankheiten. Erlangen, 1859.

Consulter, en outre, les traités généraux sur les maladies cutanées, et en particulier ceux de Rayer, Wilson, les Leçons de Cazenave, Hebra, et les traités d'anatomie pathologique de Cruveilhier, Lebert, Rokitanski, Foerster. — Pour l'anatomie pathologique générale des affections de la peau, consulter Virchow, Pathologie cellulaire. Traité des tumeurs. Robin, Dictionnaire de Nysten (*passim*). — Leçons sur les humeurs normales et morbides du corps de l'homme. Paris, 1866.

Les maladies de la peau siégent dans le derme, l'épiderme, les glandes. Le processus morbide peut rester complétement localisé dans un de ces points (séborrhée, éphidrose, hyperchromie); le plus souvent il se propage à d'autres parties; ainsi les affections de la couche papillaire déterminent consécutivement des troubles de nutrition dans le réseau de Malpighi et dans les glandes.

Les connexions étroites qui unissent entre elles les parties du tissu cutané expliquent cette tendance à l'extension. Les caractères spéciaux qui appartiennent en propre aux affections du derme, de l'épiderme et et des glandes sont trop accusés néanmoins pour qu'on ne décrive pas séparément les lésions de ces trois parties constituantes de la peau.

1° MALADIES DU DERME.

Les maladies du derme sont superficielles ou profondes ; les premières sont limitées à la couche papillaire; elles comprennent la plupart des affections décrites autrefois sous le nom de dartres ; les secondes occupent les étages moyen et inférieur, elles appartiennent ordinairement à la classe des tumeurs inflammatoires, gangréneuses, et à celle des néoplasies proprement dites. Les lésions diffèrent entre elles : 1° par leur siége fixé principalement dans le réseau vasculaire, les papilles ou le tissu conjonctif ; 2° par le processus morbide. La nature du processus étant d'une importance capitale, nous étudierons successivement les lésions produites par les processus *inflammatoires*, *hémorrhagiques*, *néoplasiques* (hyperplasie et hétéroplasie).

Processus inflammatoire. — L'inflammation peut donner lieu à des éruptions érythémateuses, vésiculeuses, bulleuses, papuleuses, squameuses, tubéreuses. Au point de vue anatomique, le processus consiste dans une infiltration séreuse et plastique avec dilatation vasculaire ; mais cette dernière, qui figure au premier plan dans les formes aiguës, n'occupe que le second dans les formes chroniques ou fait même entièrement défaut. La présence de jeunes cellules au sein de la peau infiltrée de sérosité est le phénomène essentiel ; peu importe l'origine de ces cellules et qu'on les fasse provenir, avec Virchow, du tissu conjonctif, ou au contraire des vaisseaux, suivant l'opinion de Conheim, Stricker, Recklinghausen. Au surplus, les transformations ultérieures de ces jeunes cellules et les modifications éprouvées par la partie de la peau qui est le siége de l'inflammation suffisent pour la compréhension des phénomènes dans chacun des cas.

A. **Érythèmes, pomphi.** — Les éruptions qui se groupent sous ces deux chefs principaux offrent une gradation insensible entre la rougeur sans saillie apparente de la roséole et la tuméfaction de l'érythème noueux et de l'urticaire.

Dans une première forme, *érythèmes simples sans élevures*, *roséole*, on constate de la rougeur et un gonflement très-léger ; ces symptômes correspondent anatomiquement à une dilatation du réseau capillaire superficiel du derme et à une imbibition des tissus, lésions qui expliquent les deux symptômes énoncés plus haut.

Dans une deuxième forme, *érythème papuleux*, *urticaire*, il y a exagération des phénomènes et en particulier de l'exsudation. La proportion du sérum est tout à fait dominante et les jeunes cellules existent en très-petit nombre, comme le montre l'examen microscopique. La marche du processus est rapide, on connaît la rapidité avec laquelle disparaissent souvent en quelques minutes les plaques ortiées ; cela tient à la résorption facile de l'exsudation par le torrent circulatoire.

Dans une troisième forme, *érythème papuleux ecchymotique*, *urticaire livide*, on voit en outre de véritables épanchements sanguins se faire à l'intérieur du tissu, ce qui est en rapport avec la teinte rouge livide ou jaune verdâtre qui est due à la transformation de la matière colorante du sang.

A la suite de ces différentes lésions, il survient une desquamation légère de l'épiderme produite par la prolifération des cellules de la couche de Malpighi. Cette desquamation est plus ou moins abondante, composée de lamelles étendues ou de furfures ténues, suivant la nature de l'affection ; dans la scarlatine, la peau se desquame par larges plaques ; dans la roséole syphilitique, au contraire, cette chute de l'épiderme est à peine appréciable.

B. **Vésicules, bulles.** — On ne constate au début que de la rougeur et un léger gonflement ; ces phénomènes sont dus, comme ceux des affections érythémateuses, à la dilatation vasculaire et à l'imbibition des tissus ; bientôt on voit se former un soulèvement de l'épiderme qui prend le nom de vésicule ou de bulle, suivant son volume. Cette collection liquide est formée par le sérum exsudé des vaisseaux en quantité plus ou moins considérable et qui, arrivant de proche en proche vers les couches superficielles de l'épiderme, décolle la couche cornée de la couche muqueuse. Ce liquide est transparent ou légèrement trouble, il présente dans le premier cas quelques rares cellules muqueuses ; dans le second on rencontre, indépendamment de ces cellules, des éléments jeunes qui proviendraient soit des corpuscules du tissu conjonctif, soit des vaisseaux (1). Il n'est pas rare de rencontrer des petits filaments blanchâtres qui sont constitués par de la fibrine emprisonnant ou non les éléments signalés plus haut.

La pression exercée par le liquide exsudé et la macération de la couche cornée amènent la rupture des vésicules et des bulles, et le contenu s'écoule au dehors; on aperçoit alors le corps muqueux, qui est plus ou moins rougeâtre, parfois d'un rouge très-vif, ou bien recouvert d'une couche blanchâtre. Ces différences tiennent à ce que la couche papillaire est à nu dans le premier cas et qu'elle est dans le second recouverte encore par quelques cellules de Malpighi et par un exsudat fibrineux.

Ces symptômes caractérisent la période d'*érosion*; dans cette période, il s'écoule pendant un temps plus ou moins considérable un liquide séreux, purulent, séro-sanguinolent qui a la même origine que ceux qui existent dans la vésicule ou la bulle avant la rupture de la couche cornée.

Lorsque la guérison doit arriver, la sécrétion se tarit peu à peu et la réparation se fait sans cicatrice, le derme n'ayant pas subi de perte de substance; il est probable que la cicatrisation s'opère par l'intermédiaire des cellules de Malpighi qui entrent en prolifération. Les cellules qui sont sur les surfaces malades n'ont pas été détruites, et celles du voisinage surtout concourent à ce résultat. Les jeunes éléments ainsi formés recouvrent peu à peu le derme; les plus superficiels prennent bientôt les caractères des cellules cornées et les plus profonds gardent au contraire ceux des cellules muqueuses.

Les phénomènes qui se rencontrent dans les affections vésiculeuses et bulleuses artificielles sont ceux qui servent de types pour la description du processus, mais il existe de nombreuses variétés dues à l'intensité du processus ou à d'autres causes et dont les principales doivent être brièvement indiquées.

Le degré le plus simple du processus se voit dans quelques cas d'eczéma solaire, de brûlures superficielles, d'herpès, etc., où l'exsudation constitue pour ainsi dire la fin de l'acte morbide; la vésicule

(1) On pensait, il y a peu de temps encore, que les cellules du corps muqueux donnaient directement naissance aux leucocytes qu'on trouve dans le liquide des vésicules et des bulles. Il est plus probable qu'il se passerait là ce que Thiersch a décrit pour les muqueuses à épithélium stratifié, où l'on a pris pour une prolifération des noyaux des cellules épithéliales les dépressions que forment par leur accolement les éléments venus soit du tissu conjonctif, soit des vaisseaux.

s'affaisse sans se rompre, et la résorption du produit épanché se fait avec rapidité. Dans un ordre de faits tout opposés, l'irritation étant plus considérable, il se produit consécutivement une ulcération du derme ou même de petits abcès plus profonds qui, après s'être vidés, entraînent une déperdition de substance qui ne se répare plus qu'à l'aide d'une cicatrice. Les brûlures et affections provoquées par des agents physiques ou chimiques présentent des exemples nombreux et variés de faits de cette nature. Les affections de cause externe, parmi lesquelles on doit ranger en première ligne l'herpès zoster et le pemphigus, sont assez souvent suivies, après la rupture de la vésicule ou de la bulle, d'une ulcération qui peut dans certains cas devenir profonde. Remarquons toutefois que la participation du derme proprement dit au processus morbide est cependant exceptionnelle.

Il existe une variété d'affection vésiculeuse dans laquelle la sécrétion est en général moins considérable, la couleur plus violacée, la tuméfaction plus notable et la couche superficielle du derme sensiblement épaissie, c'est l'*eczéma lichénoïde*. Ici les jeunes cellules, infiltrées dans la couche papillaire dont les éléments sont déjà gonflés par de la sérosité épanchée se transforment rapidement en corpuscules du tissu conjonctif, ce qui donne lieu aux nodosités caractéristiques de cette variété.

C. **Pustules.** — Les phénomènes qui caractérisent l'évolution de la collection liquide sont les mêmes que pour les vésicules et les bulles ; seulement, dès le début, il se fait une déperdition de substance avec ulcération du derme ; aussi, après la rupture de la pustule on constate une petite ulcération, et le travail de réparation se fait toujours à l'aide d'une cicatrice.

D. **Papules.** — Les papules se présentent sous forme d'élevures blanches ou rougeâtres, séparées les unes des autres, *prurigo*, agglomérées et par plaques d'une certaine étendue, avec épaississement partiel de la peau, *lichen*.

Indépendamment de la dilatation vasculaire qui est plus ou moins considérable, le processus consiste essentiellement dans une infiltration séreuse et plastique de la couche papillaire. A la coupe, on voit un tissu mou, blanc rougeâtre, qui plus tard devient dense et blanchâtre. Au début, le tissu papillaire s'épaissit et devient gélatineux ; dans une seconde période, les éléments de nouvelle formation se transforment en corpuscules du tissu conjonctif, d'où la condensation et la sclérotisation de la partie affectée. Le premier mode appartient surtout au strophulus, au prurigo; le second au lichen en plaques. Vers la fin de la maladie, un amincissement de la peau, qui est sèche et parcheminée, remplace souvent l'hypertrophie primitive; ces amincissements de la peau, qui se présentent sur une certaine étendue dans quelques cas de lichen ou d'une façon limitée dans certains cas de prurigo, sont dus à la résorption des liquides épanchés et à la prédominance ultérieure de la substance intercellulaire sur les cellules.

L'épaississement de l'épiderme est un phénomène constant dans la papule; la couche cornée, notablement augmentée de volume, paraît vitreuse, jaunâtre, ce qui tient à une formation exagérée sans desquamation concomitante. Ce fait se voit très-bien dans la papule syphilitique. Une complication assez fréquente des papules est la formation de petites vésicules purulentes au sommet de l'élevure. Une exsudation limitée a eu lieu dans l'épiderme et s'est comportée alors comme cela a été décrit à propos des vésicules.

E. **Squames.**— Dans les affections squameuses, la surface du derme est rouge, légèrement tuméfiée par points d'abord disséminés et qui plus tard se réunissent en formant des plaques un peu élevées, et quelquefois surmontées d'élevures pouvant acquérir un assez grand développement. J'ai vu plusieurs fois sur les surfaces du psoriasis des élevures de 1 à 3 millimètres de hauteur se dresser verticalement comme une rangée de pieux, et qui étaient constituées par des papilles hypertrophiées.

Au point de vue anatomique, les phénomènes sont identiques avec ceux décrits à propos du développement des papules, seulement il y a une lésion plus prononcée des papilles qui, dans certaines circonstances, peut arriver à constituer de véritables fibromes papillaires.

L'épiderme forme deux couches distinctes, la plus superficielle se détache facilement en lamelles plus ou moins larges; la seconde, au contraire, s'enfonce entre les papilles et leur adhère assez intimement. La squame ou écaille épidermique se compose de lames superposées et qu'on dissocie en lamelles avec assez de facilité. Les parties profondes de la squame, dans les écailles épaisses, présentent une série de lignes sinueuses.

F. **Tubérosités.** — Les tubérosités inflammatoires se présentent sous forme de tuméfactions rouges, dures, ayant un siége plus profond que les papules et les pustules, et qui se terminent par des indurations ou par suppuration. Le processus consiste en infiltration plastique et naissance d'éléments jeunes fort nombreux qui produisent le gonflement des tissus; ces cellules passent rarement à l'état de tissu conjonctif parfait ; le plus souvent elles subissent la fonte purulente et il se forme de petits abcès dermiques. Ces affections tubéreuses surviennent le plus souvent à la suite des inflammations des follicules sébacés et pileux, *tubercules* et *abcès du sycosis.*

Le *furoncle* est produit par un processus gangréneux se passant dans la partie profonde du derme et peut-être dans les glandes ; nous renvoyons aux traités de pathologie, qui décrivent tous cette maladie.

G. Combinaison des différentes éruptions appartenant au processus inflammatoire. — Il suffira d'indiquer ici qu'on peut rencontrer la combinaison des différentes formes qui viennent d'être étudiées. Dans les affections de cause externe, la gale surtout, on voit tout à la fois des vésicules, des pustules, des furoncles, des abcès. Certaines diathèses, la syphilis en particulier, présentent parfois cette complication; ainsi la roséole, les papules et les pustules syphilitiques peuvent coexister sur le même sujet. Le processus morbide ne présente au point de vue anatomique rien de particulier à signaler.

Processus néoplasiques proprement dits.— Les processus inflammatoires donnent lieu à des néoplasies que nous venons d'étudier et que l'on ne fait pas habituellement rentrer dans la classe des tumeurs proprement dites.

L'anatomie pathologique des tumeurs de la peau exigerait des détails que ne comporte pas la nature de ce traité; nous indiquerons seulement les tumeurs principales, et nous renvoyons pour les détails à l'histoire des affections en particulier.

Les tumeurs de la peau se divisent en *homœoplastiques*, composées d'éléments d'un type identique avec celui du tissu qui leur a donné naissance, et en *hétéroplastiques*, formées d'éléments d'un type différent.

A. Tumeurs homœoplastiques. — Ces tumeurs comprennent des tumeurs épidermoïdales et de tissu conjonctif.

1° *Tumeurs épidermoïdales.* — Composées exclusivement d'éléments épidermoïdaux accumulés en plus grande quantité sur certains points de la peau soumis à des pressions prolongées, ces tumeurs sont peu nombreuses et peu importantes ; ce sont les *durillons* et les *cors.*

2° *Tumeurs épidermoïdales et de tissu conjonctif.* — Les tumeurs formées tout à la fois par l'hypertrophie et l'hyperplasie des tissus conjonctif et épidermoïdal sont le trait d'union qui relie les affections du premier et du troisième groupe. L'élément épidermoïdal ou conjonctif prédomine plus ou moins, suivant les diverses affections ; ces tumeurs forment deux groupes principaux :

a. Les *verrues*, caractérisées par une hypertrophie et par une hyperplasie des papilles du derme et de l'épiderme. Les cornes cutanées sont une variété de verrues résultant d'une énorme augmentation du volume des papilles soudées entre elles. Rappelons à ce sujet que les cornes cutanées ont encore d'autres origines et qu'elles proviennent assez souvent de kystes athéromateux.

b. Les tumeurs connues sous le nom de végétations cutanées, condylomes acuminés, porreaux, choux-fleurs, hypertrophie papillaire, appartiennent au même processus que les précédentes ; mais le processus envahit une plus grande surface de la peau, la part prise par le tissu conjonctif devient prépondérante, et des vaisseaux plus nombreux alimentent la néoplasie. Quelques légères différences dans la forme extérieure et dans la disposition des éléments de la tumeur servent à établir les variétés.

3° *Tumeurs de tissu conjonctif.* — Les tumeurs de cette classe ont pour carctère commun de provenir du tissu conjonctif ; elles comprennent les fibromes, les fibro-sarcomes, les sarcomes.

a. Fibromes. — Ces tumeurs sont dues à l'hypertrophie et à l'hyperplasie du tissu conjonctif ; elles ont une couleur ordinairement blanc grisâtre, une consistance œdémateuse ou ferme, résistante. Le tissu conjonctif y forme, suivant les différentes variétés, une trame plus ou moins serrée ; ce qui caractérise ces tumeurs, c'est leur organisation identique avec celle du tissu conjonctif ordinaire et dans laquelle les cellules et la substance intercellulaire conservent leur proportion normale.

Les fibromes se présentent sous les formes tubéreuse et diffuse. Les fibromes tubéreux sont des tumeurs circonscrites assez bien limitées, d'un volume variable, arrondies ou pédiculées. A cette variété appartiennent les affections décrites assez confusément sous les noms de *molluscum*, *polype cutané*, *kéloïde*, *molluscum éléphantiasique*, etc. Les fibromes diffus s'observent dans l'*éléphantiasis des Arabes*, qui se complique en outre d'une altération des ganglions et des vaisseaux lymphatiques, et dans la *sclérodermie*.

b. Fibro-sarcomes, *sarcomes.* — Ces tumeurs peuvent prendre naissance dans la couche papillaire, le derme proprement dit, ou la couche aréolaire. Au début, il existe une induration plus ou moins bien délimitée; un peu plus tard, l'épiderme se fendille et se détache sous forme d'écailles ou de croûtes jaunâtres, par suite de l'accumulation et de la macération de ses lamelles; alors apparaît une petite tumeur rougeâtre qui prend le caractère fongueux et champignonnant. La dureté est un signe du fibro-sarcome, la mollesse et l'aspect gélatiniforme appartiennent surtout au sarcome.

On voit dans certains cas, dès le début de l'induration de la peau, une tache bleuâtre, rouge-brun, noirâtre, de la grosseur d'une tête d'épingle ou d'une lentille, et qui va grossissant de jour en jour. Il s'agit là d'un mélano-sarcome. D'autres fois le caractère mélanique n'apparaît que lorsque la tumeur fongueuse champignonne au-dessus de la peau. Ces deux formes sont d'ailleurs très-graves.

Ces tumeurs sont essentiellement composées par des cellules et une substance intercellulaire. Les cellules sont petites ou grandes, arrondies ou fusiformes, toutes contiennent un ou plusieurs noyaux pourvus d'un nucléole. La substance intercellulaire est plus ou moins abondante, granuleuse, striée ; dans les tumeurs à cellules petites et arrondies, la substance intercellulaire devient très-rare, et cette forme se rapproche beaucoup des tumeurs à granulations. Dans le fibro-sarcome, la substance intercellulaire prédomine sur les cellules; dans le sarcome, c'est le contraire.

En ce qui concerne le fongus mélanotique, il suffit de dire que le pigment siége primitivement dans les cellules et secondairement dans la substance intercellulaire.

c. *Tumeurs à granulations.* — Ces tumeurs sont composées par un tissu de granulations dans lequel on trouve : 1° des cellules petites, d'autres fois plus considérables, fusiformes ou étoilées; ces dernières se trouvent à la périphérie, tandis que les premières forment la masse principale de la tumeur. Ces éléments sont pourvus d'un ou plusieurs noyaux nucléolés. De très-bonne heure il apparaît des granulations graisseuses dans leur intérieur ; de là résulte qu'au niveau des points les plus anciens, les premiers en date, on ne rencontre plus que des débris de cellules et des granulations graisseuses. 2° Une substance intercellulaire molle, granuleuse, parfois légèrement striée, toujours très-peu abondante.

On observe les tumeurs à granulations dans plusieurs maladies constitutionnelles, et c'est à cette classe que se rapporte le tissu des chancres, plaques, gommes syphilitiques, des tubercules de la lèpre, du lupus, etc.

Le processus qui prend naissance dans le tissu conjonctif a de nombreux points de contact avec la néoplasie inflammatoire, dont il est quelquefois fort difficile ou impossible de le distinguer; aussi Billroth le range-t-il dans la classe des inflammations chroniques spécifiques. D'autre part, ces tumeurs se rapprochent beaucoup de certaines formes de sarcome. Pour les différencier et les classer, il faut tenir compte tout à la fois du processus qui leur donne naissance, de leur marche, de l'ensemble de leurs caractères cliniques.

Le caractère essentiel de ce tissu, d'après Virchow, est de présenter seulement des traces de substance intercellulaire et d'être composé d'élements transitoires destinés à disparaître par ramollissement ou par ulcération, après un temps assez court. Ce tissu n'est pas viable, et il est digne de remarque que plus les cellules sont petites et ont acquis un moindre développement, plus elles sont nombreuses.

Cet état se rencontre précisément dans les lésions regardées comme les plus spécifiques, la gomme syphilitique, par exemple. Nous n'entrons pas ici dans de grands détails, l'histoire des tumeurs à granulations ne pouvant être séparée de celle des maladies qui les produisent.

B. Tumeurs hétéroplastiques. — A cette classe appartiennent le cancroïde et le carcinome, qui sont l'un et l'autre des tumeurs épithéliales.

1° *Cancroïde.* — C'est tantôt un petit ulcère, tantôt une petite tumeur qui s'ulcère de bonne heure et siége surtout dans les points où existent des glandes nombreuses, au pourtour des orifices naturels et particulièrement à la face. Dépression ou saillie, peu importe, les parties profondes sont envahies de proche en proche, et l'on sent une induration plus ou moins considérable. A un degré plus avancé, les ganglions voisins s'engorgent, etc.

Au microscope, ces tumeurs sont essentiellement composées de cellules épithéliales accolées entre elles, avec absence complète de substance intercellulaire de nouvelle formation.

2° *Carcinome.* — Ses caractères physiques sont très-variables et se rapprochent beaucoup de ceux du cancroïde, à cela près qu'on le rencontre très-rarement au niveau des ouvertures naturelles et que la marche est plus rapide. La forme dure se rapporte au squirrhe; la forme molle à l'encéphaloïde; toutes deux peuvent se combiner, et il y a entre elles une foule d'intermédiaires. Une coloration rouge, brune, noirâtre indique un mélano-carcinome.

Histologiquement, ces tumeurs se composent d'un stroma de tissu conjonctif et d'alvéoles remplis de cellules épithéliales. Dans le squirrhe, le stroma prédomine sur les cellules; dans l'encéphaloïde, la substance intercellulaire est rare, légèrement striée ou tout à fait granuleuse. Le mélano-carcinome, qui peut appartenir aux deux formes précédentes, n'en diffère que par la présence du pigment dans les cellules épithéliales, et par suite de leur rupture dans la substance intercellulaire.

Processus hémorrhagique. — Le processus hémorrhagique n'offre rien de spécial à noter dans les affections cutanées. L'épanchement sanguin occupe une épaisseur plus ou moins considérable du derme, et même quelquefois le tissu cellulaire sous-cutané. Il débute par de petits points assez limités qui s'agrandissent par leur réunion et forment ainsi des plaques variables en étendue. Le processus hémorrhagique s'observe primitivement dans le purpura; d'autres fois, il est consécutif et survient comme complication dans le cours d'une affection de la peau. Plusieurs variétés d'érythème, d'urticaire, etc., s'accompagnent de petites hémorrhagies cutanées.

2° MALADIES DE L'ÉPIDERME.

L'épiderme prend une grande part à la formation des vésicules, des bulles, des squames, etc., ainsi qu'on l'a vu dans l'étude des maladies inflammatoires du derme; nous n'avons plus à décrire ces lésions, mais seulement celles qui appartiennent à d'autres processus.

Les anomalies de pigmentation doivent être signalées en première ligne. Ce sont les *éphélides*, le *lentigo*, l'*hyperchromie*, colorations plus ou moins jaune foncé, ou noires, de la peau, dues à la multiplication du nombre des cellules pigmentaires et à l'accumulation de pigment dans les cellules; l'*achrome*, décoloration d'un blanc de lait, résultat d'une diminution des cellules et de la matière colorante; le *vitiligo*, plaque blanche entourée d'une zone foncée produite par la disparition du pigment sur la surface et son accumulation sur les bords.

D'autres changements de coloration sont dus à l'envahissement parasitaire des cellules épidermoïdales par l'*Achorion*, le *Trichophyton* et le *Microsporon furfur*. La germination des spores dans l'épaisseur des cellules amène la disparition des lames épidermiques et les colorations jaunes, blahcnes, brunâtres spéciales à chacun de ces végétaux parasites. Le plus souvent l'irritation provoquée par le parasite détermine une éruption érythémateuse arrondie.

L'hypertrophie généralisée de l'épiderme s'observe dans l'ichthyose, affection le plus souvent congénitale. L'épiderme dur, épais, écailleux, est sillonné par des lignes plus ou moins profondes. Les papilles du derme sont hypertrophiées, et dans les points qui correspondent aux fissures elles sont au contraire notablement atrophiées.

L'hypertrophie partielle de l'épiderme se rencontre dans les *durillons*, les *cors.*

3° MALADIES DES GLANDES.

Les maladies des glandes siégent dans les follicules pileux, les glandes sébacées et sudoripares ; on peut les diviser en anomalies de sécrétion, inflammations, néoplasies proprement dites. Ces affections sont primitives et débutent par la glande elle-même, ou consécutives à une lésion du derme.

En raison des rapports étroits qui unissent les follicules pileux et les glandes sébacées, nous réunirons leurs affections dans un même groupe.

Maladies des glandes sébacées et des follicules pileux. — 1° ANOMALIES DE SÉCRÉTION. — La *séborrhée* est une hypersécrétion du sébum qui s'écoule au dehors sous forme d'un liquide onctueux donnant à la peau un aspect luisant et vernissé. Ce produit de sécrétion donne lieu par son accumulation à des concrétions jaunes, verdâtres ou noirâtres, étendues en plaques ; d'autres fois, les croûtes durcies au contact de l'air et desséchées s'amassent et figurent des saillies, des stalactites. Ces aspects différents ont été désignés sous les noms d'*acné squameuse, ichthyose sébacée, cornée.*

La rétention de la sécrétion dans le canal excréteur commun avec dilatation de l'orifice, produit le comédon qu'on exprime sous la forme d'un vermisseau, *acne simplex, acne punctata.* Le comédon n'est pas constitué par de la matière sébacée pure, mais par des cellules épidermoïdales du follicule, des poils en quantité variable, de la graisse, des cristaux de cholestérine, etc. La rétention dans le fond du follicule, avec ou sans obstruction de l'orifice, produit une petite tumeur arrondie, composée surtout de cellules épidermoïdales et qu'on désigne sous le nom de *grain de mil, milium.*

Acné ombiliquée, molluscoïde, varioliforme. — Nous plaçons ici cette affection parce qu'elle présente tout à la fois les caractères des kystes par rétention simple et des néoplasies proprement dites, en même temps qu'elle peut provoquer la genèse d'un processus inflammatoire. C'est une tumeur arrondie, blanche, du volume d'une tête d'épingle à celui d'un haricot, présentant un orifice largement dilaté et bouché par une masse grumeleuse qu'on exprime par la pression. Si l'on enlève la tumeur, on voit qu'il existe en outre une masse divisée en petits lobules. On rencontre ces tumeurs dans les régions pourvues de nombreux poils de duvet, paupières, front, scrotum, fourreau de la verge, etc.

Les plus petites de ces tumeurs diffèrent peu du milium; elles sont dues à la rétention du sébum dans le fond du follicule pileux et à l'accumulation des cellules épidermoïdales; les plus grosses sont le résultat d'une hypertrophie et d'une hyperplasie glandulaire qui viennent s'ajouter aux lésions précédentes.

Il existe d'autres troubles de sécrétion, mais leur description ne comprenant que des détails, sera mieux placée dans l'histoire particulière des affections des glandes sébacées.

Processus inflammatoire. — L'inflammation des follicules pileux et des glandes sébacées produit la plupart des variétés d'acné et de sycosis décrites par les dermatologistes.

Couperose, rougeur couperosique. — Les rougeurs limitées ou diffuses qu'on observe sur les joues, le nez, le front, prennent le nom de *couperose, rougeur couperosique,* lorsqu'elles ont pour point de départ les glandes sébacées. La peau est légèrement tuméfiée, et par le toucher on sent de petites saillies très-difficiles à constater à l'œil nu. Ces lésions sont dues à la dilatation et à la varicosité des capillaires avec une exsudation peu abondante. Le processus s'arrête à ce point, et lorsqu'il survient de l'induration ou de la suppuration, on a désigné la maladie sous le nom de *couperose pustuleuse, indurée.* La couperose simple a beaucoup de ressemblance avec l'érythème, et quelques auteurs ont même confondu ces deux affections; ce qui les distingue au point de vue anatomo-pathologique, c'est que dans la première, l'hypérémie porte spécialement sur les réseaux capillaires des glandes et s'accompagne d'un léger soulèvement du follicule tuméfié.

Acné simplex, pustuleuse. — Cette variété est caractérisée par une tuméfaction papuleuse arrondie, circonscrite, d'une coloration rouge vif, au sommet de laquelle apparaît bientôt une pustule qui se rompt après quelques jours de durée.

Le processus débute par l'hypérémie avec infiltration séreuse et plastique autour de la glande; de là, tuméfaction; plus tard se produit du pus. Ce liquide pénètre dans le canal excréteur, soulève l'épiderme et forme ainsi la pustule acuminée.

Acné indurata. — Ce qui distingue cette variété, c'est une tuméfaction plus considérable d'un rouge sombre, livide, de la grosseur d'une lentille à celle d'un pois, pouvant se ramollir complétement et suppurer. Ces symptômes dépendent d'une infiltration plastique plus considérable dans le tissu dermique environnant.

Acné couperosique, sebacea, rosea. — Des plaques d'un rouge vif ou violacé, siégeant spécialement sur la peau de la face, sur lesquelles s'élèvent des nodosités surmontées de pustules; tels sont les signes de la couperose proprement dite. Ces divers éléments, rougeur, nodosités, pustules, prédominent plus ou moins et ont été parfois désignés sous des noms particuliers. On observe même, dans des cas plus complexes, de véritables tumeurs de consistance et de grosseur variables, avec épaississement notable de la peau.

Ces différents phénomènes sont le résultat d'une dilatation variqueuse des capillaires avec infiltration séreuse et plastique, et formation purulente; c'est donc la combinaison des trois états qui constituent la couperose simple, l'acné pustuleuse, l'acné indurée. L'affection n'est pas limitée, disséminée, mais au contraire agglomérée, confluente. Dans les cas de tumeurs indurées avec gonflement persistant, on constate l'hypertrophie et l'hyperplasie du tissu dermique.

Sycosis. — Le sycosis est l'inflammation profonde du follicule pileux; il siége principalement sur les points où existent des poils longs et forts, et en particulier à la barbe. Il est caractérisé comme l'acné par une induration de la peau et des pustules, mais la tuméfaction est plus profonde; les pustules présentent divers aspects; elles sont distinctes, tantôt acuminées, tantôt enchâssées dans le derme, discrètes ou confluentes. Plus tard, il peut survenir des tuméfactions plus étendues, des abcès dermiques, des végétations fongueuses. Les poils tombent ou s'arrachent facilement. Ces symptômes sont le résultat de l'extension du processus inflammatoire et suppuratif aux couches voisines du derme et au fond du follicule pileux. Ce qui distingue anatomiquement l'acné du sycosis, c'est le siége limité dans l'acné à la partie superficielle du derme et au canal excréteur, étendu au contraire à la base du follicule et à la face profonde du derme dans le sycosis. Il en résulte qu'on peut rencontrer des formes intermédiaires, ce qui s'observe d'ailleurs au début du sycosis parasitaire. Nous discuterons, dans le chapitre consacré au sycosis, les opinions fort contradictoires émises sur ces différents sujets par les dermatologistes.

4° MALADIES DES GLANDES SUDORIPARES.

Les maladies des glandes sudoripares comprennent, comme celles des glandes sébacées, des anomalies de sécrétion, des inflammations, des néoplasies. Les troubles de sécrétion portent sur la quantité et la composition du liquide sécrété : sueurs profuses, partielles ou générales, fétides, colorées, etc.

L'inflammation des glandes sudoripares donne lieu à la formation de tumeurs placées d'abord dans le tissu aréolaire sous-dermique, qui deviennent superficielles et prennent une forme plus ou moins arrondie ou discoïde, suivant la résistance de la peau ou de l'aponévrose sous-jacente et se terminent ordinairement par suppuration.

Les néoplasies proprement dites comprennent les adénomes et poly-adénomes, le cancroïde, affections qui appartiennent, d'après l'usage, à la chirurgie ordinaire plutôt qu'à la dermatologie.

CHAPITRE IV.

ÉTIOLOGIE.

Les causes qui provoquent et déterminent les affections de la peau se divisent : 1° en *causes externes* étrangères à l'individu, comprenant les agents physiques, chimiques, atmosphériques, etc. ; 2° en *causes internes* inhérentes au sujet lui-même, dépendant de l'âge, du sexe, du tempérament, des maladies actuelles et antérieures ; elles se subdivisent en causes physiologiques et pathologiques.

Causes externes. — *Température.* — Les rayons solaires déterminent dans les climats chauds des érythèmes, le *lichen agrius* (gale bédouine, *lichen tropicus*), des phlyctènes, etc. Dans les pays tempérés des éruptions analogues se produisent quelquefois pendant les chaleurs de l'été. L'insolation joue un rôle important dans l'apparition de l'érythème pellagreux.

L'abaissement de la température amène l'érythème avec ou sans phlyctènes ; sous son influence naissent les engelures, les crevasses des extrémités, et les récidives de ces affections alternent avec le retour du froid et les variations de l'atmosphère.

Électricité. — D'après Lorry, à la suite de décharges électriques, des taches et des macules que nul moyen ne put enlever, apparurent sur la peau. Charcot (*Comptes rendus de la Société de biologie*, 1858) a cité l'observation d'érythèmes intenses survenus chez des savants qui s'étaient servis de piles puissantes pour des expériences chimiques.

Agents mécaniques ou physiques. — Les pressions brusques ou longtemps continuées, les coups, blessures, morsures, déterminent sur la peau des accidents variés, et l'effet produit est en raison de l'intensité de la cause, du moins pour la lésion primitive.

Professions. — Le nombre des matières premières mises en œuvre par l'industrie augmente tous les jours, et la manipulation de ces produits nouveaux fait éclore aussi des affections cutanées à formes insolites et inconnues jusque-là. Les éruptions professionnelles sont occasionnées par le contact et le maniement de substances métalliques, salines, acides, empyreumatiques, d'huiles essentielles, etc.

Les agents irritants qui sont à l'état de poussières, de liquides ou de vapeurs, agissent tantôt comme irritants simples et leurs effets sont alors proportionnels au degré d'énergie de la substance et de la durée du contact; tantôt ils exercent en outre une action spéciale en rapport avec leur nature. Le plus souvent ces deux actions combinées se manifestent par des effets multiples. Les éruptions arsenicales revêtent la forme d'érythèmes, de vésicules, de pustules, d'ulcères; les cocons de vers à soie provoquent le mal de vers ou mal de bassine; la chaux, le ciment, le mercure, amènent des éruptions eczémateuses. Les agents irritants n'ont pas seulement une action directe et localisée sur la peau; répandus dans l'atmosphère des ateliers, ils pénètrent dans l'organisme par les voies digestives et respiratoires et donnent lieu par leur absorption à des phénomènes identiques avec ceux qui sont provoqués par les agents médicamenteux ou les poisons pris à l'intérieur. Ce ne sont pas seulement les substances du règne minéral qui, par leur application sur la peau, apportent le trouble dans ses fonctions, les substances végétales, l'Ortie commune, l'Euphorbe, le *Rhus toxicodendron*, les rubéfiants épispastiques ont une action analogue. Chacun de ces agents se différencie de ses congénères par quelques traits spéciaux; nous indiquerons, en traitant de chaque éruption en particulier, les principaux symptômes produits par les substances les plus communément répandues.

Malgré l'énergie toute-puissante de la cause provocatrice dans les maladies de cet ordre, il ne faut pas oublier que l'organisme réagit d'après des modes bien différents et que les effets sont loin d'être toujours identiques sur les individus soumis pourtant à la même action. Le degré d'épaisseur, de sensibilité de la peau, l'habitude et les prédispositions individuelles exercent ici une influence incontestable.

Vêtements.— Les vêtements rudes, épais, surtout lorsque, serrés autour du corps, ils exercent une constriction même légère, irritent la peau et la soumettent à des frottements qui sont suivis de rougeur et d'excoriation. L'érythème est fréquent chez les enfants mal emmaillottés dans des langes grossiers; des affections papuleuses et érythémateuses s'observent également chez ceux qui font usage de vêtements de laine appliqués directement sur la peau. Ce sont spécialement les laines grasses mal préparées, les flanelles dont la teinture mal fixée laisse échapper la matière colorante, les peaux d'animaux appliquées à nu sur le corps, qui provoquent les éruptions.

Les vêtements sont encore une cause indirecte des affections cutanées par le transport des agents contagieux, parasites végétaux et animaux.

Contagion, virus. — Les fièvres éruptives, la morve se transmettent par les molécules virulentes qui se dégagent des sujets atteints de ces maladies contagieuses; la syphilis ne se transmet que par le contact médiat ou immédiat. Malgré notre ignorance de la nature de l'agent contagieux, et quoiqu'on ne puisse émettre encore aujourd'hui que des hypothèses sur sa nature animale ou végétale, le fait de la contagion n'est plus lui-même en discussion.

Parasites. — Une classe entière de maladie reconnaît pour origine la contagion médiate ou immédiate par des parasites végétaux ou animaux.

Ce fait nous explique pourquoi la contagion, tour à tour admise et rejetée pour un certain nombre de maladies de la peau, n'a pu être étudiée scientifiquement avant la découverte des parasites et la connaissance des affections qu'ils déterminent. Quelques maladies étaient reconnues universellement comme contagieuses (teigne, gale), seulement on englobait parmi elles des affections simples n'ayant avec elles que des rapports apparents, et cela obscurcissait singulièrement la question de la contagion. Quant aux affections chroniques désignées sous le nom de dartreuses, leur transmission a soulevé de nombreuses discussions et a trouvé des partisans et des adversaires.

On n'a jamais contesté la contagion du favus, mais lorsque autrefois on désignait toutes les maladies du cuir chevelu sous le nom de teignes, et qu'on réunissait ainsi des affections de nature parasitaire, scrofuleuse, dartreuse, etc., il était impossible de distinguer les maladies réellement contagieuses de celles qui ne le sont pas, puisqu'on réunissait sous le même nom et qu'on rangeait dans le même cadre des affections tout à fait différentes par leur nature.

Au commencement de ce siècle, Alibert fit quelques expériences pour démontrer la non-contagion des dartres. « J'ai, dit-il, exécuté plusieurs expériences sur moi-même, j'ai tenu mes mains longtemps en contact avec des dartres qui suintaient, j'ai appliqué deux fois du pus herpétique sur mon corps, sous les aisselles et dans les endroits où l'absorption est très-active. » (Alibert, *Précis*, etc., p. 352.) Il conclut en niant formellement la contagion.

Il est inutile de discuter ici les raisons favorables ou contraires à l'idée de la contagion, c'est une question de diagnostic. On sait aujourd'hui que les affections contagieuses prennent les formes les plus diverses, et les principes suivants sont hors de toute contestation : 1° les affections à parasites animaux sont contagieuses par le transport direct de l'animal, d'un individu à l'autre (gale, prurigo pédiculaire, filaire); 2° les affections à parasites végétaux (teignes vraies), sont contagieuses par le contact direct ou par le transport des sporules par les poussières atmosphériques, elles sont inoculables; 3° les affections virulentes (syphilis, morve) sont contagieuses et inoculables.

Les maladies de peau non virulentes dans lesquelles on ne constate aucun parasite végétal ou animal ne se transmettent pas par le contact immédiat ou médiat. Toutes les fois qu'on se trouvera en présence d'un fait bien constaté de contagion d'un individu à un autre ou d'un animal à l'homme, on retrouvera toujours l'agent contagieux dans un parasite végétal, animal, ou dans un liquide virulent.

Il ne faut pas attribuer à la contagion les éruptions dues au contact de liquides âcres, irritants, s'écoulant de surfaces enflammées. On a vu des personnes à peau fine et délicate, après avoir porté pendant quelque temps des enfants affectés d'impétigo ou d'eczéma sécrétant avec abondance, être prises d'éruptions sur les bras; ces affections sont artificielles et rappellent les érythèmes qui surviennent sur les cuisses et à l'anus des femmes atteintes de leucorrhée, ou des enfants tourmentés par une diarrhée opiniâtre.

Climats. — Les affections cutanées ne sont pas disposées sur le globe suivant un ordre rigoureusement déterminé, et la géographie médicale ne ressemble que par de lointaines analogies à la géographie botanique. Si le nombre des espèces morbides est assez limité, les modes de réaction de l'économie sont des plus variés, et la maladie *une* dans sa nature, revêt, suivant le milieu dans lequel vit l'individu, des formes spéciales caractéristiques.

Ces déviations du type primitif ont pu en imposer aux observateurs et leur faire supposer des maladies nouvelles, là où n'existaient que des types altérés de maladies déjà existantes; c'est ainsi que la syphilis a pu être méconnue et prise pour une maladie spéciale en Écosse, en Norwége, etc., et décrite sous le nom de *sibbens*, de *radesyge*; que la lèpre a reçu différents noms et a pu passer pour une espèce morbide différente en Norwége, au Mexique, dans l'Inde, etc.; que la pellagre fut décrite en Espagne sous le nom de *mal de la rose* avant d'être rapportée à son genre naturel.

Ces réserves faites, nous dirons que plusieurs maladies trouvent dans l'influence des climats des conditions particulières favorables à leur développement.

La lèpre règne en Palestine, en Syrie, d'où elle s'est répandue sur l'Europe au moyen âge; on en rencontre encore de rares spécimens près de Monaco, dans les provinces Basques; elle est endémique sous les climats glacés de la Norwége, du Kamschatka, aussi bien que dans l'Inde et dans l'Océanie. L'éléphantiasis des Arabes s'observe également dans les pays chauds, sur les bords de la Méditerranée; l'Inde semble être sa terre de prédilection. En vertu de dispositions encore mal connues, les habitants de quelques localités sont sujets à des maladies spéciales désignées sous le nom de bouton d'Alep, de Biskra, etc.

Les pays froids et humides, d'après Lorry, prédisposent aux maladies herpétiques, et ces affections sont d'après lui communes en Bretagne, en Flandre, en Hollande. L'action des climats humides et marécageux s'explique en grande partie par la fréquence de la scrofule et des diverses cachexies qui règnent dans ces contrées à l'état endémique et qui entraînent avec elles la production de maladies graves de la peau. Dans les pays situés vers l'équateur, les éruptions affectent une forme aiguë; les exanthèmes, les papules, les vésicules prédominent. Toutes les causes climatériques qui tendent à exagérer, à supprimer les fonctions de la peau ou à les modifier brusquement, deviennent une source de maladies. Les saisons par les modifications qu'elles exercent sur les fonctions cutanées, agissent dans ce sens, et certaines éruptions reviennent périodiquement au printemps ou à l'automne. Dans d'autres cas, mais le fait est plus rare, les récidives ont lieu pendant l'été et l'hiver.

Régime de vie. Aliments. Boissons. — Le mode d'alimentation agit sur la peau par les modifications qu'il apporte dans la composition du liquide sanguin. Toute dérogation habituelle aux lois de l'hygiène en matière d'alimentation se traduit sur la peau d'une manière fâcheuse. L'usage longtemps continué d'aliments épicés, échauffants, l'abus du gibier, des viandes noires, faisandées, de la charcuterie, surtout dans les pays chauds, sont une cause fréquente de maladies cutanées. Les règlements de Moïse et de Mahomet sur l'interdiction du porc comme aliment, étaient dictés par les lois de l'hygiène, et Larrey, dans la campagne d'Égypte, a constaté la sagesse de ces prescriptions en observant de nombreux soldats qui furent atteints d'affections lépreuses, après avoir mangé de la viande de porc. Les excès de table, pendant la jeunesse surtout, sont fréquemment suivis de pustules d'acné sur la face. Quelques personnes sont douées, en fait d'alimentation, d'une idiosyncrasie bien singulière, et les substances les plus inoffensives deviennent pour elles de véritables poisons. Les unes sont prises brusquement d'érythèmes, d'urticaires, après avoir mangé des moules, des écrevisses, du poisson de mer frais; d'autres sont en proie aux mêmes accidents après avoir fait usage du riz, du miel, des fraises, du fromage, etc. Il est difficile d'interpréter ces faits, contentons-nous de les signaler et de rappeler que dans la recherche des causes le médecin doit procéder avec une scrupuleuse investigation, et soigneusement scruter toutes les sources possibles du mal.

Les individus adonnés aux boissons alcooliques sont sujets aux acnés, à la couperose; on a, par contre, cité quelques faits exceptionnels d'hommes studieux et sobres atteints des mêmes affections, malgré ou plutôt à cause de l'usage exclusif de l'eau pure pour unique boisson. Lorry (*loc. cit.*, p. 84) parle d'un savant médecin et d'un moine studieux vivant avec la plus grande sobriété, et qui s'*indignaient* de ces éruptions couperosées dont leur figure était couverte et que le vulgaire a de tout temps attribuées aux disciples trop fervents de Bacchus ; par un régime plus substantiel et l'usage modéré du vin, ces deux malades guérirent. Le café lui-même n'est pas toujours inoffensif, et dans les *Mémoires de l'Académie royale de chirurgie*, il est question d'une dame qui ne put se débarrasser d'une dartre opiniâtre de l'avant-bras, contre laquelle tous les remèdes avaient été impuissants, que par l'abandon du café, qu'elle prenait cependant en quantité modérée.

Si ces causes influent directement sur la production des maladies cutanées, elles sont plus puissantes encore pour amener des récidives. J'ai observé un malade atteint d'eczéma chez lequel l'usage modéré du vin et du café, continué seulement pendant trois ou quatre jours, provoquait infailliblement la réapparition du mal. En vain chez ces malades les modificateurs généraux et locaux seront employés, si un régime approprié et rigoureusement suivi ne seconde pas les effets des médicaments, le mal récidivera toujours.

Médicaments ou poisons. — Les médicaments ou les poisons agissent sur la peau par l'intermédiaire du système nerveux central ou par le sang qui les dépose dans le tissu cutané. Les substances qui s'éliminent par la peau sont celles dont l'influence est la plus active; l'administration d'huiles essentielles, des résines, des baumes (copahu, térébenthines, etc.), provoque des éruptions érythémateuses, ortiées, rubéiformes. L'emploi de la belladone, de l'opium, du datura stramonium, a été suivi d'éruptions érythémateuses, papuleuses, scarlatiniformes. L'arsenic à dose médicamenteuse et dans les empoisonnements lents qu'on observe chez les ouvriers manipulant des substances arsenicales, détermine une série d'éruptions, érythèmes, papules, pustules, ulcères. Le plomb, le nitrate d'argent, l'arsenic se fixent sur la peau, et leur présence se trahit par une coloration spéciale. On connaît l'eczéma hydrargyrique, l'acné iodique, etc. Rayer, dans son traité des maladies de la peau, avait signalé avec soin ces éruptions sous le nom d'*éruptions artificielles;* Bazin, qui leur a consacré un chapitre spécial, les appelle *affections provoquées indirectes ou pathogénétiques.* Elles ont été surtout bien étudiées dans ces derniers temps, et leur histoire s'est enrichie d'un grand nombre de détails que nous exposerons à propos de la thérapeutique et des affections en particulier.

Causes physiologiques. — *Age.* — Tous les âges sont prédisposés aux maladies de la peau, et leur influence se révèle plutôt par les modifications profondes qu'ils apportent dans la forme et la nature des éruptions que par des affections spéciales.

Chez l'enfant, la richesse du réseau vasculaire de la peau, l'énergie des actes d'assimilation et de désassimilation, expliquent la marche ordinairement aiguë des affections et la fréquence des formes humides et sécrétantes de l'eczéma et de l'impétigo qui dominent à cette époque de la vie.

La tête est le siége de prédilection des éruptions de l'enfance; le développement précoce des parties supérieures, l'évolution dentaire, la multitude des follicules pileux et des glandes sébacées répandues sur le cuir chevelu alimenté par une active circulation, font de cette région le point principal où aboutissent les divers processus pathologiques. Dans la jeunesse, les causes d'irritation, malpropreté, parasites, agissent avec une grande puissance sur la peau; les parasites animaux, les poux se multiplient avec rapidité sur la tête et sont une des causes les plus fréquentes des éruptions impétigineuses; les parasites végétaux en particulier empruntent à ce terrain une activité spéciale; ainsi le favus est rare dans l'âge adulte, le trichophyton tonsurant, qui possède chez l'enfant une puissance redoutable de contagion, ne s'observe pas au cuir chevelu chez les personnes d'un certain âge.

La scrofule sévit spécialement dans la jeunesse; l'eczéma, l'impétigo, le lupus, etc., de nature scrofuleuse, sont des maladies vulgaires dans les hôpitaux d'enfants.

L'action combinée de la scrofule et de la misère produit des éruptions phagédéniques se propageant de proche en proche, envahissant quelquefois une grande partie du corps, d'autant plus hideuses à voir que les petits malades amaigris, exsangues ressemblent, selon une expression vulgaire, mais caractéristique, à de petits squelettes.

Les vieillards sont prédisposés au lichen, au prurigo, à l'érythème, à l'eczéma et aux ulcérations des membres inférieurs. Les affections papuleuses, si fréquentes à une époque avancée de la vie, font le désespoir des malades par le prurit incessant et opiniâtre qui les accompagne; peut-être cette aberration de la sensibilité s'explique-t-elle, comme le veut Küss, par une altération du système nerveux central. La peau du vieillard est sèche, parcheminée; les glandes sébacées ont perdu leur activité et l'épiderme n'étant plus protégé par ce vernis organique, s'écaille et se détache en poussière; c'est une variété de pityriasis analogue à celle qu'on rencontre chez les phthisiques et dans la convalescence des maladies graves. Par suite du ralentissement de la circulation dans les membres inférieurs en particulier et de la stase sanguine, les rougeurs des jambes, compliquées ou non d'ulcérations, d'eczémas, sont fréquentes chez les vieillards.

Enfin, c'est surtout à l'époque de la puberté qu'apparaissent les affections glandulaires connues sous le nom d'acné, sans qu'il ait été possible de saisir les rapports intimes entre les fonctions génitales et la sécrétion glandulaire; contentons-nous seulement de signaler ce fait.

Sexe. — L'influence des sexes s'exerce également sur quelques formes spéciales des maladies de la peau. Les éruptions humides, cachectiques, le pemphigus, se rencontrent plus communément dans le sexe féminin; le lupus, d'une fréquence à peu près égale dans les deux sexes chez les enfants, s'observe dans une proportion bien plus grande chez la femme. La menstruation et les troubles fonctionnels de l'utérus sont, en outre, souvent une cause active d'efflorescences cutanées.

Tempéraments. Constitution. — Les tempéraments, la constitution n'influent pas sur la production des maladies cutanées, mais ils agissent en préparant le terrain sur lequel germera l'affection et lui impriment une forme, une tendance particulières. Les sujets lymphatiques à peau blanche, molle, doublée d'un tissu cellulaire abondant, sont prédisposés aux affections humides, sécrétantes, impétigineuses, ulcéreuses; les individus secs, d'un tempérament bilieux, à peau sèche et brune ont des éruptions sèches, papuleuses; chez eux, les affections humides sécrètent très-peu en général; le prurit non parasitaire attaque de préférence les personnes nerveuses.

Les affections dues à des causes externes chez les personnes de bonne constitution, se portant bien, disparaissent rapidement avec la cause; chez les sujets débilités, lymphatiques, elles sont trop souvent l'occasion de désordres ultérieurs qui exigent une médication appropriée.

Passions de l'âme. — Les passions de l'âme, les chagrins, les veilles prolongées, ont été de tout temps considérées comme des causes prédisposantes aux affections cutanées. Lorry (*loco citato*, p. 44), ne met pas en doute leur action; Alibert (*Précis*, etc., p. 333) cite des observations remarquables par la rapidité d'action d'une émotion morale. Un vieux serviteur, en 93, voit son maître marchant à la guillotine : il est soudainement frappé d'une éruption furfuracée qu'il conserve pendant plusieurs années. Gibert a vu un vieillard affecté subitement de pityriasis général après avoir perdu sa femme (*Traité des maladies de la peau*, 2e édit., p. 26). Dans une manufacture une chaudière éclate, sept ouvriers succombent à la suite de leurs brûlures; le chef de la maison est pris subitement d'un psoriasis (Devergie, 2e édit., p. 22). J'ai vu deux fois le vitiligo de la tête et la chute des cheveux survenir après des émotions morales vives.

Il faut, dans tous ces cas, attribuer sans doute une large part à la prédisposition des sujets, mais l'action puissante de la cause n'en est pas moins indéniable. Les émotions morales agissent probablement par l'intermédiaire du système nerveux central et des nerfs vaso-moteurs qui modifient profondément les conditions de nutrition du tissu cutané.

Hérédité. — En dehors des affections de cause purement externe, l'hérédité est toute-puissante sur le développement des maladies de la peau. Que ces affections soient la manifestation de la syphilis, de la scrofule, etc., qu'elles soient le résultat de ce que l'on appelle la diathèse dartreuse, leur transmission par l'hérédité ne paraît pas douteuse. Les maladies constitutionnelles ne partagent pas seules ce fâcheux privilége, les simples difformités, les vices de la peau, se transmettent avec une régularité plus grande encore. Les verrues, les nævi, les taches pigmentaires, l'ichthyose, l'hypertrophie du derme, certaines maladies des poils, etc., se répètent sur plusieurs générations. Quelques-unes de ces affections dites constitutionnelles frappent aussi l'enfant dans le sein de sa mère, mais ce sont des faits rares, abstraction faite des lésions syphilitiques, et il n'existe pas dans la science beaucoup d'exemples semblables à celui cité par Louvain, d'une femme couverte d'un eczéma impétigineux général et dont l'enfant fut atteint de la même maladie deux jours après sa naissance. Le plus souvent la diathèse sommeille, elle est en puissance, attendant pour éclore certaines conditions encore mal déterminées et qui varient suivant les états morbides. La scrofule se montre peu après la naissance, elle frappe le jeune âge et semble s'épuiser vers l'âge mûr. L'évolution des affections dites dartreuses est ordinairement plus tardive et elle se fait principalement dans l'âge adulte.

Existe-t-il, dans ces cas, une transmission directe dans le genre morbide, ou bien une simple disposition à contracter indifféremment des maladies de peau en général? On a cité des faits favorables à ces deux modes de transmission, mais il faut ici distinguer les cas. Lorsque l'affection cutanée est la manifestation d'une maladie constitutionnelle, cette dernière se transmet avec tous ses caractères. La scrofule cutanée héréditaire s'observe sous des formes bien diverses, mais toutes rappellent les caractères de la maladie qui leur a donné naissance.

D'un père scrofuleux atteint d'eczéma, peut naître un enfant affecté de prurigo, mais les deux affections sont de même nature, quoique différentes par la lésion anatomique. D'autres fois l'affection se transmettra dans son type primitif, et cela avec d'autant plus de fidélité qu'elle se rapprochera davantage d'un vice, d'une difformité de la peau. L'ichthyose est le plus souvent congénitale et héréditaire, c'est aussi le degré le plus avancé des altérations cutanées compatibles avec la vie. Le psoriasis se transmet aussi avec une certaine régularité, et dans mes observations j'ai pu noter trente-trois fois l'hérédité directe.

Prédisposition. — Il ne faut pas confondre la prédisposition avec les causes prédisposantes; ces dernières préparent le terrain sur lequel viendra germer la maladie, mais à elles seules elles sont impuissantes à la produire.

La prédisposition, état anormal de l'économie, ne se révèle encore par aucune lésion, aucun trouble appréciable; c'est la maladie en puissance qui n'attend que l'occasion pour éclater. L'hérédité, en transmettant avec le germe les qualités et les vices du générateur, crée la prédisposition *innée;* le genre de vie, les climats, l'hygiène, transforment à leur tour l'individu, arrêtent ou favorisent l'action héréditaire et arrivent à créer de toutes pièces la prédisposition *acquise.*

Le concours nécessaire de la prédisposition dans l'évolution d'une maladie n'entraîne pas nécessairement l'idée d'une maladie générale, *totius substantiæ*, avec altération des solides et des liquides, ainsi qu'on le constate dans la goutte, la scrofule, le cancer, etc., la prédisposition s'exerce également sur un tissu, sur un point limité d'un système organique et sans retentissement ultérieur sur les autres parties de l'économie. Les affections qu'on appelle communément *vices*, *difformités* de la peau, tels que les altérations du pigment, la canitie précoce ou limitée à quelques touffes de cheveux, certaines tumeurs cutanées, etc., sont dues à une prédisposition héréditaire puissante; rien n'implique moins l'idée d'une altération grave de l'organisme. Nos tissus et les éléments anatomiques qui les composent, vivent et souffrent dans la mesure d'une certaine indépendance, leur nutrition et leur développement ne s'opèrent pas seulement sous l'influence des lois générales de l'organisme, mais aussi sous celles des conditions physiologiques locales particulières à chacune de ces parties. La prédisposition peut donc s'exercer sur un tissu, déterminer des affections héréditaires ou acquises, sans qu'il soit nécessaire d'invoquer toujours une dyscrasie. Dans l'étude des maladies dartreuses, nous rappellerons ces faits importants au point de vue doctrinal, et qui démontrent que la marche lente, chronique, l'hérédité, ne doivent pas faire considérer les affections comme le symptôme toujours constant d'une altération profonde.

Causes pathologiques. — Les causes pathologiques des maladies cutanées établissent deux groupes bien distincts : 1° affections *symptomatiques*, dépendantes d'une diathèse, d'une maladie localisée dans un système organique, 2° affections *idiopathiques*, existantes par elles-mêmes, sans aucun rapport avec une autre maladie et déterminées par une disposition spéciale héréditaire ou acquise.

Les affections symptomatiques reconnaissent pour cause : 1° *Des maladies générales.* La plupart des maladies constitutionnelles, virulentes ou non, la syphilis, la scrofule, la goutte, le rhumatisme, le diabète, présentent des symptômes du côté de la peau. D'autres affections, comme la pellagre, la lèpre, l'éléphantiasis, le bouton d'Alep, sont dues à des causes endémiques encore mal connues, mais qui agissent évidemment sur l'ensemble de l'économie. Les tumeurs de la peau, cancers, fibromes, etc., appartiennent également à ce groupe. 2° *Des états cachectiques.* Certaines modifications du sang ou du système nerveux se traduisent sur la peau par des éruptions à forme grave, à tendance ulcéreuse. Les bulles et les ulcérations du pemphigus et du rupia dépendent souvent d'un état anémique qui s'observe soit primitivement chez les individus mal nourris, travaillant dans des lieux humides, sombres, soit consécutivement pendant le cours d'une maladie grave et comme épiphénomène. 3° *Des maladies localisées* dans le système nerveux périphérique ou central, l'appareil digestif, pulmonaire, génito-urinaire. Le zona est un des exemples les plus caractéristiques d'une éruption cutanée par influence du système nerveux ; dans un autre ordre de faits, on peut citer les rapports de la couperose et de l'acné avec des troubles fonctionnels de l'utérus.

Les maladies idiopathiques sont aiguës ou chroniques ; les premières comprennent les maladies virulentes et contagieuses (rougeole, variole, scarlatine) et les exanthèmes fébriles dépourvus de ces caractères et qui peuvent récidiver plusieurs fois sur le même individu (roséole, herpès fébrile, fièvre ortiée, etc.).

Les maladies chroniques renferment la classe des dartres proprement dites, affections à marche lente, chronique, héréditaire, et qui ne sont liées à aucune des maladies générales dont nous avons parlé.

En résumé, les différentes causes que nous avons énumérées se divisent en externes et internes, et se groupent sous les chefs suivants.

- 1° *Causes externes*.........
  - Agents irritants d'ordre physique ou chimique.
  - Parasites végétaux et animaux.
- 2° *Causes internes.*
  - A. Physiologiques.......
    - Age, sexe, tempérament, constitution, hérédité, prédisposition.
  - B. Pathologiques........
    - Éruptions idiopathiques
      - Éruptions fébriles....
        - Virulentes et contagieuses ;
        - Exanthèmes fébriles.
      - Éruptions chroniques.
    - Éruptions symptomatiques.....
      - *a.* De maladies générales : scrofule, syphilis, goutte, rhumatisme, diabète, pellagre, lèpre, éléphantiasis, cancers, etc.
      - *b.* De cachexies.
      - *c.* De l'absorption de médicaments ou poisons.
      - *d.* De maladies localisées dans le système nerveux, les appareils respiratoire, digestif, génito-urinaire.

CHAPITRE V.

DU DIAGNOSTIC.

Le diagnostic a pour objet de nous faire connaître le genre morbide auquel appartient une éruption et de déterminer sa nature. Les symptômes et les lésions qui distinguent une affection cutanée des affections similaires conduisent à la connaissance du genre morbide; les signes tirés de l'état actuel, les antécédents, les caractères spéciaux de l'éruption, la cause qui a présidé à son développement, nous révèlent sa nature. Les modifications imprimées à l'affection par l'âge, le sexe, le tempérament, les maladies antérieures ou actuelles du sujet, font apprécier l'influence exercée sur la maladie par la disposition individuelle.

Diagnostic du genre. — Pour constater les symptômes physiques et physiologiques qui caractérisent le genre morbide, il suffit d'appliquer ses sens à la recherche du fait et de se placer dans de bonnes conditions d'observation.

1° Le malade sera autant que possible examiné sur toute la surface du corps; on sera ainsi renseigné sur l'étendue de l'éruption, sur sa forme simple ou compliquée, sur la présence de cicatrices, traces anciennes ou récentes de maladies de nature identique ou différente.

Cet examen fournit des renseignements utiles tout à la fois pour la connaissance du genre et de la nature de l'affection. Un malade se plaint de démangeaisons, de boutons sur les avant-bras, les doigts; en le découvrant, vous reconnaissez qu'indépendamment des vésicules qui siégent à la main, il présente des papules sur les cuisses, sur le tronc, de petites écorchures sur la peau de la verge et la muqueuse du gland; vous pensez immédiatement à la gale caractérisée par ce siége et ce polymorphisme. Les pustules de l'acné simple couvrent la face, la partie supérieure du tronc; si des pustules acnéiques se trouvent aux membres inférieurs, l'idée de la syphilis se présente naturellement à l'esprit. Les caractères particuliers des cicatrices antérieures servent également à distinguer les affections syphilitiques et scrofuleuses, et dans les cas difficiles on ne saurait s'environner de trop d'éléments de diagnostic.

Pour les hommes, cet examen ne souffre aucune difficulté, et le médecin devra toujours procéder ainsi; pour les femmes, il saura concilier les convenances avec les exigences de la pratique. Si l'inspection de la poitrine ou du ventre n'est pas rigoureusement réclamée par la nature ou le siége du mal, on pourra s'en abstenir, mais il sera toujours utile d'examiner les membres supérieurs et inférieurs.

2° Le malade sera examiné en plein jour, en évitant toutefois de l'exposer aux rayons directs du soleil, une lumière trop intense et la lumière artificielle étant des plus défavorables pour apprécier les modifications dans la coloration et les caractères des produits exsudés.

Pour mieux saisir le léger relief que forment dans certains cas sur la peau des taches ou des vésicules très-petites, au lieu d'examiner le sujet en face, on se placera obliquement. C'est ainsi qu'on aperçoit le mieux les vésicules si ténues de l'herpès circiné ou les macules commençantes de l'érythème syphilitique. Dans ces cas, le toucher vient en aide et fait apprécier les saillies légères de la peau et les rugosités de sa surface.

3° La température du lieu où se fait l'examen du malade doit être modérée, afin d'éviter certaines causes d'erreur. Soumise à l'action du froid, la peau se contracte, les follicules pileux s'érigent, sa surface paraît zébrée et recouverte de petits points rouges simulant assez bien la roséole syphilitique. Sous l'influence de la chaleur, certaines éruptions pâlissent au contraire.

4° Les éruptions changeant d'aspect suivant que leurs surfaces sont ou non recouvertes de leurs produits d'exsudation, on doit s'habituer à les reconnaître sous ces deux formes différentes. On n'a pas toujours les croûtes de l'impétigo, les squames du psoriasis ou le godet du favus pour servir de base au diagnostic.

Dans d'autres cas, il est indiqué d'enlever les produits secondaires pour retrouver l'élément primitif de l'éruption. Le favus, l'herpès tonsurant du cuir chevelu, se compliquent fréquemment d'impétigo. Ce dernier peut masquer les caractères de l'affection primitive; il est donc nécessaire de faire tomber les croûtes pour retrouver sur les surfaces sous-jacentes les caractères normaux du favus ou de l'herpès. L'impétigo de la face s'accompagne quelquefois de croûtes épaisses qui semblent cacher des ulcérations profondes; en enlevant ces concrétions, on voit que les surfaces ne sont pas ulcérées, et qu'il ne s'agit que d'une érosion superficielle. Quelques sujets atteints de maladies de peau n'ont jamais pris de bains, et les symptômes sont également dénaturés par l'accumulation des produits morbides avec les crasses épidermiques et la matière sébacée qui forment des masses amorphes étrangères à la marche régulière de l'affection.

5° On se servira de la loupe pour examiner les éruptions composées de lésions élémentaires très-petites ou douteuses ; pour rechercher le sillon de l'acarus dans les cas difficiles de diagnostic; pour reconnaître les vésicules si ténues de l'herpès circiné, de certains eczémas, etc. Les lentilles les plus convenables sont celles qui ont des dimensions assez grandes pour être maniées avec facilité (5 à 6 centimètres de diamètre) et possèdent néanmoins un assez fort grossissement.

6° Le microscope n'est utile comme moyen de diagnostic que dans ces cas rares, où le médecin est obligé de formuler immédiatement son avis sur la nature parasitaire d'une affection, et dans lesquels les symptômes habituels font défaut, soit par suite de complications incidentes, soit par le fait du traitement déjà suivi par le malade. Ces cas sont très-exceptionnels; avec un peu d'habitude, on surmonte vite les difficultés du diagnostic de ces affections; il suffit pour cela de procéder méthodiquement.

Le microscope est un excellent moyen d'étude scientifique ; il ne doit pas être un instrument *usuel* de diagnostic en dermatologie.

ÉTUDE DES SYMPTÔMES.—*Formes primitives et consécutives des lésions.* — Au premier coup d'œil, on se rend compte de l'étendue et du siége de l'affection qui est généralisée ou limitée à une ou plusieurs régions ; de sa forme élémentaire, partout identique ou polymorphe. Ce premier point connu, on étudie les modifications physiques ou physiologiques survenues dans les parties malades. Nous avons, dans le chapitre II, fait l'histoire de ces modifications qui se divisent en deux groupes distincts, *primitives*, *consécutives*.

Les premières apparaissent au début de l'éruption, et sont décrites par Willan comme les formes ou types élémentaires; ce sont les érythèmes, vésicules, pustules, bulles, papules, squames, tubercules. Les secondes succèdent aux précédentes, et comprennent les produits secondaires formés par l'épiderme seul, furfures, écailles, et par l'épiderme mélangé avec du pus et du sébum, lamelles humides, croûtes. Ces deux ordres de modifications existent seuls ou réunis, on sera donc familiarisé avec les deux aspects présentés par l'éruption. Suivant que prédominent ou existent seuls l'un ou l'autre de ces types, il importe également de connaître leur filiation respective, et de se rappeler les faits suivants : la furfuration et la desquamation sèches correspondent aux érythèmes et aux squames; la desquamation avec lamelles humides et les croûtes dépendent des vésicules, des bulles, des pustules; les ulcères avec cicatrices proviennent d'affections profondes du derme ou de néoplasies; les érosions simples non suivies de cicatrices appartiennent aux affections superficielles.

État de l'épiderme. Aspect extérieur de la peau. — Les surfaces malades conservent la coloration normale de la peau ou présentent des teintes rouges, violacées, noires, jaunes, blanches, grisâtres, etc. On distingue par la pression du doigt les taches sanguines, congestives, hypérémiques, des taches formées par extravasation du sang (ecchymoses, etc.) et par accumulation du pigment. Les premières seules pâlissent et disparaissent momentanément; les taches pigmentaires ont une couleur jaune, foncée, noirâtre; leur teinte reste toujours la même. Les taches ecchymotiques, d'une couleur livide et violacée au début, passent ensuite par des nuances variées de coloration avant de disparaître.

La peau est lisse, unie (érythème); elle est surmontée par des saillies, des élevures de grandeur variable, vésicules, bulles, pustules, papules, tubercules, etc., par des croûtes, des squames; par des corps étrangers, matières parasitaires. Les lignes qui sillonnent la superficie de la peau sont profondes, ulcérées, elles sont le siége de fissures, de rhagades plus ou moins étendues et profondes. L'éruption est sèche ou humide; dans ce dernier cas il s'écoule des surfaces malades un liquide séreux, purulent, quelquefois sanguinolent.

L'épiderme intact adhère aux parties sous-jacentes (érythème). Il est soulevé par des collections liquides (pemphigus). La destruction partielle ou complète de l'épiderme donne lieu aux érosions et aux ulcérations. Dans les premières, les couches superficielles ont seules disparu et la couche profonde reste encore intacte (eczéma); dans les secondes, les cellules du réseau de Malpighi ont disparu à leur tour, le derme est mis à nu et des ulcérations se creusent dans l'épaisseur de son tissu (ecthyma).

L'épiderme est mince, atrophié, il tombe rapidement sous forme de poussière, de lames minces (pityriasis), il est rude, épais, composé de couches superposées et se détache difficilement (psoriasis).

État du derme. — L'épaisseur de la peau proprement dite présente de nombreux changements; son augmentation est due à l'infiltration séreuse (œdème), à des exsudations séreuses dans le tissu dermique (urticaire), à des hypertrophies du tissu conjonctif (fibromes), à des néoplasies (tumeurs de la scrofule, du cancer), à l'inflammation, à des hypertrophies, à de petits abcès (sycosis), etc. Elle est épaissie légèrement dans toute l'étendue de la plaque malade, dans le lichen; l'épaississement, dans la sclérodermie, l'éléphantiasis, est en nappe plus profonde, plus dense.

On reconnaîtra la nature solide ou liquide de la tumeur, son siége dans les différentes parties du derme, et les modifications que sa présence a produites. Le toucher nous donnera sur ce point des renseignements précis, et en saisissant la peau entre les doigts, on se rendra compte facilement du volume, de la forme, de l'étendue, du siége des tumeurs et de la part qu'y prend quelquefois le tissu cellulaire sous-jacent.

Symptômes physiologiques. — Sensibilité. — L'innervation est-elle normale, existe-t-il de l'anesthésie, de l'hyperesthésie, du prurit? Quel est le degré du prurit, consiste-t-il en une simple démangeaison, une cuisson, du picotement; est-ce le prurit vrai, tenace, forçant le malade à se gratter, à s'*excorier* la peau? L'interrogatoire du malade et l'état des surfaces labourées plus ou moins profondément par les ongles fournissent la réponse.

Calorification. — Par l'application de la main, on se rend un compte assez exact de la calorification qui peut être augmentée ou diminuée; on s'informe des changements qu'amènent dans les symptômes physiologiques ou physiques l'élévation ou l'abaissement de la température.

Sécrétions. — On examinera l'état des sécrétions, sueurs, sébum, la disposition régulière ou non des glandes sébacées, l'élargissement et l'oblitération de leurs orifices et de leurs conduits, les matières contenues dans les culs-de-sac glandulaires et dans leurs canaux, les changements survenus dans la quantité et la qualité du produit sécrété.

Les symptômes une fois connus, nous arrivons facilement à la solution des questions suivantes :

1° L'affection est-elle superficielle ou profonde?

2° L'affection est-elle sèche, humide ou sécrétante?

3° L'affection est-elle constituée principalement :

A. Par une coloration anormale;

B. Par une tuméfaction ou tumeur solide ou liquide;

C. Par une ulcération;

D. Par un trouble des propriétés physiologiques sans lésions apparentes (prurit sans papules, éphidrose), etc.

La solution de ces questions, en faisant connaître la forme élémentaire, la marche, la période de la lésion, conduit au diagnostic du genre, ainsi qu'on le voit par les tableaux suivants :

Ire CLASSE. — AFFECTIONS SUPERFICIELLES *ne produisant pas la désorganisation de la peau, n'amenant pas de cicatrices profondes.*

L'état actuel de l'éruption indique si elle est ou non sécrétante, et comme certaines affections humides deviennent sèches à la période de déclin (eczéma), on demandera si, au début et pendant un certain temps, les surfaces malades n'ont pas fourni un écoulement séreux ou purulent.

Nous aurons donc deux groupes :

1° Affections superficielles sèches ;
2° Affections superficielles humides.

A. *Affections superficielles sèches.* — Ces affections se divisent en quatre groupes, caractérisés : 1° par de simples changements de coloration, avec desquamation épidermique furfuracée ou lamelleuse ; 2° par des squames ou écailles ; 3° par des papules, des nodosités ; 4° par des tumeurs superficielles.

Les différences qui caractérisent les genres qui appartiennent à ce groupe portent sur la *coloration* de la peau pour les affections sans élevures ou saillies, et pour ces dernières, sur la *forme* et l'*élevure* du produit morbide.

Affections superficielles sèches.

1° CHANGEMENTS DE COLORATION.

Symptômes.	Genres.	Caractères du genre.
1° Rougeur disparaissant sous la pression du doigt. Furfuration légère ou desquamation à la fin de l'éruption... Pas de flux séreux ou purulent..................	Roséole.	Taches roses, sans saillie, petites, prurigineuses.
	Érythèmes.	Taches d'un rouge vif, légèrement saillantes.
	Érysipèle.	Surfaces rouges, bords bien limités, ambulant, se propageant de proche en proche ou par sauts brusques.
	Rougeole.	Taches rouge vif, saillantes, du volume d'un grain de blé, formant par leur réunion des plaques en forme de petits croissants. État fébrile avec symptômes spéciaux.
	Scarlatine.	Taches rouge écarlate, se réunissant en larges plaques diffuses. État fébrile avec symptômes spéciaux.
	Dermite érythémateuse artificielle.	Taches diffuses, irrégulières, en rapport avec le mode d'action de la cause. Souvent premier degré de lésions plus profondes.
2° Colorations de teinte foncée, dues à des taches sanguines ou pigmentaires et ne disparaissant pas sous la pression du doigt...............	Purpura.	Taches rouges, livides, limitées.
	Ecchymoses.	Taches livides, noirâtres, diffuses.
	Nævi vasculaires simples.	Taches d'un rouge vif ou foncé, congénitales, phlébectasiques.
	Éphélides.	Taches jaunes, pigmentaires, siégeant sur les parties découvertes.
	Pityriasis versicolor.	Taches jaune foncé, prurigineuses, siégeant sur le tronc principalement. Parasitaires.
	Hyperchromie.	Teinte foncée, noire, due à l'excès de pigment.
3° Défaut de coloration. Taches blanches..............	Achromie.	Plaques décolorées. Défaut de pigment.
	Vitiligo.	Plaques blanches, avec quelques points d'hyperchromie sur les bords.
	Pelade.	Plaques blanches sur les régions couvertes de poils. Atrophie et chute des poils.

2° FURFURES. — ÉCAILLES.

1° Furfures, poussières......	Pityriasis.	Furfures de couleur variable, se reproduisant avec rapidité.
2° Écailles ou lames épidermiques nacrées, grisâtres, composées de lamelles stratifiées................	Psoriasis.	Squames blanches, nacrées, surfaces sous-jacentes rouges, légèrement tuméfiées.
	Ichthyose.	Squames grises, adhérentes, épaississement de la peau. Souvent congénitale.

3° PAPULES. — NODOSITÉS.

1° Élevures petites, ne dépassant pas le volume d'un grain de blé................	Lichen.	Papules agglomérées, confluentes, petites ; épaississement de la peau.
	Prurigo.	Papules éparses, distinctes, aplaties, sanguinolentes au sommet
2° Élevures plus ou moins volumineuses à marche rapide.	Urticaire.	Plaques ortiées, élevure centrale blanche. Bords rouges.
	Érythème noueux.	Tuméfaction arrondie, mal circonscrite, d'un rouge livide.

4° TUMEURS SUPERFICIELLES.

Parmi les affections décrites ordinairement sous le nom de *tumeurs de la peau*, il en est de superficielles par leur siége, et qui n'intéressent pas profondément la texture du derme. Nous les plaçons ici en raison de ce siége superficiel, et de leur disparition possible sans ulcération ou désorganisation de la peau, signes importants qui les différencient des néoplasies proprement dites, lupus, sarcome, cancroïde. Ces affections comprennent les tumeurs épidermoïdales, et les kystes par rétention siégeant dans les glandes sébacées, le favus.

Symptômes.	Genres.	Caractères du genre.
1° Élevures de volume variable, faisant saillie au-dessus de la peau, formées par l'épiderme ou les papilles du derme................	Verrues.	Tumeur épidermique, sessile, conique, filiforme ou aplatie.
	Hypertrophie papillaire simple ou végétations de la peau.	Tumeur papillaire et épidermique, composée d'excroissances agglomérées.
	Condylomes.	Tumeur de même nature, aplatie, sessile, convexe.
2° Élevures renfermant un contenu qui peut se vider en dehors ; pas de coloration de la peau................	Tanne.	Comédon ; orifice dilaté.
	Acné pierreux.	Contenu crétacé.
	Acné molluscoïde.	Contenu solide, lobulé.
3° Godets faviques..........	Favus.	Masse jaune doré, consistance de mastic, enchâssée dans l'épiderme.

B. *Affections superficielles humides.* — Affections caractérisées par l'exsudation d'un produit liquide à la surface de la peau. Les genres qui composent ce groupe diffèrent entre eux :

1° Par la forme et la disposition de la lésion primitive, vésicule, bulle, pustule.

2° Par la nature du liquide exsudé, sérosité claire, trouble, purulente, quelquefois sanguinolente, matière sébacée.

3° Par les produits consécutifs, lamelles, croûtes.

Symptômes.	Genres.	Caractères du genre.
Vésicules, exsudation séreuse ou séro-purulente........ Lamelles humides, croûtes légères..................	Eczéma.	Vésicules confluentes, agglomérées, à durée courte. Lamelles humides, minces.
	Impétigo.	Vésico-pustules agglomérées, éphémères; croûtes molles ou plâtreuses.
	Miliaire.	Vésicules très-petites, nombreuses, distinctes, généralisées.
	Herpès.	Vésicules grosses, distinctes, groupées, plus profondes, durée plus longue.
Bulles, exsudation séro-purulente.................. Lamelles larges et minces....	Pemphigus.	Sérosité claire, trouble ou sanguinolente; bulles volumineuses, distinctes, éparses.
Pustules, exsudation purulente, croûtes, de couleur et d'épaisseur variables........	Acné.	Pustules distinctes, élevées; base rouge, indurée.
	Sycosis.	Pustules distinctes, persistantes, toujours traversées par le poil; induration profonde consécutive, se complique d'abcès dermique.
Écoulement d'un liquide poisseux, grisâtre ou noirâtre, durcissant à l'air, sans vésicules ni pustules.........	Séborrhée.	Croûtes molles, minces; consistance de cire. Orifices des follicules sébacés dilatés, laissant couler le sébum.
Vésicules, pustules, papules..	Gale.	Éruption polymorphe. Sillon de l'acarus.

Les genres pemphigus et sycosis de cette classe forment la transition entre les affections superficielles et les affections profondes. Ils sont en effet tantôt légers, superficiels, tantôt profonds et s'accompagnent alors d'ulcérations et de cicatrices.

IIe CLASSE. — AFFECTIONS PROFONDES. — *Désorganisation de la peau; ulcérations; tumeurs néoplasiques.*

Ces affections, caractérisées par leur siége dans les couches profondes, suivies de désorganisation de la peau avec ou sans ulcération consécutive, se présentent sous forme de pustules, de tumeurs, de taches, d'ulcérations.

1° PUSTULES, TUMÉFACTIONS INFLAMMATOIRES, GANGRÉNEUSES.

Les affections pustuleuses profondes sont caractérisées par des pustules, d'une durée variable, suivies après leur rupture d'une ulcération en général assez prononcée du derme. Elles diffèrent des pustules superficielles qui donnent lieu à une simple érosion sans cicatrice profonde et des tuméfactions inflammatoires dans lesquelles le siége est en général plus profond, et la pustule un phénomène secondaire. Les principales affections qu'on trouve dans cette classe des pustules et des tuméfactions inflammatoires sont : l'ecthyma, le rupia, le furoncle, le bouton d'Alep, de Biskra, la dermite profonde.

Processus morbide.	Symptômes.	Genre.
PUSTULES PROFONDES ET TUMEURS INFLAMMATOIRES (1)......	Pustules volumineuses, distinctes, entièrement purulentes; croûtes épaisses; base dure, enflammée.	Ecthyma et rupia.
	Tumeur conique, enflammée à son pourtour, à sommet vésico-pustuleux. Bourbillon.	Furoncle.
	Endémique, pustule ou bulle, tubercule. Ulcération chronique.	Bouton de Biskra, d'Alep.
	Tuméfaction diffuse, rougeur, fluctuation, abcès.	Dermite profonde.

(1) Dans cette classe devraient se ranger les inflammations spécifiques (fièvres éruptives, variole, varioloïde, vaccine) les affections charbonneuses, morveuses. — L'usage ayant prévalu, à tort peut-être, de ne pas traiter de ces maladies dans les leçons de dermatologie française, nous nous conformons à l'usage établi et renvoyons le lecteur aux traités classiques de pathologie interne et externe.

Les tumeurs proprement dites de la peau appartiennent à des maladies constitutionnelles. Nous citerons seulement les principales.

TUMEURS PROPREMENT DITES.......	Tumeurs sessiles ou pédiculées, arrondies ou ovalaires, de consistance fibreuse; volume variant généralement entre celui d'un pois ou d'une cerise, le plus souvent multiples, mais distinctes..............	Molluscum.
	Tumeurs aplaties ou allongées, dures, moins consistantes au centre qu'à la périphérie, de dimensions variables, possédant quelquefois plusieurs appendices, siégeant ordinairement sur la partie antérieure du thorax..................................	Kéloïde.
	Tumeur dure, noueuse de la peau, étendue à une partie ou à la totalité d'un membre, d'une région. Engorgement des ganglions lymphatiques. Poussées érysipélateuses................................	Éléphantiasis.
	Tubercules petits, livides, luisants, souvent recouverts de squames, en général groupés en plaques séparées par une peau indurée, d'un rouge brun, parsemée de points cicatriciels...........................	Lupus.
	Tumeurs siégeant dans les ganglions et le tissu cellulaire, consistantes au début, s'abcédant ensuite, et recouvertes alors par une peau amincie, violacée; tissus profonds œdématiés, infiltrés. Rougeur dépassant les limites de la tumeur.................	Scrofule.
	Tubercules d'une couleur cuivre, terne, groupés en cercle ou segments de cercle, du volume d'un pois à celui d'une cerise .... Tumeurs sous-cutanées (gommes) faisant corps avec le derme, du volume d'une cerise à celui d'un petit œuf, stationnaires, dures d'abord, tendant au ramollissement qui commence par le centre. Coloration normale de la peau au début, violacée ensuite........	Syphilis.
	Tubercules fauves, larges, irréguliers, bosselés, séparés par des sillons profonds, disséminés sur la face et diverses parties du corps, anesthésie des surfaces, infiltration des parties sous-jacentes..............	Lèpre.

ULCÉRATIONS. — Les ulcérations de la peau présentent, suivant leur origine, des caractères physiques particuliers qui permettent de les différencier les unes des autres. Nous nous bornerons ici à indiquer les caractères des principales, et pour faciliter le diagnostic, nous les grouperons sous les trois chefs suivants :

Ulcérations succédant : 1° aux bulles, pustules; 2° aux tumeurs inflammatoires; 3° aux néoplasies superficielles ou sous forme de tumeurs.

Les ulcérations consécutives aux bulles, pustules, proviennent du pemphigus ou de l'ecthyma profonds et reconnaissent pour causes les cachexies, la scrofule et la syphilis.

Elles sont confluentes ou discrètes, isolées, éparses, douloureuses, recouvertes d'une croûte noirâtre sécrétant un liquide sanieux, sanguinolent.

Nous étudierons parmi les ulcérations qui succèdent aux tumeurs inflammatoires et aux néoplasies celles que l'on rencontre le plus fréquemment et qui rentrent dans notre sujet.

ULCÉRATION INFLAMMATOIRE.	Marche aiguë, symptômes inflammatoires consistants. Pus phlegmoneux, bourgeons charnus de bonne nature, tendance à la cicatrisation.
ULCÉRATION SCROFULEUSE.	Couleur violacée à la périphérie, surface recouverte de bourgeons fongueux, mous, fournissant une sérosité sanieuse. Bords souvent décollés, déchiquetés ; ulcération fréquemment consécutive au ramollissement des ganglions, à des foyers purulents, diathèse scrofuleuse.
ULCÉRATION SYPHILITIQUE. .	Ulcération d'un rouge cuivre, recouverte d'une couche grisâtre putrilagineuse, comme gangréneuse, à bords irréguliers, de forme arrondie ou en arc de cercle, formée par la fusion de plusieurs ulcères. Accidents syphilitiques antérieurs ou concomitants.
ULCÉRATION CANCÉREUSE. .	Ulcération recouverte en partie seulement de croûtes noires peu adhérentes, fongueuses, à bords durs et renversés, induration spéciale à la base. Ganglions correspondants engorgés, douleurs lancinantes.
ULCÉRATION DU LUPUS.	Ulcération entourée de tubercules durs, recouverte d'une croûte noire, très-adhérente, sans bourgeons vasculaires, sécrétant peu ou pas, à bords réguliers, non décollés et indurés, sans influence sur les ganglions correspondants.
ULCÉRATION LÉPREUSE.	Ulcération de couleur blafarde, lavure de chair, avec insensibilité des surfaces, superficielle et provenant de tubercules ramollis, ou profonde, envahissant les parties molles et les os, pouvant aller jusqu'à la séparation du membre, sans réaction générale. Symptômes généraux de la lèpre concomitante.

DIAGNOSTIC DES VARIÉTÉS, DE LA NATURE DES AFFECTIONS.

Le genre morbide reconnu, on en distingue facilement les variétés. Celles-ci sont établies d'après la forme anatomo-pathologique prédominante (eczéma impétigineux, lichénoïde). Le siége apporte parfois des différences assez grandes dans la physionomie des affections, les autres variétés, qui portent sur la forme extérieure, l'étendue, la couleur, etc., n'ont aucune importance.

Après l'étude des symptômes, on s'informe de la marche de la maladie, de son évolution, des récidives, des conditions qui favorisent l'exacerbation ou la diminution des symptômes.

Dans la seconde partie de l'examen, on étudie la santé générale du sujet, l'état des principales fonctions physiologiques, respiration, digestion, urination, etc.; les maladies antérieures ou actuelles; les rapports qui existent ou ont pu exister entre ces maladies et l'affection cutanée.

On arrivera ainsi à reconnaître si l'affection est accidentelle, de cause externe; si elle a été provoquée par une cause interne pathologique, et quelle est cette cause, ou bien si la filiation morbide étant inconnue elle doit être rangée parmi les maladies idiopathiques de la peau. Dans la deuxième partie, nous étudierons les caractères principaux qui appartiennent aux affections cutanées symptomatiques et idiopathiques.

CHAPITRE VI.

DU TRAITEMENT.

Les dermatologistes ont suivi des méthodes fort différentes dans l'exposé des principes de thérapeutique appliquée aux maladies de la peau.

Bateman, laissant de côté toute vue d'ensemble, s'est contenté d'indiquer à propos de chaque affection les remèdes les plus habituellement employés. Parmi les auteurs modernes, Hébra a suivi cet exemple. Cette méthode entraîne des répétitions nombreuses en obligeant à revenir à plusieurs reprises sur des considérations générales, sur des questions de doses, de modes d'administration qu'il suffit d'indiquer une fois pour toutes. Si, d'un autre côté, on passe complétement sous silence les effets physiologiques, le mode d'action des médicaments, la thérapeutique n'est plus qu'un recueil de formules et se réduit à l'empirisme pur.

Cazenave et Schedel, Gibert, etc., adoptant pour le traitement des maladies de la peau l'ordre suivi dans la plupart des ouvrages de thérapeutique, étudient successivement les médications antiphlogistique, purgative, diurétique, altérante, etc.

On peut adresser plusieurs reproches à cette division. Le même agent détermine en effet, suivant les doses et le mode d'administration des effets purgatifs, diurétiques, antiphlogistiques, altérants; souvent même son action est multiple. De plus, ces médications sont appelées à remplir des indications souvent secondaires, et ne s'adressent pas toujours directement à la nature de l'affection; elles ne peuvent donc servir de base à une classification rationnelle.

Devergie, prenant en considération tout à la fois le produit morbide secondaire, papule, squame, la marche aiguë ou chronique et la nature de l'affection, a décrit des médications antipapuleuse, antisquameuse, antiphlogistique, antisyphilitique, etc. On comprend facilement la confusion qui résulte de la réunion d'éléments aussi dissemblables.

Bazin a groupé dans sa classification les affections cutanées d'après leur nature, et sa thérapeutique générale comprend l'histoire des médications dirigées contre la scrofule, la syphilis, la dartre, l'arthritis, les parasites, etc.

La description des médications considérées dans leurs rapports avec la nature des affections est rationnelle et se prête très-bien à une vue d'ensemble pour quelques groupes généraux; d'autres classes, au contraire, la lèpre, le molluscum, le lupus, les maladies des glandes, rentrent difficilement dans ce cadre.

La base elle-même sur laquelle repose cette classification n'est pas assez sûre pour qu'on puisse fonder exclusivement sur elle la thérapeutique, et le désaccord qui règne entre les spécialistes les plus autorisés sur les affections qui font partie de chacune de ces classes en est une preuve suffisante.

On doit, dans le traitement des maladies de la peau, tenir compte 1° de la nature et du genre de l'affection; 2° du mode d'action et des effets physiologiques et thérapeutiques du médicament employé. Les classifications que nous venons de citer ne remplissent même qu'imparfaitement la première de ces conditions; elles passent complétement sous silence la seconde, et cependant il est indispensable de connaître l'action élective des agents employés sur les tissus en particulier et sur les différents processus morbides. Ainsi les préparations iodées ont une action élective sur le tissu conjonctif et combattent certaines altérations de ce tissu; c'est à cette propriété qu'elles doivent leur réputation de *spécifiques*, dans la syphilis, la scrofule, et qu'elles rendent encore de précieux services dans d'autres maladies de la peau.

Nous étudierons donc successivement, et sans nous astreindre à une classification impossible dans l'état actuel de la science : 1° les principaux agents thérapeutiques; 2° les indications fournies par le genre et la nature de la maladie.

Les agents thérapeutiques employés dans le traitement des maladies de la peau se divisent en moyens GÉNÉRAUX, *hygiéniques* et *pharmaceutiques* et en moyens LOCAUX. Les eaux minérales agissant tout à la fois sur l'état général et sur les symptômes locaux, méritent par leur importance une mention spéciale.

1° MÉDICATION GÉNÉRALE.

AGENTS HYGIÉNIQUES. — *Diététique.* — Une rigoureuse observation des lois de l'hygiène est la condition absolue du succès dans le traitement des maladies de la peau. On trouvera dans les ouvrages spéciaux de Becquerel (1), Michel Lévy (2), Fonssagrives (3) tous les documents relatifs à ces règles hygiéniques qu'il est impossible ici d'indiquer même sommairement. Je dirai seulement quelques mots sur les modifications que les affections cutanées doivent faire apporter au régime ordinaire.

L'influence fâcheuse des viandes et des poissons salés et fumés, de la charcuterie, du café, des liqueurs alcooliques, est démontrée par des observations nombreuses et concluantes ; les malades devront s'en abstenir complétement.

Pendant le traitement, le régime habituel peut être *conservé* ou modifié dans la *quantité* et la *qualité* des aliments.

Les affections de cause externe locales et accidentelles n'imposent aucune prescription spéciale ; on diminuera seulement la quantité des aliments dans les lésions compliquées de symptômes inflammatoires et de réaction fébrile.

Les affections aiguës de la peau, les affections chroniques pendant leurs périodes d'exacerbation, nécessitent une alimentation en rapport avec l'intensité de l'état fébrile et de la phlegmasie cutanée. Le régime se composera du lait, des œufs, des viandes blanches.

Une alimentation de même nature est indiquée dans les affections étendues à de grandes surfaces, lorsqu'elles sont compliquées de sécrétions abondantes, de démangeaisons vives, de névrose cutanée.

Le régime végétal est la règle dans les manifestations cutanées dues à la goutte. Le traitement des affections scrofuleuses, syphilitiques, cachectiques, comporte au contraire un régime tonique, fortifiant, l'usage des viandes rôties, de la viande crue, du vin, de tous les aliments en un mot qui, par leur action reconstituante, combattent la débilitation résultant de maladies générales dépressives.

(1) Becquerel, *Manuel d'hygiène*. Paris, 1864.

(2) Michel Lévy, *Traité d'hygiène publique et privée*. 2e édit. Paris, 1864.

(3) Fonssagrives, *Hygiène alimentaire, etc.*, ou *Du régime envisagé comme moyen thérapeutique*. 2e édit. Paris, 1867.

On a depuis longtemps conseillé certains régimes spéciaux, tels que la diète lactée, la cure par la faim, et de nos jours la cure du raisin.

La diète lactée a été recommandée avec insistance par les auteurs du siècle dernier, et Lorry lui attribue le mérite d'un certain nombre de guérisons. On ne pourrait l'appliquer avec espoir de succès que dans des cas assez restreints, à des affections rebelles déjà à d'autres médications et qui s'accompagneraient d'hypérémie et de névrose cutanée. Les sujets forts, vigoureux, d'un tempérament nerveux ou sanguin, affectés de la goutte, sont les seuls qui subiraient avec avantage la diète lactée.

L'abstinence ou la cure par la faim, conseillée dans quelques maladies de la peau rebelles, trouve rarement une application rationnelle. Les guérisons obtenues par ce moyen peuvent certainement être produites par des médications moins dangereuses pour l'état général. Le plus souvent il suffira de réduire la quantité des aliments ou de changer leur qualité, ainsi que le conseille avec raison Rayer. Cette méthode ne convient d'ailleurs qu'à des sujets vigoureux et exempts par cela même de ces lésions graves de la peau qui sont l'apanage presque exclusif des maladies cachectiques. La cure par la faim, conseillée surtout dans les syphilides graves, ne mérite pas les éloges qu'on lui a décernés.

La cure des raisins n'a pas encore été expérimentée dans le traitement des maladies de la peau ; moins dangereuse que la précédente, elle pourrait rendre des services dans les affections sécrétantes, l'eczéma généralisé, et chez les sujets qui par la nature de leur affection devraient être soumis à une médication altérante.

Passavant a préconisé le régime animal dans le traitement des affections squameuses. Le malade mange de la viande rôtie, peu de pain, très-peu de légumes, et encore doit-il éviter les végétaux secs, féculents; il se prive de boissons aqueuses et ne boit que du lait ou du vin coupé avec un peu d'eau. En procédant ainsi, on s'oppose à l'atrophie de l'épiderme qui, suivant cet auteur, serait la cause unique des maladies squameuses. L'expérience n'est pas faite encore sur la valeur de ce moyen qui ne me paraît nullement posséder les avantages supposés par l'auteur.

Cette prescription du régime animal semble avoir été inspirée par la réaction qui se produit de nos jours contre le régime diététique sévère auquel les médecins condamnaient autrefois leurs malades, sans tenir compte de la nature de l'affection.

Boissons.— Dans toutes les maladies de la peau, l'usage des liqueurs alcooliques, du vin pur, des bières fortes sera interdit. Le vin pur ou coupé avec de l'eau sera permis suivant les cas dans les affections cachectiques, scrofuleuses, ou chez les vieillards débilités, on ne le donnera que pour remplir l'indication bien nette de soutenir les forces. Dans la grande majorité des affections cutanées, l'eau sera la boisson habituelle.

Repos. — Le repos et le défaut d'exercice musculaire sont quelquefois utiles dans le traitement de quelques maladies cutanées. Rayer a vu des individus atteints de psoriasis grave être complétement guéris après être restés patiemment au lit pendant un mois. Cette conduite a été adoptée par les médecins allemands, qui, suivant la pratique d'Hebra et de Baerensprung, laissent souvent leurs malades au lit pendant quinze ou dix-huit heures par jour. Dans les affections squameuses ou eczémateuses généralisées, cette pratique a des avantages marqués, mais elle doit être réservée pour quelques cas particuliers. Il faut avant tout tenir compte de l'état général du sujet, et un scrofuleux par exemple se trouverait assez mal d'une semblable prescription. Le repos au lit sera utile surtout dans les cas où il sera indiqué d'entretenir à la peau une douce transpiration. Ce traitement ne s'emploiera guère ailleurs que dans les hôpitaux : les malades du dehors se soumettraient en effet difficilement à une prescription qui troublerait toutes leurs relations sociales.

Climats. — Le changement de climat est le meilleur prophylactique des maladies endémiques, et l'expatriation est un auxiliaire utile dans leur traitement lorsqu'elles sont déclarées.

B. Orstein (1) a vu la lèpre guérir par le changement de localité, aidé de conditions hygiéniques meilleures. Ces faits sont il est vrai exceptionnels, mais ils doivent être pris en sérieuse considération.

Vêtements. — Quelques affections cutanées, et spécialement le prurigo, le lichen, l'eczéma, peuvent, dans quelques cas, se perpétuer par l'usage de la laine ou de la flanelle appliquées directement sur la peau. Il y aura donc lieu de se préoccuper de cette cause d'irritation cutanée.

L'emploi de bains fréquents, le massage de la peau, les onctions

(1) Ornstein, *Revue médico-chirurgicale*, juillet 1866.

huileuses, les frictions sèches et aromatiques sont un des meilleurs prophylactiques des maladies de la peau et doivent toujours être employés après la guérison pour prévenir les récidives.

Des principaux médicaments usités dans le traitement des maladies de la peau. — ARSENIC ET SES COMPOSÉS. — *Préparations et formules.* — Les préparations arsenicales qui ont été conseillées et administrées dans les maladies de la peau sont l'*arsénite de potasse*, les *arséniates de soude*, de *fer*, d'*ammoniaque*, l'*iodure d'arsenic*, l'*iodure double d'arsenic et de mercure*, l'*acide arsénieux*.

Arsénite de potasse. — Les principales formules sont les suivantes :

Liqueur de Fowler.	gram.	*Liqueur de Devergie.* gram.	*Solution de Valangin.*	gram.
Eau....................	500	500,00	Acide arsénieux.	1,90
Acide arsénieux............	5	0,10	Acide hydrochlor.	5
Carbonate de potasse.......	5	0,10	Eau distillée....	30
Alcoolat de mélisse composé.	12	0,50	Eau distillée....	470
Doses : 1 à 25 gouttes.		1 à 25 grammes.	10 à 30 gouttes, 3 f. par j.	

Arséniate de soude. — Ce sel forme la base des solutions arsenicales de Pearson, Bazin, Hardy, du sirop arsenical de Bouchut.

Liqueur de Pearson.		*Liqueur de Hardy.*
Eau distillée	30 gram.	.... 300 gram.
Arséniate de soude...	5 centigr.	.... 0,05 à 0,15
Doses : 10 à 40 gouttes.		Une cuillerée à bouche.

Arséniate d'ammoniaque.

Liqueur de Biett.

Arséniate d'ammoniaque................	0,40 centigr.
Eau distillée..........................	200 grammes.
Doses : 12 gouttes à 3 grammes.	

Arséniate de fer. — Les pilules de Biett contiennent 3 milligrammes d'arséniate ; les pilules de Duchesne-Duparc en contiennent 1 demi-centigramme. La dose de ces dernières a été portée par l'auteur de la formule de 10 à 20, progressivement.

Iodure d'arsenic. — Pilules de Thompson. Elles contiennent 1 demi-centigramme d'iodure d'arsenic. Dose : 3 par jour.

Iodure d'arsenic et de mercure. — On trouvera dans Bouchardat (*Formulaire*, page 399, édition de 1867) les modes de préparations de ce composé. La *potion* de Donovan est ainsi formulée :

Potion de Donovan.

Solution iodo-arsenicale mercurielle..........	4	grammes.
Eau distillée............................	80	—
Sirop de gingembre.......................	16	—

Doses : 3 à 4 cuillerées par jour.

Acide arsénieux. — Entre dans la composition des pilules arsenicales *asiatiques* du *Codex*. Chaque pilule contient 1 demi-centigramme d'acide arsénieux. Dose : 1 à 4 par jour.

Des effets physiologiques des préparations arsenicales. — La médication arsenicale exige, pour être efficace, l'administration de doses suffisantes et qu'il importe cependant de ne pas dépasser pour éviter tout accident. Il est donc nécessaire de bien connaître les effets physiologiques du médicament, afin d'être sûr de son action et d'avoir un guide dans la question d'augmentation ou de diminution des doses. Il ne sera fait mention dans ce chapitre que des effets physiologiques de l'arsenic pris à doses thérapeutiques et non des effets toxiques.

1° *Action sur l'appareil oculaire, ophthalmie arsenicale.* — Un des premiers effets de l'arsenic signalé déjà par Duffin et surtout par Hunt, qui en a fait ressortir l'importance, est l'ophthalmie caractérisée par une rougeur limitée à la conjonctive palpébrale ou s'étendant à la muqueuse oculaire, l'hypersécrétion des glandes lacrymales, une démangeaison et une cuisson des paupières comparables à celles que produit un corps étranger. Ces symptômes sont suivis quelquefois d'un œdème assez étendu de la paupière et de petits orgeolets. Cette action sur la muqueuse oculaire n'a presque jamais manqué dans tous les cas où j'ai administré l'arsenic suivant la méthode de Hunt, et chez la plupart des malades elle a été le premier symptôme dénotant l'effet arsenical. On peut rapprocher ce symptôme de la stomatite déterminée par les mercuriaux et il démontre que l'organisme a été modifié profondément.

Action sur le tube digestif. — L'arsenic provoque ordinairement une excitation légère des fonctions digestives ; l'appétit est augmenté, la soif est plus vive, une sensation de chaleur est perçue à l'épigastre. Le médicament est-il mal supporté, l'intolérance commence-t-elle, le malade perd l'appétit, accuse un goût métallique dans la gorge et se plaint de crampes d'estomac, de coliques, de diarrhée.

Action sur le système nerveux. — Un symptôme assez fréquent est la céphalalgie ; la douleur est sourde, profonde ; elle siége principalement aux régions temporales ; la tête, suivant l'expression des malades, est serrée comme dans un étau.

Action sur l'appareil respiratoire. — Sous l'influence de l'arsenic, la respiration devient plus facile, plus ample, mais cet effet signalé chez les arsenicophages ne se rencontre plus que rarement à doses thérapeutiques. Souvent il survient des douleurs dans la poitrine, une dyspnée assez intense, de la toux, des symptômes de bronchite. On rencontre des idiosyncrasies telles que des doses très-minimes (deux à quatre gouttes de liqueur de Fowler) ont pu amener des toux convulsives rappelant celle de la coqueluche.

Action sur la peau. — Une excitation particulière de la peau, de la chaleur, du prurit et des démangeaisons siégeant indifféremment sur les places saines et sur celles qui sont malades surviennent à la suite de l'administration de l'arsenic. Un de mes malades fut tourmenté pendant plusieurs jours de démangeaisons telles qu'il crut avoir la gale.

La desquamation épidermique est plus abondante et la surface cutanée se couvre d'une poussière gris sale. Des éruptions érythémateuses, vésiculeuses, pustuleuses, furonculeuses apparaissent à la peau.

a. *Rougeurs érythémateuses, plaques ortiées.* — L'exanthème arsenical se présente sous la forme de rougeurs diffuses, scarlatiniformes. Girdlestone a observé plusieurs fois cette variété d'érythème dans le traitement du psoriasis par la liqueur de Fowler. La peau, chez la plupart de ses malades, devint écarlate, rouge d'écrevisse ; la rougeur, au lieu d'être lisse et uniforme, s'accompagne d'autres fois de petites élevures rouges caractéristiques de l'érythème papuleux, et qui sont disposées en plaques plus ou moins étendues, d'un rouge vif, analogues à celles de l'érythème syphilitique confluent. Je l'ai vu occuper de préférence le dos, les flancs, la partie antérieure des cuisses. L'érythème noueux est plus rare ; je l'ai observé à l'état confluent sur un malade affecté de psoriasis ancien et qui prenait vingt gouttes de liqueur de Fowler. Des tumeurs de la grandeur d'une pièce de un franc, rouges, luisantes, donnant une fausse sensation de fluctuation, se montrèrent successivement sur toute la superficie du corps, à l'exception du cuir chevelu, des pieds et des mains. Elles reposaient sur des tissus indurés, infiltrés, et les parties voisines étaient le siége d'un œdème remarquable. La durée de chacune de ces tumeurs varia entre trois et cinq jours, et plusieurs poussées successives se firent pendant huit jours sur les membres et la poitrine. A la suite de cette éruption, le psoriasis disparut.

b. *Œdème circonscrit.* — L'œdème circonscrit se rapproche de l'érythème noueux, il est commun à la face, qui présente alors une bouffissure notable des traits.

c. *Urticaire.* — Ce symptôme a été signalé par Duffin et plusieurs observateurs.

d. *Papules.* — De petites nodosités pleines et solides, d'une couleur livide, accompagnées de démangeaisons, se montrent sur divers points du corps, elles occupent de préférence les membres et surtout les membres inférieurs.

e. *Furoncles.* — L'apparition de furoncles a été notée depuis longtemps; j'ai observé ce symptôme un certain nombre de fois.

f. *Vésicules, bulles.* — Il survient assez rarement des éruptions vésiculeuses, eczémoïdes; on a vu même des bulles isolées sur quelques points du corps.

g. *Pustules.* — Les pustules d'impétigo et d'ecthyma, fréquentes dans les éruptions de cause externe, chez les ouvriers qui manipulent des matières arsenicales, s'observent rarement après l'administration de l'arsenic à doses thérapeutiques. On voit simplement dans ce dernier cas des pustules superficielles, éparses, mais qui ne présentent pas les caractères de l'impétigo confluent ou de l'ecthyma, lésions plus graves qui indiquent une impression profonde de l'économie et appartiennent aux symptômes toxiques proprement dits.

Les symptômes précédents siégent indifféremment sur les parties saines ou malades, mais ces dernières subissent en outre des modifications spéciales. Les plaques malades deviennent rouges, chaudes, prurigineuses : ce symptôme est loin d'être constant. Devergie a appelé l'attention sur un signe qui dénote l'action du remède sur l'éruption, c'est le changement de coloration. La peau prend une teinte brun foncé qui persiste pendant longtemps, plusieurs mois même après la guérison. Ce fait est plus commun dans le traitement du psoriasis que dans celui des autres affections. En même temps, les démangeaisons disparaissent, la peau devient souple et lisse et ces modifications sont l'indice d'une guérison prochaine.

Les éruptions arsenicales que nous venons de citer ne se présentent pas successivement ou simultanément; le plus souvent on ne constate qu'un ou deux de ces symptômes et encore sont-ils assez légers. Le médecin prévenu de leur existence les recherchera avec soin et surveillera le malade attentivement afin de ne pas laisser se développer de véritables phénomènes toxiques.

Du mode d'action de l'arsenic. — La nutrition générale se modifie profondément sous l'influence de l'arsenic qui se combine avec les éléments protéiques du sang et favorise les oxydations. C'est ainsi qu'à la suite de son administration, les chlorures et les phosphates terreux ainsi que l'urée augmentent notablement, du double quelquefois. L'acide urique, au contraire, diminue en proportion inverse de l'urée (1).

Après son absorption, l'arsenic s'élimine par deux voies principales, le rein et la peau; Bergeron et Lemattre ont constaté sa présence dans la sueur (2) et Chatin l'a retrouvé dans la sérosité d'un vésicatoire (3). En s'éliminant par la peau, le médicament agit sur les nerfs cutanés vaso-moteurs, et par leur intermédiaire détermine secondairement des modifications importantes dans la circulation capillaire.

Sous l'influence de cette double action se montrent, du côté de la peau, les effets physiologiques décrits plus haut, chaleur, rougeur, œdème, éruptions, etc., symptômes qui ont été attribués à la paralysie des nerfs vaso-moteurs et à la congestion qui en est la conséquence. L'arsenic exerce donc une influence réelle sur la nutrition de la peau. Toutefois l'expérience apprend que cette action, au point de vue thérapeutique, est limitée aux lésions qui dépendent d'une hypérémie chronique de la couche papillaire du derme. Une autre propriété importante de l'arsenic est de combattre le prurit accompagnant certaines affections de cause interne et qui ont été rapportées à des altérations du système nerveux.

Des indications de l'arsenic. — Les indications du traitement arsenical ont été appréciées bien différemment par les auteurs qui ont traité ce sujet. Gibert, Rayer, Baumès, tout en reconnaissant les résultats heureux obtenus par ce moyen, conservent à son égard une certaine défiance et le conseillent seulement lorsque les autres médications ont échoué. Cazenave, Devergie le regardent comme efficace dans les affections squameuses, l'eczéma ancien et ne l'administrent que rarement dans d'autres maladies de la peau. D'autres plus enthousiastes l'ont préconisé dans les maladies cutanées chroniques et rebelles quels que soient leur genre et leur nature.

Parmi les modernes, Hardy et Bazin ont cherché dans la nature de

(1) G. Sée, *Dict. de méd. et de chir. pratiques*, t. III, art. ASTHME.

(2) Bergeron et Lemaître, *Archives de médecine*, août 1864.

(3) Chatin, *Journal de chimie médicale*, etc. 1847.

l'affection l'indication de son emploi et enseignent que l'arsenic doit être réservé pour le traitement des maladies dartreuses, mais ces deux spécialistes étant en complet désaccord sur les affections qui rentrent dans la classe des dartres, il en résulte que l'arsenic est impuissant ou efficace suivant que l'affection est considérée ou non comme dartreuse par ces deux auteurs. En dehors du psoriasis, du pityriasis, du lichen, de l'eczéma et de l'urticaire chronique, l'arsenic n'est plus indiqué d'après Hardy. L'expérience clinique apprend que la sphère d'action du médicament est bien plus étendue et qu'il rend de bons services dans le traitement de l'érythème et de l'urticaire chroniques, du prurigo, de l'herpès, etc. Doit-il être réservé à la classe des dartres telle que l'a constituée Bazin, cette proposition est contestable. Sans discuter ici la légitimité fort douteuse des symptômes locaux assignés par Bazin aux herpétides et aux arthritides, et en acceptant en entier sa classification, on remarque que si beaucoup d'observations sont favorables à cette théorie, d'autres en nombre respectable viennent la contredire. Le psoriasis, l'eczéma supposés arthritiques par Bazin peuvent être modifiés par l'arsenic aussi bien que le psoriasis et l'eczéma dartreux.

La plupart des auteurs sont unanimes pour reconnaître les bons effets de l'arsenic dans les affections eczémateuses ou lichénoïdes *localisées* aux régions ano-génitales, éruptions presque toujours arthritiques d'après Bazin.

Je vais même plus loin et j'ajoute que la nature franchement arthritique d'une éruption n'est pas suffisante pour contre-indiquer l'arsenic. J'ai traité par la liqueur de Fowler une femme de quarante ans, rhumatisante depuis quinze ans, née de parents rhumatisants et qui était atteinte d'un lichen des mains et des avant-bras; elle a parfaitement guéri. Un autre malade atteint d'un lichen localisé au dos de la main droite, et souffrant aussi de rhumatismes anciens, a guéri par l'arsenic après avoir été soumis en vain à la médication alcaline.

On objectera peut-être que c'est par une erreur d'interprétation qu'on a méconnu le caractère dartreux dans les observations semblables à celles que je viens de rapporter, et qui sont, je répète, assez fréquentes pour que tout médecin ait l'occasion d'en rencontrer; c'est un argument de cause finale, qui tire son origine de ce préjugé qui attribue un caractère spécifique à chaque maladie et veut lui trouver un seul remède également spécifique. On comprend que dans un cas douteux on puisse déduire la nature du mal du résultat obtenu par le traitement, mais dans un fait ne prêtant pas à l'équivoque, parfaitement net, s'autoriser de la guérison par un remède pour affirmer la nature du mal, autant vaudrait déclarer dartreuses les fièvres intermittentes guéries par l'arsenic, ou syphilitiques toutes les affections qui disparaissent à la suite de l'administration du mercure.

Il ne faut donc pas chercher dans la nature seule de l'affection l'indication unique du traitement, il faut tenir compte aussi du processus morbide et du siége anatomique de la lésion.

Je résumerai ainsi les indications de l'arsenic : ce médicament est indiqué dans les *affections cutanées chroniques, de cause interne*, dans lesquelles on rencontre comme symptômes principaux : l'hypérémie chronique, du prurit, un léger épaississement de la couche superficielle du derme, l'exagération de la sécrétion épidermique. Les affections qui rentrent dans cette classe sont : le psoriasis, le pityriasis, le lichen, l'eczéma, le prurigo, l'urticaire, l'érythème et l'herpès chroniques. Toutes les variétés et toutes les espèces de ces genres morbides ne sont pas justiciables de l'arsenic. Dans le psoriasis, le lichen, le pityriasis, la forme et la variété ont peu d'importance au point de vue de l'indication ; dans l'eczéma, au contraire, la variété lichénoïde est celle qui est le mieux combattue par ce moyen. Pour le prurigo, l'urticaire, l'érythème et l'herpès chronique, la nature de l'affection est le guide qu'on suivra dans le choix de cette médication. Ce sont spécialement les affections de la peau idiopathiques, celles qui ne dépendent pas d'une maladie générale bien constatée, comme la goutte, le rhumatisme, etc., qui réclament la médication arsenicale. D'une manière générale, ces affections, quand elles sont de nature scrofuleuse, syphilitique ou de cause externe, contre-indiquent l'emploi de l'arsenic.

On a pu, dans quelques cas, améliorer la couperose, l'acné, le sycosis par les préparations arsenicales, mais l'action du remède porte seulement sur les symptômes dus à l'hyperémie et ne modifie nullement la lésion glandulaire, principal élément de la maladie.

La diathèse furonculeuse a, dit-on, été soumise avec succès à cette médication ; dans plusieurs cas que j'ai observés sur des sujets qui cependant n'étaient pas arthritiques, j'ai obtenu des résultats peu favorables.

Bouchut a conseillé l'arséniate de soude dans le traitement de la scrofule ; d'autres observateurs ont contesté son efficacité dans cette maladie ; Bazin dit même qu'il active l'évolution du mal. L'arsenic, en effet, est impuissant contre les manifestations strumeuses ; seulement, administré à petites doses (deux à quatre gouttes de liqueur de Fowler), il exerce une action tonique, stimule les fonctions digestives et met ainsi les malades dans de bonnes conditions de santé. J'ai pu, sur des sujets scrofuleux, bien apprécier cette action favorable sur le tube digestif; je dois ajouter que jamais d'ailleurs les manifestations cutanées n'ont guéri par l'emploi de ce moyen employé exclusivement, et qu'une médication spéciale a été nécessaire pour faire disparaître complétement les symptômes.

Contre-indications générales de l'arsenic. — L'action favorable de l'arsenic donné à dose altérante est d'autant plus marquée que les sujets sont plus vigoureux et bien portants, et ne sont pas atteints de maladies générales ou diathésiques. La scrofule, la syphilis, l'anémie sont des complications qu'il faut combattre par des moyens appropriés avant d'employer le traitement arsenical.

L'arsenic n'est pas indiqué dans les affections de cause externe, et dans les affections de cause interne à marche aiguë. Les affections chroniques de la peau se montrent quelquefois à l'état aigu (psoriasis, eczéma), l'expérience démontre que le remède agit mal dans ces circonstance et qu'on n'obtient de bons effets qu'après la disparition des symptômes inflammatoires.

Les néoplasies, quel que soit le processus morbide qui les ait produites, scrofule, syphilis, lèpre, éléphantiasis, cancer, ne sont pas modifiées dans leur marche par les préparations arsenicales. Delioux de Savignac, en particulièr, n'a jamais vu la lèpre guérir par un remède qui a été cependant beaucoup vanté contre cette affection (1).

De la valeur relative des préparations arsenicales. — On préférera les préparations solubles qui s'administrent à l'état liquide aux préparations insolubles qu'on ne peut donner qu'en pilules. La puissante énergie du médicament oblige à un excès de précaution, et on n'est jamais parfaitement sûr de la bonne préparation ou de la conservation des pilules, on ignore surtout si elles seront absorbées.

L'arsénite de potasse et l'arséniate de soude sont les deux composés qui sont le plus habituellement employés. Je prescris de préférence l'arsénite de potasse, qui possède une action plus rapide, plus énergique et plus sûre peut-être contre les dermatoses rebelles; Hardy et Bazin conseillent l'arséniate de soude. Biett, qui a fait de nombreuses recherches sur les sels arsenicaux, a retiré de bons effets des arséniates d'ammoniaque, de fer; Duchesne-Duparc a vanté beaucoup ce dernier dans le

(1) Delioux de Savignac, *Dict. encyclopéd. des sciences médicales*, t. V, art. ARSENIC.

traitement des affections squameuses et du pityriasis en particulier. Les avantages offerts par ces deux préparations ne sont pas assez marqués pour qu'ils méritent de remplacer les précédentes. On pourrait toutefois les essayer dans les cas où l'organisme, par suite d'idiosyncrasies particulières, supporterait mal la liqueur de Fowler ou l'arséniate de soude.

L'iodure d'arsenic (pilules de Thompson) et l'iodure double d'arsenic et de mercure (formules de Donovan et de Ferraris) sont des médicaments mixtes qui ne m'ont pas donné les résultats indiqués par leurs partisans.

Devergie a conseillé un sirop dans lequel entrait l'iodure de potassium, le bichlorure de mercure et la liqueur de Fowler ; je pense qu'il serait préférable d'administrer isolément l'arsenic et le mercure, si l'on croyait à la nécessité, assez improbable, de cette médication mixte.

L'acide arsénieux (pilules asiatiques, granules arsenicaux) offre tous les inconvénients inhérents aux préparations pilulaires; je ne conseillerai donc pas leur emploi comme méthode générale, quoique cette préparation ait été vantée par quelques praticiens.

Des doses et du mode d'administration de l'arsenic. — Les composés arsenicaux s'administrent à la dose de 1 milligramme à 2 centigrammes (voir les formules indiquées au commencement de ce chapitre). Il ne faut pas oublier que la tolérance diffère beaucoup suivant les composés ; l'arsénite de potasse est le plus actif de tous ceux habituellement employés; l'arséniate de fer, le plus inoffensif, se se donne à des doses relativement beaucoup plus considérables.

Deux méthodes ont été conseillées pour l'administration de l'arsenic. Dans la première on commence par une dose très-faible qu'on augmente lentement et progressivement; dans la seconde, on débute d'emblée par une quantité suffisante pour produire rapidement des effets physiologiques légers et on diminue alors graduellement les doses.

Biett donnait le premier jour une goutte de liqueur de Fowler et augmentait d'une goutte tous les cinq jours ; Devergie, voulant agir plus rapidement, débute par deux gouttes et augmente d'une goutte tous les jours, jusqu'à seize à vingt gouttes au maximum.

Hunt (1), au contraire, prescrit d'emblée vingt gouttes environ de

(1) Hunt prescrit 5 minimes à prendre trois fois par jour. Le minime correspond

liqueur de Fowler à prendre en trois fois dans les vingt-quatre heures, et abaisse la dose à mesure que paraissent les effets physiologiques.

Les premiers invoquent à l'appui de leur méthode la nécessité de graduer insensiblement l'action d'un agent aussi énergique que l'arsenic, et croient prévenir ainsi les accidents dus à son emploi. Hunt soutient par contre que cette pratique est dangereuse; l'arsenic, d'après lui, étant un poison *cumulatif*, c'est-à-dire dont les effets vont toujours en s'aggravant, chaque dose venant augmenter les effets déterminés par les précédentes. A l'inverse de l'opium, du tabac, qui exigent des doses croissantes pour produire pendant un certain temps les mêmes effets, l'arsenic, après la première impression éprouvée par l'organisme, doit être employé à doses de plus en plus faibles pour ne pas exposer à l'effet cumulatif. Une quantité minime est alors suffisante pour continuer l'action du médicament. Des phénomènes semblables sont provoqués par le mercure, par la digitale, etc. Il est donc préférable de modifier d'emblée le système nerveux par une médication suffisante, alors que le remède ne peut encore déterminer d'accidents toxiques, que de s'exposer à des complications souvent sérieuses par l'emploi de doses croissantes et continuées pendant longtemps.

J'ai réuni sur ce sujet un grand nombre d'observations qui m'ont conduit aux conclusions suivantes : A doses lentement croissantes, on produit difficilement les effets physiologiques, et ce fait nous explique pourquoi des auteurs estimés, Trousseau et Pidoux entre autres, ont passé sous silence et nié les éruptions provoquées par l'usage interne de l'arsenic. Je n'ai de plus, coïncidence remarquable, jamais obtenu par cette méthode la guérison d'une maladie cutanée chronique et rebelle. J'ajoute immédiatement que l'insuccès du médicament n'a pas été dû à l'insuffisance de la dose, puisque dans quelques cas les malades ont éprouvé des accidents, indices trop certains de l'intolérance de l'organisme. Malgré l'apparition de ces symptômes qui se rapprochaient des phénomènes toxiques, les malades n'ont pas éprouvé d'améliorations. En suivant la pratique de Hunt, modifiée, il est vrai, comme je l'indique plus loin, j'ai constaté d'abord les symptômes physiologiques et vu disparaître ensuite des affections cutanées graves. Je n'ai pas, dans cette seconde série d'observations, rencontré d'accidents sérieux, et j'ai toujours pu les arrêter en diminuant la dose ou en sup-

à 6 centigrammes et demi. La quantité prescrite est de $0^{mm},975$. Un gramme de liqueur de Fowler équivaut à 23 gouttes, d'après Reveil. (Voyez Hunt, *ouvr. cité*, page 15.)

primant le remède pendant quelques jours. Il existe donc une différence notable dans les effets physiologiques et thérapeutiques suivant que l'arsenic est administré par l'une ou l'autre de ces méthodes. Quelle que soit la cause de ce fait, l'expérience clinique démontre que la méthode de Hunt est préférable aux autres modes d'administration de l'arsenic habituellement employés. L'analogie, d'ailleurs, plaide en faveur de cette pratique; on sait que dans le traitement de la syphilis par le mercure, une légère stomatite est le critérium de la dose à employer. Il est utile en outre d'arriver rapidement à cet état pour arrêter la maladie dans sa marche. Ce point obtenu, il suffit de doses faibles pour consolider la guérison.

Je conseille donc la méthode de Hunt à doses primitives, cependant moins élevées que celles employées par cet auteur. Il est remarquable, en effet, que les auteurs anglais et américains considèrent vingt gouttes de Fowler comme une dose modérée, et Hunt s'élève fortement contre l'emploi de ce qu'il appelle les fortes doses. Existerait-il dans la race anglo-saxonne une tolérance spéciale? Les cas dans lesquels j'ai obtenu les effets physiologiques avec huit ou dix gouttes de Fowler m'autorisent à penser qu'il n'est pas nécessaire de débuter d'emblée par la dose de dix-huit à vingt gouttes, qui serait trop élevée pour la plupart de nos malades.

Je commence par dix à douze gouttes, suivant l'âge et la vigueur des malades, et si le médicament est bien supporté, j'augmente de deux gouttes tous les jours jusqu'à vingt et vingt-quatre gouttes, en interrogeant avec soin tous les organes pour découvrir les moindres traces de l'action du remède et l'arrêter à temps. On concilie par ce moyen les règles de la prudence avec les exigences de la méthode. Les effets de l'arsenic se manifestent en général du huitième au vingtième jour, et à ce moment une modification déjà sensible se révèle dans l'état de l'éruption. La continuation du remède à doses minimes, quatre à dix-huit gouttes, suivant les cas, suffit pour achever la guérison. Il est nécessaire, dans l'emploi de cette méthode, de suivre attentivement l'état du malade jour par jour afin d'éviter tout accident.

Mode d'administration. — La quantité d'arsenic prise en vingt-quatre heures sera fractionnée en trois ou quatre doses, afin d'éviter toute action irritante sur le tube digestif et favoriser l'absorption. Les auteurs recommandent, en général, de prendre le remède dans de l'eau sucrée, à jeun et quelques heures après le repas. Ce mode de faire doit être *absolument* rejeté; il est la cause principale de douleurs d'estomac, de coliques qui empêchent de continuer et amènent l'intolérance dès les premiers jours. Millet, Delioux de Savignac, conseillent avec raison de prendre le remède dans du vin ; mais cette précaution ne suffit pas, et pour que l'arsenic n'exerce pas d'action fâcheuse sur le tube digestif, on l'administre dans du vin au milieu ou à la fin du repas. J'ai vu trop souvent des personnes qui ne supportaient pas des doses très-minimes d'arsenic en le prenant à jeun, les tolérer par cette méthode pour ne pas appeler l'attention sur ce point important. Je citerai en particulier l'observation d'une jeune fille qui n'avait pu prendre quatre gouttes de Fowler sans être en proie à une toux convulsive, et qui en supportait parfaitement huit gouttes mélangées avec du vin et administrées au moment du repas.

Les malades soumis au traitement arsenical feront usage de viandes rôties, de légumes frais, de laitage, ils éviteront les substances acides et les aliments féculents. Ils prendront au moins deux bains sulfureux par semaine, dans le but de stimuler les fonctions cutanées et de favoriser l'élimination par la peau.

De la durée du traitement arsenical. — Les doses élevées seront prescrites pendant un temps variable, suivant les effets produits, et qui ne dépassera pas en général cinq ou six semaines; les doses faibles seront continuées ensuite pendant un ou deux mois, suivant l'ancienneté du mal et la susceptibilité des sujets. Hunt donne l'arsenic pendant autant de mois que le mal a duré d'années; on ne peut formuler sur ce point de préceptes aussi absolus.

En résumé, on suivra dans la conduite du traitement arsenical chez un homme adulte, les règles suivantes :

1° Donner d'emblée la liqueur de Fowler à la dose de 10 à 12 gouttes ou une quantité équivalente des autres préparations.

2° Prendre en trois fois au moins la dose indiquée, au moment du repas, dans du vin ;

3° Si le médicament est bien supporté, élever rapidement les doses de manière à arriver en huit jours à 16 à 20 gouttes.

4° Continuer cette dose jusqu'au moment où se manifestent les premiers effets physiologiques du médicament, ophthalmie, perte d'appétit, céphalée, etc.

5° A l'apparition de ces symptômes, s'ils sont légers et que l'état général du sujet soit bon, diminuer la dose d'un tiers et attendre. Si les accidents ne paraissent pas diminuer, abaisser la dose de moitié ;

6° Si les accidents devenaient plus sérieux et que le malade éprouvât quelques symptômes du côté des organes digestifs ou du système nerveux, suspendre le remède pendant quelques jours ;

7° Après une suspension momentanée, reprendre l'emploi de l'arsenic à dose faible, cette fois 6 à 8 gouttes par jour ; si l'affection entre franchement en voie de résolution, continuer à la même dose ; si elle reste stationnaire, augmenter progressivement de deux gouttes par jour ;

8° Après la disparition de l'éruption, on fera prendre pendant un mois ou deux de 3 à 6 gouttes de liqueur de Fowler ;

9° Un régime tonique, l'emploi des bains sulfureux, sont des auxiliaires utiles de la médication arsenicale.

Bibliographie. — Girdlestone, London med. and physic. Journal, 1806. — Harles, De arsenici usu in medicina. Norimbergæ, 1811. — Gibert, Emploi médical de l'arsenic dans les maladies de la peau. (Bullet. de thérap., t. XXXVIII, 1850 ; Bullet. de l'Acad. de méd., t. XVI, 1851). — Romberg, Klinische Wahrnermungen und Beobachtungen. Berlin, 1851. — Marchand, De l'action thérapeutique de l'arsenic dans les maladies de la peau (Annal. médic. de la Flandre occidentale, 1851). — Second mémoire sur l'action thérapeutique de l'arsenic, 1854. — Bornèque, De l'emploi de l'arsenic à l'intérieur dans les maladies de la peau, th. Strasbourg, 1856. — Imbert-Gourbeyre, Hist. des éruptions arsenicales (Monit. des hôpit., 1857). — Duchesne-Duparc, De l'arseniate de fer, etc. (Gaz. hebdom., 1857). — Begbie, Edinburgh med. Journ., 1859. — Imbert-Gourbeyre, Étude sur quelques symptômes de l'arsenic et les eaux minérales arsenifères. Paris, 1863. — Millet (de Tours), De l'emploi thérapeutique des préparations arsenicales, 2e édit. Paris, 1865. — Hunt (T.), Guide to the treatment of diseases of the skin, 1861, et Journal of cutaneous medicine and diseases of the skin, July 1868 et 1869. — Les traités généraux de pathologie cutanée renferment presque tous une étude spéciale de la médication arsenicale.

Iode et ses composés. — Les préparations les plus habituellement employées sont la *teinture d'iode*, la solution *iodo-tannique*, les *iodures de potassium*, de *sodium*, d'*ammonium*, l'*iodure de fer*, de *soufre*. Les protoiodures et biiodures de mercure appartiennent par leurs propriétés spéciales au mercure, et seront décrits avec ce dernier médicament.

La *teinture d'iode* et la *solution iodo-tannique* se donnent à la dose de 15 à 30 gouttes dans de l'eau sucrée ou dans du café.

L'*iodure de potassium* s'emploie à la dose de 25 centigrammes, à 6 ou 8 grammes, étendu dans de l'eau gommée ou une tisane amère, dans du sirop de saponaire, d'écorce d'oranges.

Buchanan a vanté beaucoup l'iodure d'amidon, qui peut se donner à des doses plus élevées — 8 à 30 grammes.

L'*iodure de sodium* est administré à des doses un peu moins élevées que l'iodure de potassium.

L'*iodure de soufre*, *d'ammonium*, sont prescrits en pilules à la dose de 5 à 30 centigrammes.

L'*iodure de fer* a donné lieu à de nombreuses préparations sous forme de sirop, pilules ; la dose est de 20 centigrammes à 2 grammes.

Les propriétés irritantes de l'iode ne permettent pas de l'employer pur. Il entre dans la composition de l'eau iodurée de Lugol, qui l'a associé à l'iodure de potassium dans la formule suivante :

Eau.............................	1000 grammes.
Iode.............................	20 centigrammes.
Iodure de potassium	40 centigrammes.

Dose : deux à quatre verrées par jour.

Action physiologique des préparations iodurées. — L'iode absorbé se retrouve dans le sang et dans toutes les sécrétions; il s'élimine par les urines, la salive, les larmes, la sueur, etc., avec plus ou moins de rapidité suivant les organes, mais toujours dans un espace de temps très-court. On constate sa présence dans l'urine vingt-cinq minutes après l'ingestion d'une solution renfermant 10 centigrammes d'iodure de potassium.

L'iodure de potassium agit sur la nutrition par l'activité qu'il imprime aux actes d'assimilation et de désassimilation. A doses faibles et longtemps continuées, il est un des agents de la médication reconstituante. A doses élevées, il devient altérant et favorise à un haut degré la résorption interstitielle de quelques produits morbides.

Les effets physiologiques de l'iode sur les différents tissus avec lesquels il se trouve en présence, se traduisent par des symptômes qui portent principalement sur la peau, les muqueuses, les centres nerveux, le système circulatoire, etc.

Action sur la peau. — Son influence détermine sur la peau une éruption caractérisée par des pustules globuleuses débutant par une tache rouge au centre de laquelle s'élève bientôt une collection purulente petite et acuminée d'abord, puis arrondie et plus volumineuse (acné iodique).

Ces pustules, qui sont accompagnées parfois de démangeaisons assez vives, apparaissent : 1° aux lieux d'élection de l'acné vulgaire, dos, thorax, figure; 2° sur des points respectés ordinairement par cette affection, membres inférieurs et supérieurs. Küss (1) a cru remarquer que l'éruption, avant de se généraliser, se montrait d'abord au voisinage des parties malades, et occupait par exemple les régions sourcilières, malaires, temporales dans l'iritis syphilitique; le pli de l'aine, les cuisses dans le bubon, etc. Mes observations me portent à croire que Küss a été trompé par quelques coïncidences, et que la proposition énoncée est loin d'être exacte dans la majorité des cas.

Indépendamment de l'acné, on a signalé la poussée d'éruptions exanthématiques, érythème simple ou noueux, urticaire; on a vu dans quelques cas, très-rares d'ailleurs, des pustules agglomérées d'impétigo, des bulles de rupia ou de pemphigus, de purpura hæmorrhagica. Ces derniers symptômes devraient, d'après Boinet, être regardés comme purement accidentels, puisque l'iode a la propriété de les guérir. Cette raison n'est certes pas suffisante pour assigner un tel caractère à ces éruptions.

Action sur les muqueuses. — Les sels iodiques activent les sécrétions et le mucus est sécrété en quantité plus considérable. La muqueuse nasale est rouge, épaissie; il survient de l'enchifrènement, du coryza.

Du côté de la conjonctive oculaire, on observe de la rougeur, l'hypersécrétion des larmes, une photophobie légère, l'œdème sous-conjonctival.

L'angine, la salivation indiquent l'hypérémie de la muqueuse buccale; les gencives sont rouges, tuméfiées, mais elles ne sont pas ramollies, ulcérées profondément, aphtheuses comme dans la stomatite mercurielle.

La langue se couvre d'un enduit grisâtre ou gris noirâtre. Küss voit dans ce dernier symptôme un indice de saturation de l'économie, et pense qu'il précède de près la poussée éruptive. La muqueuse bronchique sécrète un mucus abondant, spumeux, non épais.

Plusieurs préparations iodiques, la teinture d'iode, l'iodure de potassium sont quelquefois mal supportées, elles déterminent alors des douleurs d'estomac, des coliques, de la diarrhée. L'addition d'un peu d'extrait thébaïque ou de laudanum suffit souvent pour faire cesser l'intolérance.

Action sur la circulation. — L'iodure de potassium accélère le pouls, mais à trop haute dose, sur les animaux, il agit comme toxique,

(1) Letellier, *Essai sur les indications du mercure et de l'iode dans la syphilis*, thèse de Strasbourg, 1866.

exerce une action dépressive et paralyse l'action du cœur. Sans avoir été observés sur l'homme, ces effets n'en doivent pas moins inspirer une certaine réserve et engager le praticien à ne pas dépasser sans motifs graves les doses maximum de 6 à 8 grammes, qui sont suffisantes dans tous les cas où l'iodure de potassium est indiqué. Les préparations iodées n'exercent aucune action chimique sur le sang, mais à la suite de leur emploi, le nombre des globules augmente. D'après Küss, la fréquence du pouls est souvent un obstacle aux effets physiologiques de l'iode, et lorsque ces derniers tardent à se produire malgré l'élévation des doses, il suffit d'administrer la digitale ; à la suite de l'abaissement consécutif du pouls, les symptômes iodiques ne tardent pas à se manifester.

Action sur les centres nerveux. — L'iodure de potassium produit à hautes doses des vertiges, de la céphalalgie, et même des névralgies très-douloureuses. La tête est lourde, la figure injectée, la marche vacillante, d'où le nom d'*ivresse iodique* pour caractériser ces symptômes. Quant aux paralysies, aux troubles profonds des nerfs sensitifs, au ramollissement cérébral qui seraient produits par les préparations iodées, ces accidents ont certainement été exagérés, et dans tous les cas appartiennent à la toxicologie, et non à la thérapeutique. A doses normales, le praticien n'a pas à redouter de pareils accidents.

Indications. — Les préparations iodées ont été employées dans le traitement d'un grand nombre d'affections cutanées et principalement dans celui de l'eczéma, de l'impétigo, du sycosis, de l'acné, de la couperose, de l'ecthyma, du rupia, des tubercules, des gommes, des ulcères idiopathiques ou symptomatiques.

L'iode est loin de guérir sans distinction les affections qui composent cette longue liste. Aussi a-t-on recherché dans la nature syphilitique ou scrofuleuse de la maladie la base de l'indication thérapeutique. Cet élément est sans contredit le principal, mais il ne suffit pas à lui seul, et l'on sait par exemple que toutes les manifestations cutanées de la scrofule ou de la syphilis ne sont pas combattues avec une égale efficacité par les préparations iodurées. De plus, on a cité d'autres maladies générales, rhumatisme chronique, goutte et des affections cutanées indépendantes de la scrofule ou de la syphilis, telles que l'acné indurée, la couperose, l'éléphantiasis, qui ont été guéries ou améliorées par ce moyen.

Il faut tenir compte ici d'un second élément qui intervient à son tour, l'action élective de l'iode sur le tissu conjonctif. Cette propriété explique le mode d'action thérapeutique du médicament dans des cas en apparence dissemblables par la symptomatologie, mais qui relèvent du même processus morbide.

De l'iode dans la syphilis. — Les indications de l'iode dans le traitement de la syphilis ne se présentent d'ordinaire qu'à une époque assez avancée de la maladie. On avait, dans un partage arbitraire, réservé au mercure le traitement des accidents secondaires et à l'iode celui des accidents tertiaires. En se basant sur cette classification chronologique, on risquerait souvent de s'égarer. Les propriétés électives de l'iode sur le tissu conjonctif sont confirmées par l'expérience clinique qui nous démontre l'utilité de cet agent dans le traitement des lésions qui portent sur le derme et en particulier sur celles qui débutent par le tissu conjonctif lui-même.

L'infiltration fibro-plastique de la peau par des gommes ou des tubercules cutanés, le rupia, l'ecthyma profond, les ulcères syphilitiques, quelle que soit l'ancienneté de la lésion, indiquent les préparations iodurées. Si l'ulcération a commencé par être superficielle et a gagné la profondeur de la peau en détruisant progressivement les couches épidermiques, comme on le voit dans quelques plaques syphilitiques qui s'ulcèrent consécutivement, il sera utile en même temps d'administrer le mercure et d'instituer un traitement mixte.

Les ulcérations des muqueuses donnent lieu aux mêmes considérations. Dans les affections syphilitiques des organes, testicule, foie, etc., si la lésion consiste en une simple hypérémie, l'iode est en général inefficace; s'agit-il d'une infiltration gommeuse du tissu, l'iode possède alors de puissantes propriétés résolutives. Cette propriété de l'iode ne s'exerce pas sur toutes les formes que revêt le tissu conjonctif; les tumeurs formées par du tissu conjonctif à l'état parfait ou avancé, sont réfractaires à son action; le tissu conjonctif jeune à l'état de noyau embryoplastique est seul attaqué par les préparations iodurées.

Action de l'iode sur la scrofule. — Le traitement des affections scrofuleuses est basé sur des principes semblables. Les manifestations cutanées bénignes de cette maladie guérissent par l'iodure de fer, l'huile de foie de morue, l'arsenic à doses faibles et par l'emploi de tous les agents de la médication reconstituante, hygiène, alimentation convenable, etc.

Les préparations iodurées sont dans ces cas bien inférieures aux moyens précédents, et elles n'agissent guère qu'en stimulant les fonctions digestives. Elles sont très-utiles au contraire dans les ulcères, les engorgements ganglionnaires, les maladies des os, des tissus fibreux et des affections profondes de la peau, ecthyma, rupia et toutes les scrofulides profondes graves.

L'iode n'est donc pas un spécifique dans le sens ordinaire qu'on attache à ce mot. Il agit sur certaines formes seulement de syphilis et de scrofule, et de plus il exerce une influence incontestable sur d'autres affections cutanées.

Action de l'iode dans les maladies de la peau indépendantes de la scrofule ou de la syphilis. — Les *eczémas* qui se compliquent d'induration et d'hypertrophie des plaques malades, d'un gonflement général des membres, sont modifiés avantageusement par l'iodure de potassium qui prépare la guérison en faisant disparaître ces complications. Veiel recommande beaucoup son emploi dans l'eczéma, et Niemeyer dit s'en être bien trouvé; mais il est indispensable de distinguer ici les cas: dans l'eczéma vulgaire, c'est un remède parfaitement inutile ; chez les sujets scrofuleux, il peut rendre quelques services, mais il agit surtout comme résolutif des indurations cutanées.

Le *psoriasis* a pu dans les mêmes conditions être également modifié et guérir ensuite par un traitement approprié.

L'iodure de potassium à doses élevées et longtemps continuées a donné des succès dans le traitement de l'*éléphantiasis des Arabes.* Il se passe là probablement un fait analogue à ceux qui viennent d'être indiqués, et nous n'avons qu'une médiocre confiance dans les guérisons complètes qu'on dit avoir été obtenues par ce médicament employé seul.

Certaines maladies des glandes cutanées accompagnées d'hypertrophie, *acne indurata*, *sycosis*, *couperose*, ont été améliorées ou guéries par l'emploi de l'iodure de potassium.

On a prétendu avoir par ce moyen guéri l'*ichthyose*; l'observation rapportée à ce sujet par Buchanan n'est qu'un cas de syphilide papuleuse et ne prouve en rien l'efficacité du remède.

Je ferai les mêmes réserves pour les porrigos, teignes, etc., guéris par l'iode; il y a eu évidemment dans ce cas erreur de diagnostic; les teignes vraies exigeant d'autres moyens pour arriver à la guérison.

En résumé, les préparations iodurées sont employées avec succès dans toutes les lésions du tissu conjonctif avec hyperplasie accompagnée ou non d'ulcérations consécutives.

Elles sont donc indiquées:

1. Dans les lésions syphilitiques du tissu conjonctif cutané ou sous-muqueux : rupia, ecthyma, tubercules, gommes, ulcérations.

2. Dans les lésions scrofuleuses du tissu conjonctif: rupia, ecthyma, tumeurs ganglionnaires, ulcères.

3. Dans les variétés de couperose, d'acné, de sycosis avec hyperplasie des glandes sébacées et du derme environnant.

4. Dans l'eczéma, le prurigo, le psoriasis compliqués d'hypertrophie cutanée,à titre de moyen auxiliaire du traitement pour faire disparaître cette complication.

Valeur relative des différents composés. — Si l'on demande à l'iode une action reconstituante, on emploiera l'iodure de fer, la solution iodo-tannique prise dans du café ou du lait, l'alimentation iodée de Boinet.

A titre d'altérant, l'iodure de potassium est l'agent le plus sûr. La teinture d'iode et la solution iodo-tannique sont certainement moins efficaces. Les iodures de sodium, d'ammonium, l'iodoforme de Bouchardat peuvent être utiles dans quelques cas d'idiosyncrasies réfractaires à l'iodure de potassium, mais ces nouveaux venus ne remplaceront pas les anciennes préparations.

Doses et mode d'administration. — Les préparations iodurées seront prises en général à doses très-fractionnées dans les vingt-quatre heures, afin d'éviter toute irritation du tube intestinal. L'iodure de potassium est dissous dans un litre de tisane à boire dans la journée ou dans du sirop d'écorce d'oranges.

La teinture d'iode et la solution iodo-tannique sont de préférence administrées dans du lait ou du café au moment du repas, en deux fois au moins. L'action altérante de l'iode est d'autant plus sûre que son administration aura produit quelques-uns des effets physiologiques indiqués. La dose sera portée successivement de 1 à 6 ou 8 grammes pour l'iodure, de 15 à 40 gouttes et plus pour la solution d'iode.

Si l'on a cru convenable de débuter par une dose minime, 50 centigrammes, on élève rapidement la dose de 50 centigrammes à 2 grammes. Dans la syphilis grave, on donnera d'emblée 4 grammes d'iodure pour couper court aux symptômes. L'effet physiologique produit, on abaissera d'un tiers ou de la moitié la dose, et l'on continuera pendant un temps plus ou moins long, en rapport avec la gravité et l'ancienneté du mal.

Le régime des malades sera fortifiant et l'on suivra les préceptes formulés à propos de l'arsenic.

Mercure. — Les préparations mercurielles étant surtout employées contre la syphilis, cette médication sera étudiée d'une manière générale au chapitre des syphilides.

Le mercure est rarement administré à l'intérieur dans les maladies de la peau non syphilitiques; on utilise cependant l'action purgative du calomel surtout chez les enfants, mais il n'y a rien de spécial à noter sur ce point.

Le calomel à doses réfractées a été donné comme altérant dans certaines affections ulcéreuses et hypérémiques.

Les uns recherchent la salivation et la provoquent le plus rapidement possible (méthode de Law); d'autres, avec Milton (1), prescrivent simplement en une fois 10 à 20 centigrammes de calomel tous les matins e recommandent d'éviter l'effet sur la bouche. Dans ce but, si le remède n'a pas déterminé deux à trois selles, ils prescrivent après le deuxième ou troisième jour, concurremment avec le calomel, un léger purgatif, infusion de séné, rhubarbe, etc. Cette méthode, plus inoffensive, mérite d'être préférée dans le traitement des affections cutanées.

Milton considère le calomel et l'arsenic comme les seuls moyens utiles contre le lupus de la face; l'auteur anglais n'entre toutefois dans aucun détail sur le processus curatif. On sait d'autre part qu'on a vanté le calomel contre le phagédénisme des chancres simples et infectants. Cette action sur des maladies caractérisées par une tendance à l'ulcération progressive et envahissante s'expliquerait, suivant quelques auteurs, par une propriété élective du mercure sur les tissus épithéliaux.

On a proposé une médication analogue contre la couperose; mais les résultats favorables sont dans ce cas beaucoup moins probants.

L'*iodure de chlorure mercureux* est, d'après Rochard (2), un spécifique de la dartre; il le donne à la dose de 3 à 12 milligrammes en pilules. Cette propriété est loin d'être démontrée, et il convient de réserver cette préparation pour l'usage externe.

Alcalins. — Les principaux agents de la médication alcaline sont : le bicarbonate de soude, 1 à 4 grammes; les benzoates et carbonates de lithine, 30 centigrammes à 1 gramme; le carbonate de potasse, liqueur de potasse, 12 à 30 gouttes. On a, dans ces derniers temps, attribué

(1) *Journal of cutan. med.*, 1867.

(2) Rochard, trait. des *Maladies de la peau*. 1863.

une action spéciale aux silicates alcalins contenus dans quelques eaux minérales.

Les alcalins ont été mis en honneur par Willan, Biett, Cazenave; Devergie les place en première ligne de sa médication anti-papuleuse, et les conseille dans le lichen et dans le psoriasis chez les sujets d'un tempérament nerveux et bilieux. Bazin a voulu préciser l'indication des alcalins et a étendu bien davantage leur application; il en a fait la base fondamentale du traitement des arthritides, manifestations cutanées de la maladie générale qu'il désigne sous le nom d'arthritis. La classe des arthritides comprenant les affections cutanées les plus fréquentes, puisque sur 837 malades qui sont venus réclamer ses soins du 28 août 1862 au 1er juin 1863, Bazin (1) compte : arthritides 565, scrofulides 172, herpétides 100, il en résulte que l'indication de la médication alcaline se présenterait le plus fréquemment dans la pratique.

Cette théorie comprend deux propositions qu'il importe de séparer dans la discussion ; la première est l'existence même de l'arthritis qu'il n'y a pas lieu d'examiner ici; la seconde est la curabilité des arthritides par les alcalins.

Ces deux propositions sont indépendantes l'une de l'autre ; on peut en effet admettre l'existence de l'arthritis et des arthritides sans croire à la spécificité de la médication alcaline, et d'autre part, rien n'empêche, tout en rejetant l'idée doctrinale de l'arthritis, de reconnaître aux alcalins une certaine efficacité contre les maladies de la peau; il est nécessaire d'apprécier au point de vue clinique seul les résultats fournis par les alcalins dans le traitement des dermatoses.

Les preuves concluantes en faveur de cette extension considérable de la médication alcaline ne se trouvent ni dans les observations de Bazin, ni dans la pratique ordinaire et hydro-minérale.

En examinant les observations citées par Bazin, on remarque que les malades guéris ont non-seulement fait usage à l'intérieur du bicarbonate de soude, mais qu'ils ont en même temps été soumis à l'emploi de lotions, de pommades alcalines et de bains de même nature. Si l'efficacité des alcalins pris à l'intérieur est à démontrer, il n'y a pas de doute au contraire sur l'utilité des topiques alcalins, et depuis longtemps les auteurs spéciaux sont d'accord sur ce fait. De nos jours, Hebra regarde le savon mou de potasse comme un des plus précieux

(1) *Examen critique de la divergence des opinions actuelles en pathologie cutanée.* 1866, p. 110.

modificateurs des éruptions cutanées. Quelle part faut-il donc attribuer dans la guérison au traitement externe et au traitement interne? La question méritait d'être étudiée, et des expériences comparatives eussent été nécessaires pour démontrer : 1° que les alcalins seuls, administrés à l'intérieur, agissent efficacement sans le secours du traitement local; 2° que les topiques alcalins étaient préférables dans le traitement local des arthritides. L'œuvre de Bazin, si riche en détails de toute nature, est complétement muette sur ces points.

Dans leur pratique, la plupart des spécialistes, et à leur tête Hardy et Hebra, n'ont pas retiré de cette médication les résultats promis par Bazin, et moi-même, tout en me plaçant dans les conditions énoncées par cet auteur, j'ai échoué bien souvent.

La clinique hydro-minérale donne un nouvel appui à cette manière de voir. Le traitement par les eaux est un des modes les plus efficaces d'administration des alcalins; or, la tradition et l'observation de tous les jours apprennent que ce n'est pas à Vichy, à Vals, à Carlsbad que se rendent les maladies de peau; les malades guéris par ces eaux sont une exception. Une telle vertu contre les dermatoses serait-elle donc passée inaperçue pendant si longtemps; mais, aujourd'hui que l'attention du public est fixée sur ce point, a-t-on vu les observations se multiplier et justifier les *a priori* de la théorie?

Les eaux alcalines rendent des services incontestés dans la goutte, le diabète et d'autres affections générales; mais jusqu'ici rien ne prouve qu'elles possèdent une action spéciale sur la plupart des éruptions cutanées, et qu'elles agissent, non pas mieux, mais aussi bien que les eaux constituées par d'autres principes.

Toutefois, si je combats cette extension immodérée de la médication alcaline, je suis loin de méconnaître son utilité; je la crois au contraire formellement indiquée dans les cas suivants :

1° Il existe des affections cutanées liées intimement à des affections du tube digestif ou du foie; si celles-ci sont justiciables de la médication alcaline, on comprend que son emploi constituera la base du traitement général.

2° La goutte régulière et anomale, le diabète, se compliquent parfois, indépendamment d'affections légères de la peau, d'éruptions ecthymateuses, bulleuses et furonculeuses. L'usage judicieux des alcalins sera dans ces cas d'un puissant secours pour combattre la maladie principale.

3° L'effet altérant produit par la médication alcaline sera recherché chez les individus forts, vigoureux, et spécialement dans les éruptions hypérémiques de la face, *acne rosacea*, etc.

Je n'ai pas parlé de la médication locale ; le choix des agents, sans être tout à fait indifférent, n'a pas une importance capitale ; il en sera d'ailleurs question plus tard.

En dehors des conditions précédentes et surtout des deux premières, il n'y a nul profit à retirer de la médication alcaline.

Soufre. — Les préparations sulfureuses les plus usitées sont : le *soufre sublimé*, 4 à 16 grammes, comme purgatif; 0,50 à 2 grammes à doses fractionnées dans la journée, comme altérant ; l'*iodure de soufre* à la dose de 5 à 25 centigrammes en pilules ; les *sulfures alcalins* et en particulier le monosulfure de sodium, 5 à 30 centigrammes dans un sirop composé. Mais les eaux sulfureuses naturelles prises à la source constituent véritablement la médication sulfureuse. A défaut de ce traitement sur place, on se servira des eaux sulfureuses froides qui supportent mieux le transport, et en particulier de celles de Challes, de Labassère, d'Enghien.

Pour ne pas scinder l'étude de cette médication, nous renvoyons au paragraphe relatif aux eaux minérales sulfureuses.

Antimoine. — Les médecins anglais ont, dans le cours du siècle dernier, vanté beaucoup l'antimoine dans le traitement des dermatoses. Les deux composés antimoniaux qui ont été le plus employés sont le sulfure d'antimoine et le tartre stibié.

Le *sulfure d'antimoine* s'administre en pilules, bols, pastilles (tablettes de Kunckel), décoction, etc. Lorry dit avoir obtenu quelques guérisons par l'emploi des tablettes de Kunckel ; Rayer (1) a expérimenté sans succès la plupart de ces préparations ; la décoction seule lui a paru posséder une action plus efficace, ce qu'il attribue à une petite quantité d'arsenic contenu dans le sulfure mal purifié. Cette observation s'applique également aux tisanes de Feltz, d'Arnoult ; aussi déclare-t-il préférable d'avoir directement recours à l'arsenic qu'à une préparation aussi variable dans sa composition.

Le *tartre stibié*, sous forme de vin antimonié (Huxham, Lorry), associé aux extraits de douce-amère et de *Rhus radicans*, Fages (2), pris entre deux confitures à la dose de 25 milligrammes avec addition de

(1) Rayer, *Traité théorique et pratique des maladies de la peau*, t. I, p. 84.

(2) Fages, *Mémoire sur l'efficacité du tartre antimonié de potasse*, etc., *dans le traitement des dartres* (*Rec. périod. de la Soc. de méd.*, t. VI).

2 grammes de crème de tartre (Devergie), n'a pas donné de meilleurs résultats.

Malgré l'autorité de Huxham, de Brisbane, de Fages, on ne peut ranger l'antimoine parmi les agents réellement utiles dans le traitement des maladies de la peau. Devergie (1), qui a beaucoup expérimenté cette médication, conclut ainsi : « Les succès que nous avons obtenus sont assez peu nombreux pour que nous ne le préconisions qu'à défaut de succès des préparations arsenicales. »

L'association de l'antimoine et de l'arsenic a été préconisée par Papillaud ; mais l'auteur ne relate pas d'observations, et il serait d'ailleurs difficile de faire la part respective des deux substances.

Cantharides. — Les préparations de cantharides étaient déjà renommées du temps de Pline (2) dans le traitement des lèpres et des lichens. Mead (3), Brisbane au XVIIIe siècle, conseillent dans des cas analogues ce médicament à la dose de 10 à 40 gouttes de teinture continuées pendant plusieurs mois. Malgré l'autorité des savants anglais, Lorry (4) n'a pas osé en faire usage, la dépuration par les diurétiques lui paraissant une voie trop incertaine. Biett a repris l'usage des cantharides et Devergie en a retiré de bons résultats dans les *lichens chroniques*. Ce dernier auteur donne la teinture en « commençant par une goutte le matin et une goutte le soir, augmentant d'une seule goutte pour la journée et pour chaque jour, de manière à arriver à 10 gouttes pour les enfants de sept à huit ans, 15 gouttes pour un âge plus avancé, et 20, 25 et même 30 gouttes pour l'âge de vingt-cinq à trente ans (5) ».

Ce médicament aurait pour effet de régulariser la digestion, d'augmenter l'appétit et de reconstituer les enfants débiles et lymphatiques. L'action excitante sur les organes génito-urinaires aurait été, d'après Devergie, exagérée par les auteurs, et s'il est vrai qu'un peu de dysurie avec pissement de sang survienne quelquefois, cet état disparaît bientôt par la cessation du remède.

Les effets thérapeutiques des cantharides sont bien incertains, je n'en ai pas pour ma part retiré grand avantage ; aussi je crois qu'on peut recourir à des agents plus sûrs et moins dangereux.

(1) Devergie, *Traité pratique des maladies de la peau*, p. 140.
(2) C. *Plinii secundi Hist. mundi*, lib. 37.
(3) *Méad*, t. II, p. 134 de la trad. franç. des œuvres complètes.
(4) Lorry, *loc. cit.*, p. 388.
(5) Devergie, *Traité pratique des maladies de la peau*, p. 130, 2e édit.

HYDROCOTYLE. — Préparations. *Poudre* 10 à 40 centigrammes par jour; *tisane* 10 à 20 grains de racine qu'on fait infuser une heure dans un litre d'eau; *extrait* 25 à 125 milligrammes ; *sirop hydro-alcoolique,* alcoolature faite avec la racine fraîche 20, sirop de sucre 1500. 1 à 4 cuillerées par jour.

A hautes doses, d'après Devergie (1), cette plante détermine des étourdissements, des éblouissements; le regard est incertain, la figure est semblable à celle d'un homme ivre; puis surviennent de l'affaissement, une tendance au sommeil, etc.

Cette plante jouit dans l'Inde d'une grande réputation contre les maladies de la peau, mais elle ne guérit pas la lèpre comme l'a cru Boileau. Devergie en a retiré de bons effets dans l'eczéma; les succès ne paraissent pas avoir continué, car cette plante est aujourd'hui peu employée ; peut-être cela tient-il à l'infidélité des préparations.

ÉMISSIONS SANGUINES. — Les émissions sanguines sont aujourd'hui rarement employées, et doivent l'être uniquement pour combattre certaines complications; ainsi on pourra recourir à la saignée générale chez les sujets forts et vigoureux atteints d'éruptions aiguës, généralisées, accompagnées de fièvre intense, de douleur et de chaleur. Ces cas sont d'ailleurs exceptionnels.

L'application de sangsues sur les surfaces malades ou dans leur voisinage, pouvant provoquer une vive irritation autour des piqûres, et devenir une cause nouvelle d'aggravation du mal, il est prudent de s'en abstenir. L'application de sangsues à l'anus ou aux cuisses rend des services utiles chez les sujets souffrant de phlétore abdominale, chez les femmes dysménorrhéiques, tourmentées par des congestions utérines et spécialement à l'époque de la ménopause. Mais cette médication est alors subordonnée à l'état général, et n'emprunte aucune indication à l'éruption cutanée en elle-même.

PURGATIFS. — Les purgatifs, sans avoir une action spéciale sur le système cutané, remplissent néanmoins un rôle qui n'est pas sans importance dans le traitement des dermatoses et spécialement dans celui des affections humides.

Les purgatifs les plus employés sont les sulfates de soude, de magnésie, les eaux de Sedlitz, de Pullna, l'infusion de séné, la rhubarbe, l'aloès, etc.

La médication évacuante provoque une révulsion puissante sur le

(1) *Bulletin de thérapeutique*. 1856, t. 51.

tube intestinal, et dépouille le sang d'une certaine quantité de principes liquides et solides. Cette double action est utilisée dans la période aiguë des affections cutanées, et dans les affections sécrétantes.

Les purgatifs associés aux boissons émollientes ou acidules, aux bains généraux constituent la base du traitement des affections de la peau pendant la période aiguë. Peu importe la forme sèche ou humide de l'éruption, que ce soit un eczéma, un pityriasis, un lichen, etc.; si les surfaces sont rouges, douloureuses, tuméfiées ; si elles sont le siége de cuissons, de douleurs vives, l'administration des purgatifs est suivie d'une détente générale et d'une diminution de la congestion cutanée.

Dans les affections sécrétantes de la peau, surtout lorsqu'elles occupent une grande surface, l'emploi des purgatifs est indiqué ; il semble que le flux intestinal remplace et supplée le flux cutané ; sous l'influence de la médication, la sécrétion morbide diminue et tend à se tarir. L'efficacité de la médication est en rapport avec la prédominance du symptôme exsudation ; aussi les purgatifs sont-ils d'autant plus indiqués que l'affection se rapproche davantage du type aigu, fluent, et leur opportunité disparaît-elle au contraire avec l'état chronique et la sécheresse des éruptions.

L'action des purgatifs est à peu près nulle dans le traitement des affections sèches papuleuses ou squameuses. On a moins à craindre dans ces cas l'irritation du tube intestinal par l'abus des drastiques que la complète inutilité du remède.

Les purgatifs sont également administrés au début d'un traitement dans le but de prévenir les métastases qui pourraient résulter de la disparition brusque d'une éruption. Cette crainte est à peu près chimérique lorsqu'on prescrit un traitement rationnel. On les a employés et avec plus de raison à la fin du traitement pour consolider la guérison et s'opposer à la fluxion cutanée.

Cette médication est indiquée spécialement chez les sujets lymphatiques, scrofuleux ; elle mérite d'être préférée à l'application de cautères trop souvent conseillée par les médecins, et qui offre des dangers sérieux et devient la cause fréquente d'éruptions nouvelles.

Toniques. — L'administration des toniques, fer, quinquina, huile de foie de morue, etc., est fréquemment indiquée dans le traitement des maladies de la peau.

Les manifestations cutanées de la scrofule réclament cette médica tion comme moyen principal, et c'est par son emploi longtemps continué qu'on parviendra tout à la fois à obtenir la guérison et à prévenir les récidives.

Les toniques trouvent encore de nombreuses applications dans tous les cas où il est nécessaire de combattre les fâcheux effets de maladies générales qui ont débilité profondément la constitution. C'est ainsi qu'ils sont souvent un auxiliaire indispensable du traitement antisyphilitique, et qu'on les associe à la médication alcaline dans quelques maladies ulcéreuses cachectiques, pemphigus, éruptions furonculeuses graves, etc.

Il est inutile d'insister sur ces indications qui appartiennent à la médecine générale; il suffit d'en montrer ici l'importance.

Dépuratifs végétaux. — Il serait aussi inutile que fastidieux d'énumérer les dépuratifs auxquels médecins et malades ont accordé sans preuves une vertu antiherpétique.

Les dépuratifs les plus vantés sont les tisanes de pensée sauvage, douce-amère, bardane, anémone, orme pyramidal, patience, chardon bénit, houblon, raifort, feuilles de noyer, trèfle d'eau, saponaire, bois sudorifiques, etc.; les robs sudorifiques, les sucs de chicorée, de pissenlit, etc.

Les tisanes agissent principalement par l'eau qu'elles contiennent; prises chaudes, et en assez grandes quantités, 2 à 3 litres par jour, elles sont diaphorétiques, diurétiques, mais ne possèdent pas les propriétés spécifiques que leur ont reconnues ceux qui les ont prônées. Cependant les tisanes amères, par le principe tonique qu'elles renferment, sont un auxiliaire utile du traitement chez les sujets lymphatiques et scrofuleux.

Acides dilués. — Les limonades nitrique, sulfurique, chlorhydrique, acétique, citrique, etc., ont été employées par Willan, Bateman, B.ett, Rayer; ces boissons sont plus agréables que les tisanes, et elles rendent au moins autant de services. Elles ont aujourd'hui beaucoup perdu de la faveur dont elles jouissaient il y a quelques années; elles sont indiquées de préférence dans les affections aiguës de la peau, spécialement dans celles qui sont accompagnées de démangeaisons et de cuissons, et lorsqu'aucune complication du côté des voies digestives ou respiratoires ne s'oppose à leur emploi.

II. — MÉDICATION LOCALE.

Le nombre des médicaments qui ont été préconisés sous forme de pommades, de glycérés, de savons, de lotions, est tellement considérable qu'il serait impossible de consacrer à chacun d'eux une mention spéciale. Pour apprécier convenablement le degré d'utilité de ces moyens et ne pas s'égarer dans le choix à faire entre les différents topiques, il faut tenir compte de l'indication locale à remplir, et du mode d'action du remède.

Les maladies de la peau considérées sous le rapport de leur évolution se divisent en aiguës et chroniques. Les premières, en petit nombre, ont une marche rapide, parcourent leurs périodes en quelques jours ou quelques semaines, et se terminent le plus souvent par résolution; les récidives quand elles ont lieu présentent les mêmes caractères. A cette première classe appartiennent les affections fébriles pseudo-exanthématiques, roséole, urticaire, érythème papuleux, herpès généralisé, et un grand nombre d'affections de cause externe qui disparaissent spontanément avec l'éloignement de la cause provocatrice. La thérapeutique locale doit se borner en ces circonstances à diminuer l'intensité des symptômes, à combattre les plus douloureux et les plus incommodes par des moyens avant tout inoffensifs et non perturbateurs. La médication sédative suffit à elle seule le plus souvent à remplir cette indication, puisque la terminaison naturelle du mal est la guérison.

Cette classe d'affections cutanées comprend un petit nombre d'espèces; la grande majorité des dermatoses, et en particulier celle qu'on appelait *dartres*, ont une marche essentiellement chronique. L'affection une fois née, persiste le plus souvent dans son état primitif sans aucune tendance à la guérison. Les symptômes extérieurs se modifient bien à diverses reprises dans le cours de la maladie; ainsi les furfures et les lamelles succèdent aux vésicules et à l'exsudation de l'eczéma, les pustules de l'ecthyma sont remplacées par des ulcérations et des croûtes, mais ces modifications tiennent à la nature même du processus morbide, et n'ont aucun rapport avec le cycle naturel et complet que parcourent les maladies aiguës.

L'état aigu complique cependant les affections chroniques de la peau; il apparaît quelquefois au début de l'éruption, mais ce fait est exceptionnel, et cet ordre méthodique suivant lequel le mal débute par la forme aiguë pour prendre peu à peu la forme chronique, existe plus dans les livres que dans la nature. Le plus souvent ce sont des causes accidentelles, fatigues, écarts de régime, applications irritantes, qui provoquent une exacerbation dans les symptômes et une irritation plus intense. Ces phénomènes sont essentiellement passagers ; l'orage s'apaise bientôt, et l'affection reprend son type normal. Contre cette disposition morbide, les moyens sédatifs et émollients sont rarement indiqués et leur opportunité disparaît bientôt ; c'est à des agents plus énergiques et modifiant profondément les tissus qu'il faut s'adresser. On emploiera alors, suivant les indications, des topiques dont l'énergie d'action varie depuis les résolutifs et les astringents jusqu'aux caustiques les plus puissants.

Les remèdes locaux comprennent cinq groupes principaux qui composent :

1° La médication émolliente, sédative ;
2° La médication astringente, résolutive ;
3° La médication excitante ou substitutive ;
4° La médication caustique ;
5° La médication parasiticide.

MÉDICATION ÉMOLLIENTE, ANTIPHLOGISTIQUE.

Agents de cette médication. — **Corps gras.** — Axonge fraîche, glycérine pure, glycéré d'amidon, huile d'olives, huile d'amandes douces, crème fraîche.

Poudres. — Amidon, riz, vieux bois.

Lotions et bains locaux. — Eau tiède, décoctions émollientes avec mauve, sureau, pavot, jusquiame, etc. Eau de son. Bouillies avec farine de seigle, de froment, de riz.

Cataplasmes. — Farine de lin, riz, fécule de pommes de terre.

Bains généraux. — Bain simple à la température de 28 à 33° ; avec addition de son, de gélatine, de colle de Flandre, de farine de seigle 500 à 1000 grammes.

Indications. — La médication émolliente ou sédative est indiquée : 1° dans les affections aiguës de la peau ; elle suffit alors le plus souvent à remplir toutes les indications ; 2° dans les affections chroniques pendant la période d'exacerbation ; la médication doit être dans ce cas continuée tant que persistent les symptômes inflammatoires, mais on évitera de la prolonger trop longtemps, et après quelques jours de son emploi, des moyens d'un autre ordre, les résolutifs en particulier, agiront plus efficacement.

Dans les affections humides, les poudres absorbantes sont le meilleur topique à employer pendant la période aiguë et lorsque la sécrétion est abondante. Les pommades, les cataplasmes sont en général mal supportés ; ils ramollissent les tissus, détachent les croûtes, mettent le derme à nu et déterminent ainsi des douleurs vives. La glycérine et le glycéré d'amidon formant sur la peau un vernis protecteur, sont bien supérieurs aux pommades et les remplacent avec avantage.

Les bains et surtout les bains gélatineux ou farineux ont une action sédative puissante ; leur durée, d'une heure en moyenne, est prolongée quelquefois pendant deux ou trois heures ; il faut dans les affections humides avoir la précaution de faire saupoudrer le malade immédiatement après sa sortie du bain avec de la poudre d'amidon.

Dans les affections sèches, les préparations huileuses, la crème fraîche, la glycérine, le cold cream, sont spécialement utilisés.

Les lotions émollientes, les bains locaux, les cataplasmes sont applicables aux éruptions limitées, accompagnées de gonflement. Les douches tièdes dans le sycosis et dans les affections des membres calment très-bien les douleurs et remplacent le bain lorsqu'on ne peut y avoir recours.

Dans les affections des membres, le repos et une position convenable viennent puissamment en aide au traitement local.

MÉDICATION RÉSOLUTIVE.

AGENTS DE CETTE MÉDICATION. — **Pommades, glycérés.** — Pour 30 grammes d'axonge, de glycérine ou de glycéré d'amidon :

Oxyde de zinc, 1 à 8 grammes ; sous-nitrate de bismuth, 1 à 8 ; calomel, 1 à 6 ; camphre, 1 à 4.

Suie, goudron, tannin, huile de cade, 1 à 4 grammes.

Alun, sulfate de fer, acétate de plomb, sulfate de zinc, sous-carbonate de potasse, sous-carbonate de soude, 50 centigrammes à 2 grammes.

Lotions. — Sublimé, 1 sur 600 à 1500, fait la base de la liqueur de Gowland. Acide chromique, acide phénique, 1 sur 100.

Sous-acétate de plomb, sous-carbonate de potasse, de soude, borax, sulfate de fer, 0,50 à 5 sur 100.

Huile de cade mélangée au quart, au tiers d'huile d'amandes douces.

Liniment oléo-calcaire.

Décoctions végétales astringentes.

Bains locaux. — Décoctions de feuilles de noyer, d'écorce de chêne, d'orme pyramidal, de roses de Provins.

Solutions salines indiquées pour lotions, mais à doses plus faibles.

Grands bains. — Sous-carbonate de soude, 60 à 150 grammes.

Sulfures de potasse, 25 à 100 grammes.

Bains salés, bains de mer.

L'application des topiques astringents et résolutifs est suivie d'une diminution de la sécrétion morbide et de la résorption des produits inflammatoires épanchés dans le tissu dermique. Ce résultat s'obtient par effet direct sans qu'il se produise des symptômes d'hypérémie sur les points malades, fait important qui distingue les résolutifs des excitants ou substitutifs. Les doses indiquées dans le tableau précédent sont les doses faibles par lesquelles on doit commencer ; plusieurs des remèdes cités et surtout les sels minéraux deviennent franchement excitants lorsqu'on élève les doses.

La médication résolutive est indiquée dans les maladies aiguës et chroniques qui dépendent du processus inflammatoire.

On la prescrit à la période ultime des éruptions aiguës, lorsque la guérison se fait attendre, et que les sédatifs sont impuissants. Elle constitue le premier traitement auquel on a recours dans les affections chroniques avant d'employer des agents plus énergiques.

Les résolutifs les plus faibles sont l'oxyde de zinc, le sous-nitrate de bismuth, le calomel ; ils n'ont aucune action irritante, et forment la transition entre les sédatifs et les résolutifs ; ils sont indiqués pendant les périodes aiguë et subaiguë, toutes les fois qu'on craint une nouvelle poussée.

Les substances empyreumatiques, suie, goudron, huile de cade, acide phénique, n'ont une action résolutive qu'à doses faibles ; autrement elles deviennent bientôt excitantes ; elles s'emploient surtout à la période subaiguë des affections humides, et elles diminuent assez rapidement les sécrétions eczémateuses ; l'huile de cade en particulier est un des meilleurs topiques contre les eczémas impétigineux de la face et du cuir chevelu.

L'huile de foie de morue en frictions a été préconisée contre le prurigo et l'eczéma, surtout chez les scrofuleux.

Ces remèdes ont l'inconvénient de salir le linge et d'exhaler une odeur désagréable, circonstances dont le médecin doit parfois se préoccuper. Pour ces raisons, la suie peut être parfaitement remplacée par d'autres substances analogues.

Les sels de soude, de plomb, de zinc, de potasse ont une action résolutive plus marquée ; ils sont utiles dans les affections sèches, érythémateuses, papuleuses, dans la couperose.

Le bichlorure de mercure, à la dose de 1/1000 à 1/1500, est un es meilleurs sédatifs contre le prurit; il modifie très-bien certains eczémas lichénoïdes à l'état subaigu. C'est l'élément principal de la lotion de Gowland, remède populaire en Angleterre contre l'eczéma, l'acné, les rougeurs de la face, les gerçures, etc.

Quant au choix des préparations, les considérations exposées à propos des émollients sont en grande partie applicables. Les glycérés et les lotions seront préférés dans les affections humides ; les pommades ont dans les éruptions sèches moins d'inconvénients, et permettent plus facilement de pratiquer une friction convenable.

Les grands bains sont encore ici un des meilleurs modes de traitement local.

MÉDICATION IRRITANTE, SUBSTITUTIVE.

AGENTS DE CETTE MÉDICATION. — **Pommades ou glycérés.** — Pour 30 grammes d'excipient.

Soufre, 4 à 8; goudron, 8 à 12; huile de cade, 4 à 6.

Carbonates de soude, de potasse, 4 à 6.

Sulfures de chaux, de soude, de potasse, 3 à 6.

Iodures de soufre, de potassium, de sodium, 4 à 6.

Perchlorure de fer à 30°, 4 à 8.

Protoiodure de mercure, 1 à 4 ; iodure de chlorure mercureux, 1 à 4.

Biiodure de mercure, 0,50 à 2.

Azotate d'argent, 1 à 4.

Savon mou de potasse, en frictions.

Lotions. — Huile de cade, pure.

Sous-carbonates de soude, de potasse, 5 sur 100.

Perchlorure de fer à 30°, 10 sur 100.

Sublimé, 1 à 4 sur 100.

Potasse caustique, 1 sur 100.

Chlorure de zinc, 2 à 5 sur 100.

Acide chromique, acide phénique, 2 à 5 sur 100.

Alcool pur, chloroforme, 10 sur 100 ; huiles essentielles, 1 à 5 sur 20.

Teinture d'iode pure ou étendue de quatre à cinq fois son poids d'eau.

Bains. — Sulfureux, 100 à 150 grammes de sulfure de potasse; bains au sulfure de sodium (1).

Alcalins, 100 à 1000 grammes de sous-carbonate de soude.

De sublimé, 15 à 30 grammes de bichlorure, mélangés ou non avec 15 à 30 grammes de chlorhydrate d'ammoniaque.

Bains de Pennès (2).

Bains térébenthinés.

Bains et douches de vapeur, simples, sulfureux.

Fumigations aromatiques, cinabrées.

Lorsque les résolutifs sont impuissants contre une affection cutanée, que cette persistance de l'éruption tienne à l'ancienneté ou à la nature spéciale du processus morbide, comme dans le psoriasis, l'acné indurée, etc., on a recours aux substitutifs. On obtient par l'emploi méthodique de cette médication tous les degrés du processus inflammatoire depuis l'érythème jusqu'à la pustule profonde. Cette irritation substitutive modifie les conditions de nutrition des parties malades et favorise la guérison en imprimant aux affections cutanées chroniques stationnaires une marche aiguë, régulière. Les symptômes différant suivant que la peau est ou non recouverte de son épiderme, examinons dans ces deux cas les effets de la médication.

(1) Ce bain se formule ainsi :

Sulfhydrate de soude............	30 grammes.
Carbonate de soude.............	60 grammes.
Chlorure de sodium.............	30 grammes.

(2) *Formule du bain de Pennès :*

	gramm.		gramm.
Carbonate de soude......	300	Sulfate d'alumine.... ...	1
Phosphate de soude......	8	Sulfate de fer	3
Sulfate de soude	5	Huile volatile de romarin..	1
Bromure de potassium....	1	Huile volatile de lavande..	1
Carbonate de chaux......	1	Huile volatile de thym....	1

De l'action des substitutifs sur les éruptions sèches.— Si l'on frictionne pendant quelques minutes une plaque de psoriasis avec une pommade d'iodure de chlorure mercureux, la peau prend une couleur rouge vif, le malade éprouve une cuisson douloureuse, un peu de chaleur; après une heure ou deux, ces symptômes disparaissent. Les frictions sont-elles répétées deux fois par jour, les écailles du psoriasis tombent pour ne plus revenir pendant le cours du traitement, la surface cutanée est lisse, luisante, se tuméfie légèrement ; si l'affection tend à la guérison, la rougeur et la tuméfaction diminuent graduellement et la couche épidermique de nouvelle formation prend son aspect normal. Cet exemple montre le premier degré de l'action substitutive caractérisée par une inflammation érythémateuse simple.

L'irritation est-elle plus vive par le fait d'une pommade plus active ou d'une susceptibilité plus grande de la peau, les symptômes rougeur, chaleur, douleur, augmentent d'intensité; l'érythème s'accompagne de la formation de vésicules, de bulles auxquelles succède un suintement séreux. D'autres fois l'exsudation survient d'emblée, si des fissures et des crevasses se sont primitivement produites. Après cet érythème vésiculo-bulleux, la peau est rude, parcheminée et se couvre de croûtes molles plus ou moins épaisses.

Poussée plus loin, l'irritation détermine la formation de pustules profondes avec ulcération ; cet effet doit être évité avec soin dans le traitement des affections superficielles de la peau.

L'action substitutive une fois produite tend à disparaître peu à peu par la diminution des doses ou par la cessation du remède et la résolution s'opère graduellement. Une seule poussée est rarement suffisante, plusieurs sont habituellement nécessaires pour obtenir une amélioration notable et une guérison définitive.

De l'action des substitutifs sur les affections humides. — Les substitutifs ont pour effet immédiat d'augmenter l'exsudation. En appliquant sur un eczéma fluent du savon noir ou une solution de potasse, la peau rougit, se tuméfie, et de nombreuses gouttelettes de sérosité viennent sourdre à la surface. Cette période d'augment persiste pendant un ou deux jours; l'épiderme se fendille, se recouvre de lamelles qui se détachent assez rapidement, et l'affection reprend de nouveau sa marche habituelle. D'autres agents, tels que l'huile de cade, l'azotate d'argent, le perchlorure de fer en solution modérément concentrée donnent lieu, en outre, à la formation d'une croûte légère, d'un vernis qui protége les surfaces et les isole.

L'effet irritant simple est en général insuffisant pour modifier les éruptions humides d'une manière durable et la formation d'un épiderme factice est une condition le plus souvent nécessaire à la guérison. Ce fait explique la supériorité des agents de la seconde classe dans le traitement des affections humides à la période fluente.

L'inflammation vésiculeuse ou bulleuse présente les plus grandes analogies avec celle décrite précédemment; la période de résolution s'opère d'une manière identique : je ne crois pas devoir insister sur ce point.

Indications. — La médication excitante est indiquée dans les *affections chroniques de la peau pendant leur période d'état ou stationnaire.* Les affections aiguës fébriles ou non fébriles, les affections chroniques pendant leurs exacerbations la contre-indiquent formellement. On s'exposerait, dans ces cas, à de nouvelles poussées sans amélioration consécutive. C'est pour avoir méconnu ce fait essentiel que cette médication a échoué aussi souvent et qu'on a mis en doute l'utilité de moyens doués de propriétés incontestables. On a cependant traité avec succès l'érysipèle limité, le zona, les engelures par l'azotate d'argent et autres cathérétiques; mais ce fait exceptionnel ne s'applique pas aux dermatoses en général.

La médication substitutive, suivant qu'elle est suivie d'une inflammation érythémateuse, vésiculo-bulleuse ou ulcéreuse est dite faible, moyenne, forte. Le mode d'administration diffère dans ces cas : les applications des substitutifs faibles se répètent une ou deux fois par jour; celle des substitutifs énergiques ont lieu à intervalles éloignés, tous les deux jours au plus; lorsque l'effet irritant est obtenu, on les remplace par les résolutifs, et l'on attend la disparition du processus inflammatoire pour revenir à leur usage.

Le goudron, le soufre, le tannin, l'huile de cade, les sels de fer dépassent rarement le premier degré de la médication. Les sels de potasse, de soude, l'acide chromique, les sels mercuriels en solutions étendues possèdent la même action; à doses fortes, ils produisent l'inflammation érythémato-vésiculeuse.

Le choix à faire entre les différents degrés de l'inflammation substitutive dépend de l'étendue de l'éruption, de son siége, du genre morbide et de la nature de la maladie.

Dans les affections généralisées ou étendues à de grandes surfaces, les excitants faibles, tels que le goudron, l'huile de cade, les sels de fer, de soude, de potasse, etc., en solutions étendues, sont seuls indiqués; on provoquerait par des agents plus énergiques une inflammation violente qui pourrait être dangereuse. Les affections peu étendues autorisent une médication plus active; ainsi dans l'eczéma, le lichen localisés et rebelles, on remplace les agents cités plus haut par les solutions plus actives d'azotate d'argent, la teinture d'iode, le vésicatoire, etc.

Les substitutifs faibles doivent en général être seuls employés dans les régions à peau fine, comme le scrotum, les paupières, chez les individus doués d'une grande susceptibilité de la peau. Les affections de cause externe, celles qui dépendent de l'arthritisme, qui ont un siége superficiel demandent des agents moins actifs que celles qui sont profondes, atoniques et idiopathiques.

Le choix à faire entre les différents substitutifs est subordonné principalement à l'action spéciale qu'ils exercent sur les processus morbides. Indépendamment de l'action irritante commune à tous les agents de cet ordre, les substitutifs possèdent en outre des propriétés particulières qui motivent quelques-uns d'entre eux dans les différentes affections cutanées. Dans l'étude des principaux substitutifs, j'indiquerai brièvement ces propriétés.

Goudron. — Le goudron est un excellent topique peu irritant et qu'on prescrit à doses élevées sans crainte d'excitation trop vive. Il est indiqué dans les affections cutanées ayant pour point de départ une inflammation chronique de la couche papillaire et a pour effet d'activer la nutrition de l'épiderme, de s'opposer à sa desquamation trop hâtive et de calmer les démangeaisons. On l'emploie principalement dans le traitement de l'eczéma, du prurigo, du lichen et du psoriasis.

Le moment de son application dans l'eczéma est la période pityriasique alors que l'exsudation tend à diminuer et que commence la desquamation. Dans le prurigo et le lichen, il calme le prurit et favorise la résorption du néoplasme inflammatoire qui constitue la papule. Il est utile surtout dans l'état subaigu.

L'affection contre laquelle le goudron a été surtout préconisé est le psoriasis. Émery (1) a rapporté de nombreuses observations à l'appui de son emploi; le malade atteint de psoriasis fait deux frictions par jour avec la pommade de goudron au tiers ou au quart, conserve plusieurs jours son linge de corps et couche dans les mêmes draps, afin

(1) *Bulletin de thérapeutique*, t. XI.

d'être imprégné du médicament. Un pareil traitement durant trois ou quatre mois, on comprend l'incommodité d'une pareille médication difficile à suivre en dehors d'un hôpital. Odeur désagréable, perte de linge, malpropreté sont choses inévitables, mais le remède rachète ces inconvénients par une vertu précieuse, son innocuité sur la peau. On remédie en partie aux inconvénients en se bornant à une seule friction le soir et en faisant le matin une lotion au savon noir pour enlever la pommade : on a voulu remplacer la pommade par le savon au goudron, mais ces atténuations ne s'obtiennent qu'aux dépens de la rapidité et de la sûreté de la guérison. On a proposé aussi l'emploi de l'huile de goudron, de la résinéone de goudron pures ou étendues, de la liqueur de goudron de Guyot, de la solution liquide de Jeannel, du goudron calcaire de Kemmerer, combinaison de chaux et de goudron qui se formule aux mêmes doses que le goudron ; mais ces préparations n'ont pas fait oublier la pommade au goudron, qui doit sa vertu principale à son adhésion tenace à la peau. On possède aujourd'hui des agents moins désagréables et plus actifs; aussi limite-t-on l'emploi du goudron au début du traitement dans les cas où la peau est irritable et où l'on redoute une excitation trop forte.

L'usage prolongé du goudron provoque quelquefois une éruption papuleuse surtout prononcée aux membres inférieurs. Ce sont de grosses papules de forme conique, traversées par un poil, surmontées par un point noir, indiquant l'obstruction du follicule pileux par la matière noire. Cette éruption, due à l'irritation du follicule, s'accompagne souvent de démangeaisons et de rudesse de la peau. Lorsque survient cette complication, on suspend le traitement et l'on remplace le goudron par des lotions alcalines faibles.

Huile de cade. — L'huile de cade était depuis longtemps populaire dans le midi de la France pour la guérison de la gale chez les animaux, Serre d'Alais l'introduisit dans la thérapeutique, et après lui Langevin et Devergie (1) la préconisèrent dans le traitement des maladies de la peau ; aujourd'hui l'huile de cade est un des topiques le plus fréquemment employés. Après une application d'huile de cade, la peau se ride un peu, se tuméfie légèrement et prend une couleur brun acajou qui s'enlève par le lavage à l'eau. Si les surfaces sont excoriées, le malade éprouve une cuisson assez vive. L'huile, en séchant, donne

(1) *Gazette des hôpitaux*, 22 mai 1847.

à la peau un aspect luisant, vernissé, et il se forme de larges écailles minces, brun rougeâtre, assez adhérentes.

L'huile de cade provoque une éruption artificielle papuleuse analogue à celle du goudron ; mais souvent les papules deviennent rapidement purulentes et l'éruption se compose de vésico-pustules discrètes, isolées, de la grosseur d'un grain de chènevis, enchâssées dans la peau, traversées par les poils, *sycosis cadique* (1).

On emploie l'huile de cade en lotions avec un pinceau, en frictions avec un petit tampon de charpie, en pommade au huitième ou au dixième. Cette dernière préparation est beaucoup plus irritante et détermine facilement une éruption artificielle. Devergie conseille la lotion tous les deux jours seulement, cette pratique est bonne dans l'état subaigu, mais dans les cas ordinaires, on réitère sans inconvénient les applications une ou deux fois par jour.

L'action de l'huile de cade se rapproche de celle du goudron, mais elle est plus énergique ; elle active la nutrition de l'épiderme et tarit rapidement les sécrétions morbides de la peau. On l'emploie principalement dans l'eczéma et le sycosis à la période subaiguë et chronique, dans le psoriasis, dans le prurigo et le lichen. L'huile de cade est un des meilleurs topiques contre l'eczéma impétigineux de la face et du cuir chevelu ; si l'on redoute un effet trop irritant, on la mélange au tiers ou à moitié d'huile d'amandes douces. Dans le psoriasis, on fait des frictions matin et soir pendant dix minutes ; l'effet excitant est bien marqué ; les résultats sont supérieurs à ceux obtenus par le goudron, mais inférieurs à ceux du protoiodure et de l'iodure de chlorure mercureux. L'huile de cade est donc ici le plus souvent un simple moyen préparatoire qu'on emploie au début du traitement. Le prurigo est combattu le plus souvent avec succès par l'huile de cade ; le lichen est aussi modifié heureusement par ce moyen. L'huile de cade est rarement indiquée pendant toute la durée d'un traitement ; c'est un moyen temporaire et utile pendant une période limitée. Son usage longtemps continué amène la rudesse et l'épaississement de la peau, l'apparition de papules ; il faut alors suspendre le traitement, si l'on ne veut perpétuer cette éruption artificielle. L'huile de cade a été préconisée dans beaucoup d'autres affections que celles que j'ai indiquées ; mais ce ne

(1) Il existe deux variétés d'huile de cade, la *vraie*, liquide brunâtre, possédant une odeur empyreumatique pénétrante, obtenue par la distillation de l'oxycèdre (genévrier) ; la *fausse*, à odeur repoussante, qu'on retire de la distillation des pins et sapins dans la fabrication de la térébenthine : cette dernière est beaucoup plus irritante.

sont que des indications secondaires, temporaires, ou qu'il est préférable de remplir par d'autres moyens. Ainsi les propriétés parasiticides de l'huile de cade l'ont fait recommander dans la gale ; mais si le remède est bon, il a un défaut capital, son odeur désagréable, impossible à dissimuler. Dans les teignes, il n'est qu'un auxiliaire des autres parasiticides ; dans le lupus, son action modificatrice est trop peu marquée pour qu'on puisse compter sur elle, c'est un palliatif utile seulement pendant la suspension momentanée des substitutifs proprement dits.

Soufre, iodure de soufre, sulfures alcalins. — Le soufre entrait autrefois dans la composition de la plupart des pommades antidartreuses ; aujourd'hui, par une réaction peut-être exagérée, on le prescrit rarement en dehors des maladies parasitaires.

Les diverses préparations sulfureuses amènent une irritation assez légère, la poussée de quelques vésicules discrètes, des démangeaisons assez incommodes et qui persistent pendant quelques jours.

L'action substitutive du soufre est assez peu marquée ; aussi l'associe-t-on le plus souvent à d'autres substances, sous-carbonates de potasse, de soude, goudron, camphre, alcool, dans le but d'augmenter ou de modifier ses effets.

Les sulfures alcalins, sulfure de potasse, de soude, de chaux ont une action analogue et plus énergique ; on les prescrit surtout en lotions ; à haute dose, ils produisent une irritation vive qui a l'inconvénient de se dissiper avec lenteur et de ne pas être toujours suivie d'une résolution franche.

Les préparations sulfureuses jouissent toutes de propriétés parasiticides ; aussi sont-elles prescrites avec succès dans la gale et le prurigo parasitaire. A part ces deux affections, elles ont peu d'indications spéciales ; elles sont utiles dans le prurigo scrofuleux, dans l'acné simplex ou légèrement indurée ; on se sert alors d'une lotion avec soufre, alcool et glycérine.

Les lotions avec les sulfures alcalins sont encore indiquées à la période chronique de l'eczéma, surtout de l'eczéma du cuir chevelu.

Le nombre des affections réellement justiciables des topiques sulfureux est donc limité ; cela tient à l'impuissance de ces préparations contre les maladies rebelles de la peau et à la possibilité de les remplacer, dans les autres cas, par des substances d'une odeur moins désagréable et ne salissant pas autant les vêtements.

L'iodure de soufre introduit dans la thérapeutique par Biett et préconisé par Escolar (de Madrid) ne diffère pas des autres préparations sulfureuses. Il a une action plus énergique et a été employé surtout contre les affections impétigineuses et scrofuleuses de l'enfance.

Si de nos jours on a restreint de beaucoup le rôle des topiques à base de soufre, le bain sulfureux a pris par contre une extension considérable et méritée; c'est le principal agent de la thérapeutique cutanée. (V. le chapitre suivant, BAINS SULFUREUX.)

SELS DE FER. — Le perchlorure est le plus usité des sels ferriques (1); c'est un excitant faible qui ne provoque de réaction qu'en solution concentrée. On prescrit la solution normale à 30° en pommade, 4 à 8 sur 30 ; en lotions, pure ou étendue de 3 à 10 fois son poids d'eau.

Le perchlorure de fer tarit assez rapidement les sécrétions, aussi est-il indiqué dans les eczémas impétigineux rebelles aux résolutifs, pour combattre le symptôme *exsudation*. Les pansements au perchlorure modifient très-bien les ulcérations atoniques, qu'elles soient de nature scrofuleuse, syphilitique, etc. Les surfaces perdent leur couleur grisâtre, prennent un aspect meilleur et guérissent assez rapidement. Cette propriété avait fait attribuer au perchlorure une vertu antisyphilitique illusoire, car ce sel ne possède aucune action spéciale sur la diathèse.

En dehors de ces cas, l'indication du perchlorure n'est que secondaire. On l'a employé dans diverses formes d'acné, lorsqu'on ne voulait pas recourir à des substitutifs plus énergiques; dans le lichen et dans le prurigo ; son effet se borne alors le plus souvent à calmer les démangeaisons et l'action résolutive sur l'induration, et la sclérose de la peau est inférieure à celle des sels de soude, des sulfures alcalins, etc. On utilise la pommade, 8 sur 30, au début du traitement du psoriasis pour modifier les surfaces avant d'employer l'huile de cade et les sels mercuriels qu'elle ne peut remplacer.

SAVON MOU DE POTASSE, SAVON NOIR, SAVON VERT. — Une friction pendant quelques minutes, répétée une ou deux fois par jour, sur une éruption sèche, amène une irritation vive et la desquamation de l'épiderme qui se détache par larges lamelles, minces, blanches et sur les éruptions humides une exsudation abondante, des fissures, excoria-

(1) Devergie, *Bulletin de thérapeutique*, avril 1860. — Burin du Buisson, *Traité de l'action thérapeutique du perchlorure de fer*. Paris, 1860.

tions, etc. Ces symptômes disparaissent spontanément après la cessation du remède.

La friction au savon noir est le premier temps du traitement de la gale, mais son emploi peut être étendu à beaucoup d'autres affections; c'est un auxiliaire utile dans le traitement du psoriasis, de l'acné; Hebra préconise l'application sur les surfaces malades de linges de flanelle imbibés avec le savon mou de potasse, renouvelés deux fois par jour et qu'on laisse en permanence jusqu'à la production de symptômes inflammatoires. Ce moyen agit comme irritant, il offre une grande analogie d'action avec les carbonates de potasse, de soude; son emploi est d'ailleurs facile, et l'on a dans la durée de la friction ou de l'application un moyen de graduer l'énergie du remède (1).

Potasse caustique. — Hebra se sert d'une solution de potasse caustique au quinzième, pour modifier les éruptions cutanées dans des cas rebelles; l'inflammation consécutive est ordinairement très-forte; on ne réitère les applications que tous les huit jours environ.

Carbonates de potasse, de soude. — Ces sels s'emploient en lotions, en pommades; ils produisent une excitation vive plus marquée avec les préparations de potasse qu'avec celles de soude. L'inflammation consécutive se dissipe avec lenteur, quelquefois même incomplétement; ce sont, pour ce motif, des agents de substitution souvent infidèles.

Je ferai remarquer qu'il faut demander à ces préparations l'effet résolutif plutôt qu'une action substitutive proprement dite. A hautes doses, elles réussissent mal et ne doivent être prescrites qu'exceptionnellement et pendant un temps très-court.

Les sels de soude et de potasse sont plus utiles dans le traitement des affections sèches que dans celui des affections sécrétantes, et parmi ces dernières, l'eczéma lichénoïde est celle qui est modifiée le plus avantageusement. Le lichen, le prurigo, l'érythème chronique, la couperose sont les affections qui les indiquent le plus souvent.

(1) Le savon noir du commerce a une odeur infecte; on obtient un produit exempt de cet inconvénient par la formule d'Handschuh : « *Axonge*, 2 *parties*, *ajoutez liqueur de potasse caustique pesant* 1,333 *et agitez pendant quatre heures* »; ou par celle de Bouchardat : « *Saponifier de la graisse fraîche de rognons de veau par de la liqueur de potasse caustique, dissoudre le savon dans l'alcool, distiller et aromatiser avec essence d'amandes amères* ».

Ces sels font la base des bains alcalins qui exercent une action puissante contre un grand nombre d'affections cutanées. (V. BAINS ALCALINS.)

BICHLORURE DE MERCURE. — On prescrit le sublimé en lotions et en bains, rarement sous forme de pommades ou de glycérés; les solutions forment la base d'un grand nombre de préparations : *eau rouge d'Alibert ou de Saint-Louis* (1), *liqueur de Gowland* (2), *lotions de Trousseau* (3), *lotion parasiticide de Bazin* (4); les doses varient entre 1 sur 1000 et 5 sur 100.

L'effet immédiat diffère complétement suivant les proportions de la solution ; à doses faibles, 1/1000 à 1/500, le sublimé agit comme résolutif, calme les démangeaisons, favorise la cicatrisation des gerçures et des crevasses, et a joui d'une grande faveur en Angleterre pour combattre les rougeurs de la face et la couperose. Trousseau, qui a préconisé son usage contre le prurit, recommande une lotion avec de l'eau très-chaude, afin de prévenir la réaction qui suit les applications froides ; la solution doit également être peu alcoolique. En augmentant les doses, la lotion au sublimé devient graduellement plus irritante et son application s'accompagne de douleurs, de cuissons, d'excoriations et même de soulèvements bulleux de l'épiderme.

Le sublimé exerce une action délétère sur les végétaux parasites ; aussi est-il indiqué dans le traitement des maladies parasitaires comme moyen auxiliaire de l'épilation dans les affections qui intéressent le poil, et comme moyen principal dans celles qui sont limitées à l'épiderme.

Il fait disparaître rapidement le pityriasis versicolor à la dose de 1 sur 100 et même de 1 sur 1000. A doses faibles, j'ai indiqué ses propriétés résolutives utiles dans les affections superficielles de la peau

(1) Eau rouge d'Alibert, sublimé, 4 ; eau, 1000.

(2) Liqueur de Gowland :

Formule anglaise.	gramm.	*Formule du Codex.*	gramm.
Amandes amères	90,0	Sublimé	1
Eau	500	Sel ammoniac	1
Sublimé	0,8	Emulsion d'amandes amères	480
Sel ammoniac	1,8		
Alcool	15		
Eau de laurier-cerise	15		

(3) Lotion de Trousseau, sublimé, 1; alcool, 10 ; eau très-chaude, 1000.

(4) Lotion de Bazin, sublimé, 1; eau, 100.

avec hypérémie; à doses plus fortes, l'inflammation érythémato-vésiculeuse qui suit son application amène la desquamation de l'épiderme, et après quelques poussées, les éphélides et les rougeurs couperosiques sont modifiées heureusement.

Baumé a préconisé les bains de sublimé dans le traitement des maladies de la peau, syphilitiques ou non; Wedekind et Schlesinger (1) associent le sublimé au chlorhydrate d'ammoniaque ; Trousseau (2) a vulgarisé l'emploi de ces bains et les prescrivait à la dose de 15 à 30 et même 60 grammes de sublimé chez l'adulte ; la dose pour les femmes est de moitié moindre. Ces bains, d'après les auteurs cités, sont efficaces dans un grand nombre d'affections cutanées et particulièrement dans les eczémas rebelles. Les effets du bain, d'après Trousseau, sont les suivants : pesanteur de tête et tendance au sommeil, crispations d'estomac, coliques légères. Ces symptômes sont passagers, mais il se montre souvent sur les jambes une éruption papuleuse qui ressemble assez bien au *lichen agrius*, et qui cause aux malades de vives démangeaisons. Cette éruption, loin de se dissiper sous l'influence de nouveaux bains, s'augmente au contraire et oblige souvent à renoncer à ce moyen (3).

La plupart des auteurs emploient des doses plus faibles et débutent par 4 à 8 grammes; tant que la peau est intacte, la dose initiale peut être assez élevée, mais dans les affections sécrétantes compliquées d'excoriations, on est tenu à une certaine réserve.

Le bain de sublimé est un bon moyen, on a toutefois exagéré ses vertus, et les bains sulfureux ou alcalins le remplacent le plus ordinairement avec avantage.

Iodure de chlorure mercureux. — On emploie l'iodure de chlorure mercureux en pommade à la dose de 0,30 pour 30 grammes d'axonge, on élève ensuite les doses jusqu'à 2 et 4 grammes, suivant l'effet qu'on veut obtenir (4).

(1) Schlesinger, *Hufeland's Journal*, sept. 1833.

(2) Trousseau, *Bulletin de thérapeut.* et *Journ. des connaiss. méd. chirurg.*, 1847.

(3) Trousseau et Pidoux, *Traité de thérapeutique*, t. I, art. Mercure.

(4) L'iodure de chlorure mercureux, connu également sous le nom de sel de Boutigny, a une composition différente suivant qu'il a été préparé au moyen du calomel et de l'iode ou du bichlorure et du biiodure de mercure ; il n'est pas indifférent de se servir de l'une ou de l'autre de ces préparations, la première est beaucoup moins irritante que la seconde : à moins d'indications spéciales, la première formule de Boutigny, calomel et iode, est préférable.

L'iodure de chlorure mercureux est un substitutif énergique qui produit rapidement l'érythème, la desquamation épidermique et la vésication. Si la médication est poussée plus loin, il se fait une exsudation séro-purulente suivie de la formation de croûtes molles, jaunâtres; on constate en même temps du gonflement et une douleur assez vive comparable à celle d'une brûlure superficielle. Quand l'effet substitutif est obtenu, on cesse pendant trois jours la médication et l'on applique des émollients ou des résolutifs légers. L'inflammation dissipée, on reprend l'usage du médicament. Quand l'irritation provoquée ne dépasse pas la rougeur érythémateuse simple, on continue ordinairement la médication.

Suivant les doses employées, on obtient une excitation à peine sensible ou la vésication; cette possibilité de graduer l'action du remède fait de l'iodure de chlorure un des moyens les plus utiles.

L'iodure de chlorure mercureux est indiqué toutes les fois qu'on désire provoquer une inflammation substitutive assez forte, mais l'activité de la préparation restreint son usage à quelques cas spéciaux. Les affections contre lesquelles l'iodo-chloro-mercureux est supérieur aux autres moyens sont la couperose et le psoriasis. Le traitement de la couperose a valu au sel de Boutigny une réputation méritée; Rochard lui attribue même une supériorité immense : sans aller aussi loin que cet auteur, je crois que c'est un modificateur excellent et qui doit être placé en première ligne lorsqu'on recherche l'inflammation substitutive de l'éruption.

La pommade d'iodure de chlorure mercureux est le topique qui m'a donné les meilleurs résultats dans le traitement du psoriasis. Les doses doivent être plus faibles que dans la couperose, et l'effet substitutif ne pas dépasser l'érythème. Il est essentiel de faire prendre pendant la cure un bain sulfureux tous les jours ou du moins tous les deux jours; cette précaution est nécessaire pour débarrasser la peau de tous les résidus de la pommade, afin de prévenir la salivation. Cette pratique doit être suivie d'ailleurs toutes les fois qu'on applique un sel mercuriel sur de grandes surfaces, et malgré les assertions contraires de quelques auteurs, j'ai pu observer plusieurs fois la salivation après l'emploi méthodique de pommades au protochlorure, au protoiodure, au biodure de mercure. Rochard traite également par l'iodure de chlorure mercureux l'eczéma et le lichen; il faut se servir ici de pommades faibles et procéder avec réserve, surtout dans les affections étendues à de grandes surfaces. L'action substitutive n'est en rien supérieure dans ces cas à celle qu'on obtient par d'autres moyens plus inoffensifs, et cette préparation n'est réellement utile que dans le lichen avec épaississement notable de la peau, surtout lorsqu'il est limité. Quant au mode d'action du médicament, il est encore inconnu; Rochard (1) prétend que le remède chasse au dehors l'humeur morbifique, et appuie cette opinion sur l'exsudation purulente consécutive à l'emploi de l'iodure, et sur la disparition spontanée de ce symptôme au moment de la guérison. C'est une pure hypothèse, le remède agit comme substitutif local, il a sans doute une action spéciale, mais les effets obtenus par le protoiodure et le biodure sont à peu près identiques. Quant à l'action générale, résultat de l'absorption, loin d'être recherchée, elle doit être évitée avec le plus grand soin.

Protoiodure, biiodure de mercure. — Ces deux sels ont une grande analogie d'action avec l'iodure de chlorure mercureux ; je ne parlerai pas de leurs effets directs qui sont identiques, je signalerai seulement l'énergie différente des trois composés, le protoiodure étant le moins actif et le biiodure le plus irritant. Les préparations usitées sont les pommades à la dose de 1 à 4 grammes pour le protoiodure, 0,50 à 2 grammes pour le biiodure : on augmente l'action substitutive en élevant les doses, et l'on arrive jusqu'à l'effet caustique dans les formules suivantes : *Biiodure et solution concentrée de gomme*, part. égal. — *Biiodure, huile et axonge*, part. égal.

Le biiodure, en raison de son activité, n'est utile que dans des affections très-limitées, *couperose*, *lupus*. Cazenave et Hardy l'ont surtout recommandé contre ces deux affections. Le protoiodure a été en outre employé contre ces deux affections et contre le psoriasis, le lichen, l'eczéma, etc. Le psoriasis guérit bien par le protoiodure, mais ce sel tache le linge, provoque facilement la salivation et doit être réservé pour les syphilides psoriasiformes qu'il modifie rapidement. Dans la couperose, le protoiodure et le biiodure sont inférieurs à l'iodo-chloromercureux. J'ai obtenu de bons résultats du protoiodure dans le lichen limité avec épaississement notable de la peau. Dans les affections sécrétantes, la salivation survient assez vite pour qu'on ne puisse employer ces préparations sur de grandes surfaces; pour cette raison, elles sont le plus souvent contre-indiquées.

Azotate d'argent. — L'application de la pommade ou d'une lotion

(1) Rochard, *Traité des maladies de la peau*, 1863. — *De la méthode expulsive dans le traitement des dartres*, 1866.

à l'azotate d'argent, 1 à 4 sur 30, est suivie de rougeur, de gonflement, puis de la formation d'une croûte légère, noire, peu épaisse, adhérente, et qui persiste pendant six à huit jours. Une sédation assez marquée succède à ces symptômes.

L'azotate d'argent est un substitutif précieux, car la réaction produite est modérée et demeure assez bien limitée aux points d'application. Il a pour effet, dans les affections humides, de diminuer ou de tarir l'exsudation, de hâter la cicatrisation des gerçures, des crevasses, et de réprimer les bourgeons végétants des plaies.

L'azotate d'argent est indiqué dans les affections de la peau peu étendues, limitées à une région et en particulier dans l'eczéma chronique, fluent, fendillé des mains, du sein, de l'anus; dans le sycosis compliqué d'induration considérable, de végétations. C'est un excellent topique contre le lupus superficiel érythémateux, contre les affections ulcéreuses, cachectiques. Il rend moins de services dans les affections sèches, et quoique son emploi ait été vanté par Alibert contre le psoriasis, le lichen, il est à peu près abandonné dans ces cas.

Chlorure de zinc. — La solution alcoolique, parties égales d'alcool et de zinc étendu de 100 fois son poids d'eau, a été recommandée par Veiel, dans le traitement du psoriasis verruqueux avec induration du derme, dans les exsudations qui persistent après la chute des squames au coude, au genou, dans l'eczéma invétéré des lèvres, de l'anus, du scrotum (1).

Teinture d'iode. — Légèrement caustique, l'application de la teinture d'iode est suivie d'une douleur vive, passagère, du froncement de la peau et de la formation de larges squames épidermiques, teintées en jaune. La teinture d'iode pure ou étendue d'un peu d'eau et additionnée d'iodure de potassium s'emploie surtout dans les ulcérations syphilitiques et scrofuleuses. Ses propriétés légèrement caustiques l'ont fait proposer pour le traitement des éphélides. Hoffbauer en a retiré de bons effets dans un pityriasis avec commencement d'ichthyose.

Acides chromique, phénique, sulfurique, etc., créosote. — Ces composés sont des irritants énergiques ou des caustiques, on les em-

(1) Veiel, *Zeitschrift der Gesellschaf der Aertze zu Wien.*, févr. 1860.

ploie en solutions étendues. L'*acide chromique* au 100ᵉ a été expérimenté dans diverses maladies de la peau et spécialement dans le prurigo par Purdon (1); à doses plus élevées, on s'en est servi contre diverses tumeurs cutanées et surtout contre l'hypertrophie papillaire, les condylômes. J'ai fait un assez grand nombre d'expériences avec cette substance, et je n'en ai pas retiré de résultats bien supérieurs aux autres moyens.

Les lotions avec l'acide sulfurique très-étendu ont été vantées contre les affections prurigineuses; elles ont donné quelquefois de bons résultats; c'est, du reste, un moyen facile à manier et ne salissant pas les vêtements, comme la plupart des pommades.

Quant aux propriétés parasiticides, elles ont été dictées à priori, mais en réalité il faut compter très-peu sur l'action de ces composés dans les maladies parasitaires de la peau.

MÉDICATION CAUSTIQUE.

Les caustiques se divisent en cathérétiques et en caustiques proprement dits. Les cathérétiques produisent une eschare légère et modifient les éruptions par l'inflammation consécutive; ils se rapprochent beaucoup des substitutifs.

Les principaux cathérétiques sont : l'*azotate d'argent*, la *potasse caustique*, la *teinture d'iode*, le *biiodure de mercure*, l'*acide chromique*, le *chlorure d'or*. Les caustiques les plus usités sont le chlorure de zinc en pâte ou en solutions concentrées, les acides nitrique, sulfurique, le nitrate acide de mercure, les pâtes arsenicales, le fer rouge, etc.

Les cathérétiques ont des indications identiques avec celles des substitutifs forts; les caustiques proprement dits n'étant usités que dans les néoplasies et les tumeurs de la peau, je renvoie à ce chapitre pour ce qui concerne leur application thérapeutique.

MÉDICATION PARASITICIDE.

J'indique seulement ici les principaux parasiticides; leur histoire sera étudiée au chapitre des maladies parasitaires.

(1) *Journ. of cut. med. and diseases of the skin*, oct. 1867.

Les principaux agents employés contre les animaux parasites sont:

1° Les préparations mercurielles;

2° Le soufre et les sulfures alcalins;

3° Les carbures d'hydrogène, huiles essentielles de lavande, de thym, de girofle, etc.; les huiles de pétrole, de schiste, la benzine, etc.

Les principaux agents qui s'opposent à la germination et au développement des végétaux parasites sont:

1° Les préparations mercurielles;

2° Les sels de plomb;

3° Les sels de cuivre;

4° La créosote, les acides phénique, chromique, etc.

III. — DES EAUX MINÉRALES.

L'emploi des eaux minérales dans le traitement des dermatoses remonte à la plus haute antiquité; mais pendant longtemps les indications de cette médication ont été purement empiriques : aujourd'hui une connaissance plus exacte des principes qui constituent les eaux, et l'expérience clinique permettent de mieux préciser les conditions d'administration des eaux, ainsi que le choix de la source.

La composition d'une eau est une donnée précieuse qui laisse pressentir, par analogie, une partie de ses propriétés; cette notion, toutefois, est à elle seule insuffisante. Sans parler des progrès de l'analyse chimique qui découvre tous les jours de nouveaux corps ayant une part d'action ignorée jusque-là, il est d'autres conditions, telles que la thermalité, la combinaison des éléments entre eux, le mode d'administration qui exercent également une influence décisive. On a justement considéré une eau minérale comme un tout complexe, un médicament qui doit être étudié dans son ensemble et jugé par ses résultats; mais il n'est pas moins utile de chercher la part d'action qui revient à chacun des principes en particulier. Pour apprécier les effets thérapeutiques des eaux, il faut étudier : 1° les propriétés communes à toutes les eaux; 2° les propriétés plus spéciales inhérentes à chaque groupe suivant les principaux éléments minéralisateurs qui le constituent; 3° la double action exercée sur les symptômes locaux et sur l'état général.

Propriétés communes. — Toutes les eaux minérales agissent sur la constitution par les modifications importantes et souvent radicales qu'elles apportent au genre de vie des malades. Le changement d'habitudes, de régime, de climat, l'usage des bains, l'ingestion d'une certaine quantité d'eau en boisson, en un mot l'ensemble de nouvelles conditions hygiéniques dans lesquelles se trouve le malade préparent la guérison. Sous ce rapport, l'influence salutaire d'une saison thermale ne saurait être contestée.

Des eaux prises à l'intérieur. — Un grand nombre d'eaux minérales se prennent en boisson, quelques-unes même s'emploient exclusivement ainsi, telles sont la plupart des eaux ferrugineuses, certaines eaux purgatives dites *dépuratives;* parmi les premières surtout, il en est plusieurs qui pourraient utilement être administrées en bains. Les principaux effets des eaux prises à l'intérieur sont d'augmenter la diaphorèse, les sécrétions urinaire et intestinale. Les différentes conditions d'administration produisent des résultats différents. Si les eaux sont bues chaudes et en certaine quantité, elles déterminent principalement une diaphorèse plus ou moins prononcée; les fonctions de la peau sont notablement activées par cette fluxion à la périphérie. Les sécrétions urinaire et intestinale pourront être accrues suivant la quantité et la nature de l'eau ingérée. D'une manière générale, l'action sur les voies urinaires est d'autant plus marquée que l'eau est prise en plus grande quantité et qu'elle est faiblement minéralisée; l'effet purgatif s'observe au contraire dans des conditions opposées. Il est inutile de faire remarquer que l'une de ces actions venant à prédominer, les autres se trouvent d'autant diminuées, et qu'il y a lieu par conséquent à rechercher les conditions qui favorisent l'action qu'on veut provoquer. Si les eaux sont froides, la diaphorèse survient plus difficilement, l'effet purgatif est plus prononcé, mais l'action la plus commune et une des plus importantes est celle qui a lieu du côté de l'appareil urinaire. Ces modifications cependant seront en connexion intime avec la quantité de liquide ingéré et sa composition chimique.

On comprend quels effets importants l'eau minérale prise en boisson peut produire sur l'organisme, combien par exemple des évacuations alvines répétées deux ou trois fois par semaine sans qu'il survienne une trop forte excitation intestinale peuvent constituer une médication énergique et amener d'heureuses modifications dans la santé.

Il est donc évident que, en tenant compte du mode d'administration des eaux, de la nature de leurs éléments minéralisateurs, des conditions individuelles et d'une foule d'autres causes secondaires, telles que les influences atmosphériques, etc., il est possible d'obtenir des résultats aussi variés que multipliés.

Des bains. — Les bains fréquents, répétés chaque jour, constituent un agent énergique de traitement, et cela même indépendamment de la constitution chimique de l'eau. Si le malade se soumet pendant un temps suffisamment prolongé à l'emploi de ce moyen, les fonctions cutanées prennent une activité nouvelle, suffisante quelquefois pour faire disparaître des affections provoquées par la suspension ou la perversion de ces fonctions. Les douches chaudes ou à température variée, les bains de vapeur, le massage, etc., viennent encore augmenter l'énergie de cette médication.

Influence de la température. — La température de l'eau, le mode d'administration, exercent une grande influence sur le mode d'action et sur l'effet produit. Ainsi certaines sources sont presque froides, les bains y sont frais, à peine tièdes et leur durée ne dépasse pas en moyenne une demi-heure. Dans d'autres sources on prend des bains tièdes de 32° centigr. à 37° c., soit que la température naturelle de l'eau ait un degré convenable, comme 33° c. ou 34° c., soit qu'il y ait lieu de la laisser refroidir à la volonté du malade ou du médecin. Enfin les bains sont très-chauds quand la température oscille entre 36° c. et 42° c. à 45° c. Du reste, abstraction faite de la composition de l'eau, le bain frais (25° c. à 32° c.) jouit d'une action fortifiante assez marquée chez la plupart des individus; il est presque toujours sédatif pour les personnes nerveuses. Après un temps variable suivant les individus, on y éprouve une sensation de froid assez désagréable. L'absorption est peu active, et si les envies d'uriner sont fréquentes, cela tient seulement à l'absence de transpiration cutanée et à l'impression du froid ressentie par la peau.

Les bains tièdes (32° c, à 35°c.) relâchent et dilatent les tissus, ils favorisent l'absorption cutanée, ils sont accompagnés d'abondantes émissions d'urine. Ils calment le système nerveux, ralentissent la circulation et affaiblissent en général. De 35° c. à 38° c. les bains sont chauds, ils déterminent une sensation de chaleur assez marquée, ils augmentent l'activité du système vasculaire, et appellent vers la peau un mouvement d'exhalation plus ou moins marqué. Au delà de 38° c., le bain est très-chaud. Pris à cette température, il tend à débiliter; mais il se recommande particulièrement comme appelant sur la surface tégumentaire une excitation parfois très-vive. La peau rougit très-fortement, et, sur les parties restées hors de l'eau, il se produit des transpirations abondantes. La circulation, la respiration, s'accélèrent; la tête se congestionne, devient lourde, pesante, et pendant le reste de la journée le malade éprouve de la céphalalgie, de la lassitude et un affaiblissement assez pénible.

Indépendamment de la température, il y a bon nombre de circonstances qui peuvent déterminer des effets variables dans le mode d'action des bains : l'impressionnabilité si différente des baigneurs, la durée du bain, l'atmosphère ambiante, etc.

Je ne dirai que peu de mots des douches dont l'action peut être variable à l'infini, suivant qu'elles sont générales ou locales, suivant leur température, suivant la force ou la forme du jet, etc. Les douches chaudes, par exemple, ne sont en réalité qu'une exagération de la méthode révulsive et excitatrice. Leur action est analogue, mais non identique avec celle des bains très-chauds; elles opèrent surtout par leur température élevée, par la percussion et par le massage dont elles sont en général accompagnées.

Les douches tièdes produisent une stimulation générale de l'économie, tout en amenant une sédation du système nerveux.

Les douches froides ont une action particulièrement tonique et fortifiante sur tout l'organisme.

Quant aux bains de vapeur, malgré leur analogie d'action avec les bains très-chauds et les douches chaudes, ils peuvent être utiles dans certains cas, alors surtout que les deux modes de traitement que je viens d'indiquer ne seraient pas supportés facilement.

La plupart des eaux minérales administrées en bains déterminent à la peau une excitation assez vive qui se traduit après quelque temps par une chaleur persistante, des démangeaisons, et l'apparition sur diverses parties du corps d'une éruption le plus souvent exanthématique ou papulo-vésiculeuse. Cette irritation cutanée est plus ou moins prompte à se produire, la durée en est très-variable; chez quelques malades des picotements surviennent sur toute l'enveloppe tégumentaire; chez certaines personnes, les démangeaisons se produisent sur une partie limitée; et dans les deux cas ces manifestations peuvent apparaître sans qu'il soit possible d'apercevoir aucune trace d'éruption cutanée. Ces phénomènes surviennent habituellement après quelques bains; ils disparaissent en général durant la continuation du traitement. Cette hypérémie cutanée à formes diverses constitue la *poussée*.

Sous l'influence des mêmes causes qui provoquent les phénomènes que nous venons de signaler, l'affection cutanée elle-même s'exaspère momentanément, les surfaces sont plus rouges, plus chaudes et les éruptions humides sécrètent en plus grande quantité. Ce processus irritatif n'est aussi le plus souvent que temporaire et trouve même habituellement sa guérison dans la continuation du traitement; d'autres fois au contraire il s'aggrave, et cette persistance exige, soit la suspension de la médication pendant quelques jours, soit une atténuation notable dans les moyens employés. On obtient ce résultat par l'addition d'eau ordinaire chargée ou non de principes émollients et par la substitution de sources plus faibles à celles employées primitivement. Le mouvement fluxionnaire qui a lieu vers la peau est évidemment favorisé par la température du bain, par sa durée. Il survient pendant l'usage des eaux à une époque très-variable, parfois même on ne le voit se produire qu'après qu'on en a cessé l'usage.

Quelle est l'importance de la poussée? La plupart des médecins hydrologues attribuent une propriété considérable à la poussée et cherchent à la produire par tous les moyens possibles. Cette excitation thermale est en général salutaire, et son apparition dans les affections cutanées chroniques est un symptôme heureux. La maladie, momentanément exaspérée, tend ensuite à disparaître d'elle-même, et dans le plus grand nombre des cas cette aggravation temporaire précède la guérison. Mais en dehors de cette inflammation substitutive qui exaspère, augmente pour un certain temps la maladie, puis se calme et disparaît ensuite graduellement en entraînant avec elle la lésion locale, on voit aussi survenir une véritable fièvre thermale qui se traduit par une irritation générale de la peau, par des démangeaisons, des éruptions de diverse nature et par des symptômes généraux nettement accusés. Le pouls est plein, la tête lourde, le malade se plaint de courbatures, etc. Ces phénomènes sont alors l'indice d'un entraînement général de l'organisme, d'une dérivation puissante à la peau, action éminemment favorable lorsqu'on veut produire un effet révulsif, mais qui exige une certaine circonspection dans son emploi contre les maladies cutanées.

Tout dépend de l'état local de l'affection, de sa forme plus ou moins aiguë, de la période où on l'observe. Dans les affections humides et étendues, la poussée peut n'être qu'une cause irritante de plus ajoutée aux causes ordinaires d'irritation, et il n'est pas rare d'observer ses effets malheureux sur des éruptions qu'elle a certainement aggravées.

Chez les malades impressionnables, dont le système nerveux est facilement irritable, la poussée est en général mal supportée et entraîne beaucoup d'inconvénients.

Dans les affections sèches, squameuses, dans celles où la transpiration est abolie, la poussée est toujours d'une incontestable utilité. Les conditions d'application que j'ai signalées à propos de la médication locale substitutive sont d'ailleurs en tous points applicables à la cure thermale.

La poussée, d'ailleurs, n'est pas une condition indispensable pour le succès du traitement; souvent elle manque sans inconvénient pour la guérison. Cette stimulation de la peau ne survient pas toujours dans les mêmes conditions; en dehors des susceptibilités individuelles qui la font varier à l'infini, la constitution médicale de la saison joue certainement un rôle important dans sa production.

La poussée s'observe, mais à des degrés divers, dans les eaux les plus différentes par leur composition chimique. L'établissement thermal le plus célèbre sous ce rapport est celui de Loësche (eau sulfatée) où des poussées intenses s'obtiennent après des bains de huit à dix heures par jour et d'une température élevée.

La poussée n'est pas spéciale d'ailleurs aux eaux minérales. En administrant tous les jours des bains et en particulier des bains sulfureux à une température assez élevée et pendant un temps suffisamment prolongé (quatre à six heures par jour), en maintenant ou même en augmentant la chaleur de l'eau pendant leur durée, on obtiendra une éruption érythémateuse ou papuleuse identique avec celle qui survient aux thermes les plus vantés. Seulement ce résultat est presque impossible à obtenir dans la pratique ordinaire, vu la difficulté de suivre une pareille médication. Où trouver un malade qui consentirait à passer huit et même dix heures au bain, comme dans certains établissements de la Suisse?

La poussée provient donc tout à la fois : de la fréquence des bains, de leur durée, de leur température, de la composition chimique de l'eau, etc.

En résumé, les eaux minérales exercent une double action sur l'ensemble de la constitution par les conditions nouvelles imposées aux malades et sur la peau par l'action calmante ou excitante de bains fréquemment renouvelés. L'influence salutaire de cette double action explique un certain nombre de guérisons obtenues par les eaux, quelle que soit leur minéralisation. Quelle est la source qui ne pourrait, par ces raisons, revendiquer le privilége d'avoir guéri quelques maladies cutanées ?

BIBLIOGRAPHIE. — De Balneis omnia quæ extant apud Græcos, Latinos et Arabas. Venetiis, 1553. — Marchant, Recherches sur l'action thérapeutique des eaux minérales, 1832. — Dauvergne, Du véritable mode d'action des eaux de mer, des eaux thermo-minérales, etc., 1853. — Herpin, Études médicales et statistiques sur les principales sources de France, d'Angleterre et d'Allemagne, etc., 1856. — Pétrequin et Socquet, Traité général pratique des eaux minérales, 1859. — Allard, Thérapeutique hydro-minérale des maladies constitutionnelles, 1860. — Dictionnaire général des eaux minérales et d'hydrologie médicales, par MM. Durand-Fardel, Le Bret, J. Lefort et François. 2 vol., 1860. — Durand-Fardel, Traité pratique des eaux minérales, etc., 1862. — Poggiale, De la pulvérisation des eaux minérales et médicamenteuses, 1862. — A. Rotureau, Des principales eaux minérales de l'Europe, 3 vol., 1864. — Scoutletten, De l'électricité considérée comme cause principale de l'action des eaux minérales sur l'organisme, 1864. — Gigot-Suard, Des affections cutanées constitutionnelles et de leur traitement par les eaux sulfureuses, etc. 1868. — Voyez Annales de la Société d'hydrologie médicale de Paris.

PROPRIÉTÉS SPÉCIALES.

Les eaux minérales se divisent, d'après Durand-Fardel, en *eaux sulfureuses; chlorurées sodiques* et *iodo-bromurées; bicarbonatées; sulfatées; ferrugineuses.* Dans ces dernières années, on a admis un groupe particulier d'eaux arsenicales.

EAUX SULFUREUSES.

Ces eaux sont caractérisées par la présence d'un principe sulfureux libre (acide sulfhydrique), ou combiné avec une base, *soude, chaux, magnésie.* On y rencontre beaucoup d'autres éléments, silicates, sulfates, chlorures, etc., matières organiques. On les divise, d'après la base prédominante, en :

Eaux sulfureuses *sodiques*,
Eaux sulfureuses *calciques,*
Eaux sulfureuses *chlorurées sodiques* (1).

1° *Eaux sulfureuses sodiques.* — Ces sources sont thermales, leur température, en général assez élevée, est rarement inférieure à 28° c.

(1) Durand-Fardel a classé ce groupe dans les eaux chlorurées sodiques proprement dites, en raison de la prédominance des chlorures alcalins ; on peut toutefois, sans grand inconvénient, suivre l'ancienne classification, ces eaux étant réellement mixtes et possédant à la fois les propriétés des sulfureuses et des chlorurées.

et s'élève parfois jusqu'à 60 et 70° c. Limpides à leur point d'émergence, elles ne tardent pas à se troubler, à louchir au contact de l'air, par suite de la décomposition de leur principe sulfureux. La base alcaline dominante est la soude; elles renferment le plus souvent une certaine quantité de matières organiques, glairine, etc. Ces eaux sont très-communes dans le midi de la France, elles comprennent presque toutes les sources de la région pyrénéenne.

Les principales stations thermales sulfurées sodiques sont :

Localités.	Nombre des sources.	Température.	Degré d'action.
Amélie-les-Bains (Pyr.-Or.)	19	26 à 63°.	Moyennes.
Ax (Ariége)............	53	21 à 77°.	Faibles et fortes.
Bagnols (Lozère)........	2	45°.	Faibles.
Baréges (H.-Pyr.).......	9	32 à 45°.	Fortes.
Cauterets (H.-Pyr.)......	14	30 à 51°.	Faibles et moyennes.
Eaux-Chaudes (B.-Pyr.)..	6	11 à 36°.	Faibles.
Guagno (Corse)..........	2	37 à 52°.	Moyennes.
Labassère (H.-Pyr.)......	»	12°.	Moyennes.
Luchon (Haute-Garonne)..	28	32 à 68°.	Moyennes et fortes.
Moligt (Pyr.-Or.)........	10	21 à 38°.	Faibles.
Olette (Pyr-Or.).........	Nombreuses.	45 à 70°.	Moyennes.
Saint-Honoré (Nièvre)....	5	26 à 31°.	Moyennes.
Saint-Sauveur (H.-Pyr.)..	2	22 à 34°.	Faibles.

Dans ce groupe doivent se ranger les eaux de Challes (Haute-Savoie), qui renferment une forte portion de sulfure de sodium, des bromures et des iodures en quantité considérable. Ces eaux sont froides et ne s'administrent qu'à l'intérieur.

Eaux sulfureuses calciques. — La base dominante est la chaux; elles sont généralement froides et contiennent en plus grande abondance que les précédentes des sels, surtout du chlorure de sodium. Elles renferment toujours un peu d'acide carbonique; les matières organiques y sont en général peu abondantes et manquent même complétement.

Les principales stations thermales sulfurées calciques sont :

Localités.	Nombre des sources.	Température.
Acqui (Piémont)........	2 principales.	75°.
Allevard (Isère).........	»	21°.
Digne (Basses-Alpes)......	6	20 à 39°.
Enghien (Seine-et-Oise)....	»	12°.
Euzet (Gard)...........	3	13 à18°.
Greoulx (Basses-Alpes)....	2	23 à 38°.
Harrowgate (Angleterre)...	Très-nombreuses.	Froides.
Nenndorf (Hesse)........	»	Froides.
Pistjan (Hongrie)........	»	57 à 63.
Schinznach (Suisse)......	»	36°.
Viterbe (États-Romains)...	5	60°.

Eaux chlorurées sodiques sulfureuses. — Certaines eaux chlorurées sont en même temps sulfurées. La proportion de chlorure de sodium, 2 à 7 grammes, leur assigne une place à part. Ces eaux offrent peu de variété dans leur composition. Les principales sont :

Localités.	Nombre des sources.	Température.
Aix-la-Chapelle (Prusse)....	6	45 à 57°.
Saint-Gervais (Savoie)......	7	20 à 42°.
Uriage (Isère)............	»	27°.

Du mode d'action des eaux sulfureuses. — Dans le traitement des dermatoses, on emploie presque exclusivement les eaux sous forme de bains, et pendant longtemps on a négligé leur administration en boisson; l'effet général se produisait néanmoins, car on respire dans les établissements thermaux, dans les cabinets de bains, de douches, un air chargé de molécules sulfureuses qui pénètrent directement dans l'organisme par les voies respiratoires. Malgré l'ancienneté de cette pratique, je pense que l'usage interne des eaux, toutes les fois qu'il est possible, est un complément utile de la médication.

Les eaux exercent une double action sur l'état local et sur l'état général. Leur énergie est très-variable dans les différentes stations thermales et même quelquefois dans les sources d'un même établissement; on divise sous ce rapport les eaux en *fortes*, *moyennes*, *faibles*. Les eaux faibles ou douces, suivant l'expression consacrée, ont une température modérée, sont peu minéralisées et quelques-unes renferment en abondance des principes organiques. Parmi elles, je citerai Moligt, Saint-Gervais, certaines sources d'Ax. Ces eaux peu excitantes sont sédatives, calment l'irritation cutanée et jouissent de propriétés résolutives bien marquées.

Les sources fortes, chaudes ou très-chaudes, sont riches en sulfures, le plus souvent pauvres en matières organiques; elles sont franchement excitantes, et leur administration est suivie des effets décrits à propos de la médication substitutive. Baréges, Bagnères-de-Luchon, Schinznach, sont des types de cette classe.

Les sources moyennes ont, ainsi que leur nom l'indique, des propriétés intermédiaires aux deux classes précédentes. Suivant leur composition et leur température, les eaux sulfureuses produisent donc tous les effets locaux des médications résolutive et excitante. Dans les thermes qui renferment un grand nombre de sources on rencontre le plus souvent, comme à Bagnères-de-Luchon, à Ax, toute une série de sources, depuis les plus faibles jusqu'aux plus actives. Cette propriété précieuse permet de graduer à volonté l'énergie de la médication, ce qu'il est impossible de faire dans les sources à type unique.

L'effet local dépend de la source; les eaux faibles animent à peine les éruptions, et cet effet le plus souvent résulte de l'excitation générale produite par la médication; elles diminuent au contraire la tension cutanée, apaisent le prurit ou les cuissons.

Les sources moyennes et fortes déterminent au contraire une irritation franche, les surfaces rougissent, la peau devient chaude, tendue, les sécrétions morbides s'exagèrent et l'affection revient à l'état aigu, action tout à fait analogue à celle des médicaments substitutifs.

L'action générale stimulante se traduit par l'accélération du pouls, l'énergie plus grande des battements du cœur, une transpiration plus abondante, par de la diurèse et moins souvent par des selles plus nombreuses. Le malade éprouve d'abord un sentiment de bien-être, de force, parfois même un véritable mouvement fébrile (fièvre thermale). A cette période d'excitation, succède ensuite un sentiment de lassitude, de courbature générale, qui se dissipe peu à peu, à moins qu'on n'abuse intempestivement des bains.

La peau, le rein, l'intestin, le poumon, sont les voies d'élimination du soufre et le remède accuse son passage par des phénomènes particuliers des plus importants à apprécier. Le malade éprouve à la peau un sentiment de chaleur, des cuissons et à une époque variable, suivant l'idiosyncrasie des malades, la source thermale, et le mode d'administration des eaux, survient la poussée due tout à la fois à l'action locale et à la réaction générale.

Dans les eaux sulfurées calciques, la poussée est en général précoce et se montre à une époque rapprochée du début (Schinznach); dans les eaux sulfurées sodiques, l'apparition de l'éruption est ordinairement plus tardive; ce n'est en effet qu'après le vingtième bain que les phénomènes inflammatoires commencent à se développer. Il en est de même près des eaux chlorurées sodiques sulfureuses, à Uriage en particulier, où le plus souvent la tolérance s'établit au début. Ainsi, tandis que certaines eaux produisent en commençant une vive excitation de la peau, qui nécessite souvent une suspension momentanée du traitement ou l'emploi des émollients; d'autres thermes, et Uriage entre autres, déterminent après quelques bains seulement une amélioration sensible qui porte les malades à se croire guéris au bout d'une quinzaine de jours de traitement. Ce n'est que plus tard, lorsque l'économie a été suffisamment excitée que se manifeste une recrudescence plus ou moins forte dans les irritations extérieures. Cette inflammation ne dépasse pas en général celle que les malades présentaient à leur arrivée, à moins que le traitement n'ait pas été continué pendant un temps suffisant, car si la recrudescence s'opère sans qu'elle ait pour modérateur l'action continuée des eaux, elle peut souvent prendre des proportions considérables.

Les médecins hydrologues sont en effet unanimes à reconnaître que la continuation du traitement est le meilleur moyen de modérer les accidents survenus sous son influence. On comprend aussi qu'il peut se produire des alternatives d'atténuation et d'excitation jusqu'à ce que la période de résolution s'établisse franchement.

En outre, à Uriage comme dans d'autres stations et spécialement dans les eaux chlorurées sodiques sulfureuses d'Aix-la-Chapelle, de Saint-Gervais, il arrive souvent que la cure des affections cutanées s'effectue sans aucune espèce d'excitation appréciable.

L'effet purgatif est en général peu marqué, et la dérivation du côté du tube intestinal est déterminée surtout par les eaux chlorurées sodiques, et Uriage en particulier. L'effet diurétique est plus fréquent, rien de particulier d'ailleurs dans ces faits signalés déjà dans l'exposition des propriétés générales des eaux.

L'action élective sur les voies respiratoires est incontestable et donne lieu à des symptômes bien étudiés par Pidoux dans ses observations sur les Eaux-Bonnes : « Chaleur âcre vers le larynx et l'isthme du gosier, toux sèche, étranglée, particulière avec une irritation constrictive de l'entrée des voies respiratoires, un peu de dyspnée mêlée à un sentiment de poids et de resserrement du thorax, des douleurs vagues dans les parois de cette cavité, principalement sous les clavicules, etc. (1) ». On observe un véritable catarrhe aigu substitutif, analogue à la poussée qui se fait du côté du système cutané.

La composition chimique des eaux et leur action élective sur les différents systèmes organiques, action qui peut être developpée ou restreinte par un mode d'administration convenable font des eaux sulfureuses un médicament composé qu'il est difficile de ramener à un type unique.

Ces eaux ont une action commune qui se traduit par une excitation générale imprimant une activité nouvelle à l'ensemble de l'organisme, mais en outre elles agissent comme altérant, et cet effet consécutif est très-variable suivant la composition de l'eau, la proportion des principes sulfureux, salins, alcalins, leur mode d'association et la direction donnée au traitement. Entre Aix-les-Bains, qui agit surtout par sa haute température et la sudation, Uriage qui détermine des effets purgatifs, diurétiques prononcés, les Eaux-Bonnes où l'on cherche l'action élective sur l'organe respiratoire, il n'y a nulle ressemblance quant aux effets thérapeutiques. S'il est inexact de penser que les eaux sulfureuses agissent toutes et toujours de la même manière, on comprend qu'il soit difficile de parquer leurs indications dans un cercle déterminé et que le choix de la médication doit dépendre tout à la fois des effets généraux qu'on veut en retirer et des conditions locales. Il est donc nécessaire d'étudier isolément l'action des eaux sulfureuses sur les maladies qui donnent naissance aux affections cutanées.

Des indications des eaux sulfureuses. — Les indications des eaux sont fournies par la *nature de la maladie*, l'*état local* et l'*état général du sujet*. La scrofule et les dartres sont les deux maladies générales qui sont le plus directement modifiées par l'emploi des eaux sulfureuses; la syphilis, la goutte, la pellagre, en retirent parfois d'heureux résultats, mais les indications ne sont que secondaires et subordonnées à des conditions elles-mêmes passagères.

De l'emploi des eaux sulfureuses dans la scrofule et les scrofulides. — On désigne sous le nom de scrofulides les affections cutanées symptomatiques de la maladie scrofuleuse; les formes ulcéreuses sont admises

(1) Trousseau et Pidoux, *Traité de thérapeutique*, t. II, p. 878, art. Soufre.

par tous les dermatologistes; les formes superficielles sont contestées et considérées simplement comme des manifestations cutanées chez des scrofuleux. Malgré ces divergences théoriques, les auteurs s'accordent sur la nécessité de combattre en premier lieu la maladie générale; il n'est pas nécessaire de discuter ici la question doctrinale (voyez chapitre des SCROFULIDES EN GÉNÉRAL). Les eaux sulfureuses exercent sur la marche de la scrofule une action favorable et des plus utiles; mais cette action n'est qu'indirecte et ne dépend pas d'une vertu spéciale qui leur a été attribuée par quelques auteurs. Le scrofuleux qui a suivi un traitement thermal aux eaux des Pyrénées, par exemple, éprouve une notable amélioration dans son état général et voit souvent disparaître les manifestations cutanées de la maladie. Ce résultat est produit par des causes multiples : le changement de climat, les courses dans les montagnes, l'augmentation de l'appétit, l'excitation énergique des fonctions de la peau par l'emploi des bains, toutes circonstances qui placent l'organisme dans d'excellentes conditions. Quant au rôle qu'a rempli dans la cure le principe sulfureux, il est secondaire et les effets généraux du soufre ne vont pas au delà d'une excitation générale qui vient s'ajouter aux effets produits par les moyens précédents. Il est impossible de rien voir qui ressemble à un effet spécial altérant dirigé contre la diathèse elle-même.

Un résultat semblable sera obtenu toutes les fois qu'on améliorera les conditions hygiéniques du malade et qu'on le soumettra à l'action vivifiante d'un air pur et d'une alimentation convenable. Les eaux de Forges vers lesquelles l'administration de l'assistance publique de Paris dirigeait ses scrofuleux sont des eaux à peine minéralisées et cependant elles jouissent d'une grande renommée contre la scrofule.

Si le principe sulfureux était l'élément principal, les eaux riches en sulfures devraient donner les meilleurs résultats; l'expérience prouve au contraire que ce sont des eaux relativement pauvres en soufre, mais contenant beaucoup de principes salins qui réussissent le mieux contre la scrofule. Uriage, par exemple, qui jouit d'une réputation méritée dans le traitement des scrofulides doit cette propriété à l'alliance heureuse des principes sulfureux aux matières salines qui y sont contenues en grande quantité.

Les eaux sulfureuses n'exercent donc sur la scrofule qu'une action indirecte; cette opinion a été soutenue par des auteurs justement estimés : Lebert, Astrié, Durand-Fardel. « Les eaux sulfureuses ne gué-

» rissent pas directement la scrofule comme la dartre », dit Astrié (1). Lebert (2), tout en reconnaissant l'utilité des bains sulfureux contre les localisations cutanées pense que la maladie elle-même est influencée plus directement par les bains salés et iodés.

Si la maladie scrofuleuse ne trouve pas dans les eaux sulfureuses un spécifique; les manifestations cutanées de cette diathèse sont en revanche heureusement combattues par leur emploi. Les scrofulides sécrétantes (eczéma, impétigo, intertrigo) sont modifiées assez rapidement. A l'exception de la période aiguë et de quelques complications inflammatoires qui surviennent accidentellement pendant le cours de ces affections, comme elles ont en général une marche atonique, l'indication des eaux sulfureuses existe dans presque toutes les périodes de l'affection.

Cette action est d'autant plus précieuse, que souvent les eaux sodiques fortes, comme les bains de mer, par exemple, ont une très-faible puissance contre ces formes sécrétantes et les aggravent même quelquefois (3).

Le choix de la station thermale sera déterminé par le tempérament et l'état général du sujet, par la susceptibilité de l'éruption, et dans quelques circonstances par la facilité que procure le voisinage de certaines sources thermales.

Les scrofuleux à tempérament nerveux, irritable, se trouveront très-bien des eaux sulfureuses douces de Saint-Gervais, d'Aix-la-Chapelle, Moligt, Saint-Sauveur, etc. Lorsqu'on voudra réunir en même temps les avantages des médications salines et sulfureuses, c'est-à-dire avoir une action plus énergique, plus efficace, Uriage, Schinznach, seront conseillés.

A la période pityriasique des affections humides, les eaux de Schinznach, des Pyrénées, seront particulièrement utiles.

Les formes sèches, prurigo, érythème chronique, seront combattues par les bains excitants, les douches, etc., des eaux des Pyrénées.

Les scrofulides profondes, les ulcères scrofuleux, les tuméfactions des ganglions lymphatiques, les affections osseuses, réclament l'emploi des eaux salines et sulfureuses, Uriage, et celle des eaux fortes, Baréges, Bagnères-de-Luchon, Schinznach, etc.

(1) *De la médication thermale sulfureuse.*

(2) *Traité des maladies scrofuleuses et tuberculeuses*, p. 251.

(3) Bergeron, Rapport sur le traitement des enfants scrofuleux à l'hôpital de Berk-sur-Mer, 1866.

Lorsque existent en même temps des symptômes du côté des voies respiratoires, angine, bronchite, etc., les eaux des Pyrénées par leur action spéciale sur les affections de cet appareil seront utilement conseillées.

Mais, je le répète, la cure n'est pas complète par les eaux sulfureuses, et a besoin d'être consolidée par l'emploi des eaux chlorurées sodiques, des bains de mer, des eaux mères.

Rien n'empêche d'ailleurs d'instituer simultanément le traitement direct de la scrofule en même temps que celui de la cure thermale, et ce serait peut-être là le meilleur traitement. Cette double médication, instituée à Schinznach, où les malades peuvent être mis en même temps à l'usage des eaux chlorurées sodiques et iodurées de Wildegg donne les meilleurs résultats.

Les eaux sulfureuses ont été depuis les temps les plus reculés vantées contre les dartres, et Durand-Fardel, dans son *Traité de thérapeutique des eaux minérales*, a soutenu l'opinion traditionnelle qui leur attribue une vertu antiherpétique. D'après cet auteur, la médication sulfureuse agit par action locale et par « l'introduction d'un médica- » ment spécial adressé à la disposition morbide, ou si l'on veut à la » cause pathogénétique de la maladie et dont le mode d'action que l'on » peut appeler *altérant* ne nous paraît pas plus susceptible d'analyse » que s'il s'agissait d'un médicament véritablement spécifique ». (*Traité des eaux minérales*, p. 393.)

M. Hardy préconise également les eaux sulfureuses contre les dartres proprement dites.

Dans ces dernières années, Bazin au contraire est arrivé à peu près à nier l'action des eaux sulfureuses contre la dartre. Parmi les affections de la peau que cet auteur rattache aux maladies constitutionnelles, dartre, scrofule, arthritis; les scrofulides seules se trouvent bien de l'emploi des eaux sulfureuses, les herpétides réclament l'emploi des eaux arsenicales et les arthritides celui des eaux alcalines.

Cette doctrine, qui condamne si nettement l'emploi de la médication sulfureuse, est la conséquence de la réaction qui s'est faite contre l'emploi inconsidéré de ces eaux dans les dermatoses en général. Les eaux sulfureuses étaient devenues un remède banal qu'on prescrivait indifféremment dans le traitement des affections cutanées, quelle que fût la forme de l'éruption, sa période d'état et sa nature. De cette absence d'indications résultaient de nombreux mécomptes et non-seulement l'absence de guérison, mais trop souvent une aggravation permanente de l'affection.

En étudiant les effets des eaux sulfureuses sur les affections hypérémiques de la peau que j'appelle idiopathiques, c'est-à-dire qui ne dépendent pas d'une cause externe ou d'une maladie générale exanthématogène comme la scrofule, la syphilis, etc. ; on voit que ces affections sont améliorées souvent et qu'elles peuvent même disparaître complétement. La guérison est toutefois rarement définitive, le malade n'est qu'à moitié blanchi, et les récidives sont la règle. Cette fréquence des récidives tient à l'impuissance de la médication et à la suspension inopportune du traitement. La cure traditionnelle de vingt et un à vingt-cinq jours est rarement suffisante pour amener une modification durable; en outre, l'habitude de cesser tout remède après un traitement thermal, afin de laisser la médication opérer ses effets, a pour résultat le plus certain de permettre à l'éruption un moment arrêtée de reprendre sa marche. La pratique hydrologique tend de plus en plus à abandonner ces fâcheux errements et à fixer la durée de la cure d'après les indications spéciales à chaque sujet.

Les malades dartreux guéris ou améliorés par les eaux sulfureuses appartiennent aux deux catégories suivantes : 1° malades affectés d'éruptions sans aucun symptôme morbide en dehors de la lésion cutanée; 2° malades atteints en même temps d'une éruption à la peau et d'une affection catarrhale, et en particulier d'une affection des voies respiratoires. Dans ces deux cas, la guérison est due à l'action élective du médicament sur les téguments cutanés et muqueux et à la modification spéciale imprimée à la nutrition de ces tissus. Mais il n'y a pas eu de vertu spécifique contre une dyscrasie spéciale, et la preuve, c'est que les récidives sont des plus fréquentes et que la guérison est l'exception dans le psoriasis, affection qui intéresse plus profondément la texture de la peau que les affections simplement exsudatives, comme l'eczéma vulgaire.

Les eaux sulfureuses chlorurées sodiques douées de propriétés purgatives ou diurétiques peuvent, par ces effets, agir énergiquement comme dérivatives sur des sujets pléthoriques, atteints d'embarras intestinal, de cet état que les Allemands désignent sous le nom de pléthore abdominale, et devenir alors un agent assez énergique de dépuration. Ces effets, d'ailleurs, n'ont rien de spécifique, et je ne crois pas plus à la vertu spécifique des eaux sulfureuses dans la dartre que dans la scrofule, tout en reconnaissant les bons services qu'elles rendent dans ces deux maladies.

Les opinions si opposées de Bazin et de Hardy sur l'efficacité de eaux sulfureuses sont dues au point de vue différent sous lequel ces deux auteurs ont considéré les faits. Bazin, se guidant uniquement sur le résultat définitif, a pu conclure avec quelque apparence de vérité à l'impuissance des eaux sulfureuses; mais il a oublié qu'un verdict aussi sévère atteindrait la plupart, sinon la totalité de nos agents thérapeutiques, et Hardy est certainement plus près de la vérité en affirmant leur utilité. Il faut seulement faire quelques réserves et ne pas considérer les sulfureux comme un spécifique.

Les indications spéciales des eaux sulfureuses dans les affections dartreuses se rapportent presque exclusivement à l'état local.

Quant au choix d'une station thermale et au mode d'administration des eaux, ils se résument ainsi. Lorsqu'on a intérêt à ne pas provoquer une excitation vive de la peau, dans les affections subaiguës, dans le lichen avec prurit intense, chez les malades nerveux, impressionnables, on conseillera les eaux faibles, douces, Moligt, Saint-Gervais, Saint-Sauveur, les sources faibles d'Ax, etc. C'est seulement après l'acclimatation du malade qu'on activera l'énergie du traitement, soit en prolongeant la durée du bain, et en élevant la température, soit en ayant recours à une source plus fortement minéralisée.

Veut-on provoquer la poussée, activer les fonctions cutanées, dans les affections franchement chroniques, on recourra aux eaux moyennes ou fortes, comme Ax, Baréges, Bagnères-de-Luchon, Schinznach, Enghien, etc. Les bains prolongés, les bains de piscine, les douches générales, viennent en première ligne dans le traitement des affections sèches, atoniques. Les douches locales réussissent très-bien dans les affections localisées de l'anus, du scrotum, des mains, etc.

Les eaux sulfureuses chlorurées sodiques sont indiquées surtout lorsqu'on veut obtenir un effet dérivatif sur le tube intestinal ou l'effet diurétique.

BIBLIOGRAPHIE. — Voyez, pour les eaux sulfureuses :

ANGLADA. Traité des eaux minérales et des établissements thermaux du département des Pyrénées-Orientales, 2 vol. 1833.

GERDY. Étude sur les eaux minérales d'Uriage, et sur l'influence physiologique des eaux en général, etc. 1849.

ASTRIÉ. De la médication sulfureuse appliquée au traitement des maladies chroniques, 1852.

BARRIÉ. Des eaux minérales de Bagnères-de-Luchon, thèse de Paris, 1853.
FONTAN. Recherches sur les eaux minérales des Pyrénées, de l'Allemagne, etc., 1853.
DE PUYSAYE et LECONTE. Des eaux d'Enghien, etc., 1853.
ALIBERT. Traité des eaux d'Ax, 1853.
PÉGOT. Essai clinique sur l'action des eaux thermales sulfureuses de Bagnères-de-Luchon, dans le traitement de la syphilis, 1854.
PAYEN. Notice sur les eaux de Saint-Gervais, 1854.
WETZLAR. Traité pratique des propriétés curatives des eaux thermales sulfureuses d'Aix-la-Chapelle, 1856.
LAMBRON et LEZAT. Les Pyrénées et les eaux thermales sulfureuses de Luchon, 1860.
BLANC. De l'action du soufre et des sulfureux dans le traitement de la syphilis, thèse. Paris, 1867.
DOYON. Du traitement des maladies de la peau par les eaux minérales, et en particulier par les eaux d'Uriage, 1869.
Voyez, en outre, les traités généraux d'hydrologie, les annales de la Société d'hydrologie et les notices particulières sur chaque source.

Indications tirées de l'état local. — Ces indications sont les mêmes que celles des médications résolutive et excitante; les eaux sulfureuses conviennent seulement aux affections chroniques de la peau pendant leur période d'état; elles sont contre-indiquées dans l'état aigu et l'on ne doit les prescrire pendant la période subaiguë qu'avec une grande réserve et en s'adressant d'abord aux sources les plus faiblement minéralisées. D'une manière générale, les affections superficielles hypérémiques fluentes, avec exsudation séreuse ou purulente, même étendues à de grandes surfaces, guérissent mieux que les affections profondes, et que celles qui sont sèches et constituées par des néoplasmes solides, comme le lichen et le psoriasis.

Bazin enseigne que les sulfureux ne conviennent pas aux dartres humides, et à l'eczéma en particulier; Lambron ne partage pas cette opinion et dit avoir obtenu de bons effets des eaux des Pyrénées. J'adopte cette dernière opinion, et j'ai vu souvent les eaux d'Uriage modifier heureusement des affections humides d'origine non scrofuleuse. Le moment opportun d'administrer ces eaux est celui où les poussées exsudatives deviennent rares et sont remplacées par l'exfoliation épidermique. C'est la période pityriasique de l'eczéma, lamelleuse et croûteuse de l'herpès, de l'impétigo, du sycosis.

Les affections sèches sont au contraire moins favorablement influencées, à l'exception du prurigo. Le lichen doit être traité par les sources faibles, sulfuro-alcalines; on ne s'adresse à des thermes plus actifs que dans les lichens circonscrits avec sclérose de la peau.

Le psoriasis est très-rarement guéri par les eaux sulfureuses et la disparition complète de l'éruption est un fait exceptionnel ; c'est aux sources fortes, aux bains prolongés qu'il faut avoir recours.

Dans les affections des glandes sébacées, l'effet local est peu important ; c'est surtout par leur action générale ou dépurative que les eaux agissent ; les chlorurées sodiques sont surtout efficaces contre l'acné indurée, pustuleuse, qui coïncide presque toujours avec une constitution lymphatique ou la scrofule. La couperose érythémateuse indique plus spécialement les eaux alcalines ou salines faibles.

Les néoplasies, lupus, tumeurs de la peau, ne retirent aucun bénéfice des eaux sulfureuses ; l'action locale n'est pas assez prononcée pour amener la disparition du processus morbide, et l'action générale est nulle contre la disposition morbide. Le traitement thermal, par ses propriétés reconstituantes, a pu être utile quelquefois, en améliorant l'état général et en préparant ainsi le succès d'une médication plus active.

Indications tirées de l'état général. — Les sujets débilités, lymphatiques, d'un âge peu avancé, sont ceux qui obtiennent les meilleurs résultats des eaux sulfureuses. Les malades nerveux, irritables, doués d'une grande susceptibilité de la peau, supportent difficilement les bains sulfureux. Les sujets pléthoriques, prédisposés aux congestions pulmonaires et encéphaliques, ceux qui ont des affections du cœur doivent s'abstenir des eaux sulfureuses.

De l'action du soufre et des eaux sulfureuses dans la syphilis. — Les préparations sulfureuses ne guérissent pas la maladie syphilitique, mais elles sont fort utiles à un moment donné pour déceler une syphilis latente, et comme auxiliaire et correctif du traitement mercuriel.

Les poussées successives de la syphilis sont quelquefois espacées à de longues échéances, et dans ce cas il serait d'une haute importance de posséder un critérium qui permette de décider si la diathèse est réellement éteinte ou si elle sommeille n'attendant qu'une occasion pour reparaître. On a cru trouver dans les eaux minérales et en particulier dans les eaux sulfureuses ce moyen de dévoiler l'inconnu. Par leurs propriétés excitantes, par le mouvement fluxionnaire qu'elles déterminent à la peau, les eaux sulfureuses sont en effet le moyen le plus actif de ramener à l'extérieur les manifestations disparues d'une syphilis ancienne. Lambron, Pégot, Astrié, etc., ont cité de nombreuses observations à l'appui, et cette opinion est aujourd'hui généralement adoptée. Il ne faudrait pas cependant, tout en reconnaissant l'utilité de ce mode de vérification, croire à son infaillibilité et interpréter les faits négatifs dans le sens absolu d'une guérison définitive. Ricord a vu des malades subir une réapparition des symptômes plusieurs mois après l'épreuve thermale, d'autres pris à l'improviste d'une exostose après avoir fait avec succès trois ou quatre saisons. J'ai moi-même observé plusieurs fois des faits semblables, et Durand-Fardel, Blanc (1), partagent sur ce point l'avis de Ricord.

Dans la syphilis rebelle, chez les sujets lymphatiques ou débilités, un moment arrive où les accidents persistent et s'aggravent, réfractaires à tout traitement. Les mercuriaux, l'iodure lui-même, sont mal supportés et partant de nulle efficacité. Vouloir quand même persévérer dans cette voie, c'est marcher rapidement à la cachexie mercurielle. Les toniques et les analeptiques sont souvent inefficaces. Les eaux sulfureuses agissent des plus heureusement dans ces circonstances ; après une saison de trente à quarante jours, il est rare que le malade ne soit pas reconstitué et qu'une amélioration notable ne survienne pas dans l'état général. On reprend alors, et avec succès cette fois, la médication.

Si les effets fâcheux du remède dépendent non plus de l'état cachectique du malade, mais de l'irritation provoquée sur la bouche et le tube digestif, la prescription simultanée des sulfureux et des mercuriaux suffit le plus souvent pour amener la tolérance. Le soufre appelle l'élimination du mercure par la peau et prévient ainsi l'irritation du tube digestif ; c'est sous forme de bains qu'il est alors indiqué de prescrire les sulfureux.

Enfin on a prescrit le soufre pour combattre la cachexie mercurielle et les symptômes fâcheux produits par l'accumulation de ce poison dans les organes.

Astrié (2) a démontré que le soufre n'agissait pas en neutralisant les sels mercuriels et en formant ainsi un sulfure insoluble, mais au contraire en rendant solubles les composés albumino-hydrargyriques fixés dans les tissus et en facilitant leur élimination par la suractivité imprimée aux excrétions cutanées, urinaires et muqueuses. Blanc (3) a repris cette étude, et à la suite d'expériences faites sur des sujets soumis

(1) Blanc, thèse citée, p. 17.

(2) Astrié, ouvr. cité, p. 230.

(3) Blanc, thèse citée, p. 35 et suiv.

à l'intoxication mercurielle, il a constaté qu'après l'emploi du soufre, la quantité de mercure contenue dans les urines augmentait au lieu de diminuer, ce qui prouve nettement la fluidification des sels organiques et leur élimination par les diverses sécrétions. Pour obtenir ces effets, il faut administrer le soufre en bains et à l'intérieur ; dans ses expériences, Blanc s'est servi du soufre en nature, 3 grammes par jour ou de l'eau d'Enghien. L'eau naturelle qui est le mieux indiquée dans ces cas est l'eau de Challes, qui contient par litre 0,2930 de sulfure de sodium et 0,0138 d'iodure de potassium, etc.

Lorsqu'on donne simultanément le mercure et le soufre, il ne faut administrer la préparation sulfureuse qu'une heure et demie après l'ingestion du sel mercuriel. Blanc recommande cette pratique pour les raisons suivantes (1) : « Après l'ingestion du soufre, il se forme de l'hydrogène sulfuré dans le tube intestinal et dans le système veineux, jusqu'à l'oxydation pulmonaire; il faut donc mettre en présence du mercure non l'hydrogène sulfuré qui formerait un sulfure insoluble, mais les hyposulfites, les sulfites et les sulfates qui vont se produire et rendront le mercure plus actif au lieu de l'insolubiliser. »

EAUX CHLORURÉES.

Les chlorures de sodium ou de calcium en première ligne, et d'autres sels en quantité variable, sont la caractéristique de ces eaux ; beaucoup d'entre elles contiennent du fer et de l'arsenic, quelques-unes renferment de l'acide carbonique, circonstance heureuse au point de vue de leur digestion. Elles se divisent suivant la proportion des sels contenus en faibles, au-dessous de 3 grammes de chlorures, moyennes de 4 à 8 grammes et en fortes, concentrées au delà de cette dose.

Les eaux chlorurées sont un des moyens les plus puissants de reconstitution. A doses faibles, elles stimulent simplement les fonctions digestives; à doses plus élevées, l'effet purgatif est obtenu surtout par les eaux fortement minéralisées, prises à une température modérée et en petite quantité. La diurèse est provoquée par les eaux faiblement minéralisées et prises en quantité plus considérable; la diaphorèse survient après l'administration des eaux chaudes. Ces données ne sont pas

(1) Blanc, thèse citée, p. 45.

d'ailleurs absolues et varient suivant les conditions individuelles, la température de la saison, etc. Mais l'action reconstituante est obtenue le plus souvent par des doses faibles, longtemps continuées et surtout lorsque les effets purgatifs et diaphorétiques sont moins prononcés.

Les principales eaux chlorurées sodiques sont :

Localités.	Température.	Quantité de sels.	
Balaruc (Hérault)	40 à 50°	10gr	Fortes.
Bourbonne (Haute-Marne)	50°	7,54	Fortes.
Bourbon-Lancy (Saône-et-Loire)	28 à 56°	2,27	Faibles.
Friedrichsall (Saxe-Mein)	Froides.	25,0	Très-fortes.
Hammann-Meskoutine (Algérie)	46 à 95°	1,45	Très-fortes.
Hombourg	Froides.	19,0	Très-fortes.
Keissingen (Bavière)	Froides.	8,55	Très-fortes.
La Bourboule	31 à 52°	6,69	Fortes.
Lamotte	60°	7,00	Moyennes.
Luxeuil	19 à 56°	1,00	Faibles.
Kreuznach	11 à 29°	9,50	Très-fortes.
Nauheim (Hesse)	21 à 39°	17,0	Très-fortes.
Nectaire (Saint-)	22 à 44°	7,00	Moyennes.
Niederbronn	17°	4,50	Moyennes.
Wiesbaden	68°	5,00	Moyennes.
Wildegg	10°	14,37	Très-fortes.

Dans cette classe se rangent l'eau de mer et les eaux mères de Bex, Kreuznach, Montmorot, Nauheim, Salins, etc.

Des indications des eaux chlorurées sodiques. — Les eaux chlorurées sodiques sont indiquées principalement dans le traitement de la scrofule. A l'inverse des eaux sulfureuses qui améliorent l'état local sans modifier profondément la disposition morbide, les eaux chlorurées combattent l'état diathésique, mais n'exercent qu'une médiocre influence sur les localisations cutanées. Il est donc le plus souvent nécessaire de recourir à un traitement mixte ou d'attendre la disparition des éruptions pour consolider la guérison. Ces remarques s'appliquent aux eaux mères, aux sources fortes douées d'une énergie puissante; les sources faibles, moyennes, n'ont pas cette action irritante des eaux concentrées.

Quant aux indications des sources en particulier, il faut tenir compte de la forme *éréthique* ou *torpide* de la scrofule. Les scrofuleux diffèrent beaucoup entre eux, les uns sont maigres, chétifs, nerveux irritables, la peau est sèche, rugueuse, les éruptions sont érythémateuses ou papuleuses; les autres ont le tissu cellulaire anormalement développé, leurs éruptions sont humides; ils sont plus particulièrement disposés aux suppurations, aux catarrhes. Aux premiers conviennent les sources faibles, toniques sans être excitantes, les bains tièdes peu minéralisés ou les bains frais et courts; on insistera sur les effets diaphorétiques ou purgatifs. Aux seconds sont réservés les eaux dépuratives fortes, celles qui déterminent des selles ou des sueurs abondantes.

L'*eau de mer* (1) appartient au groupe des eaux chlorurées moyennes; agent précieux de reconstitution, c'est le meilleur traitement de la scrofule. Elle agit surtout sur la diathèse elle-même et combat la plupart de ses manifestations, engorgements ganglionnaires, dermatoses profondes, ulcéreuses, atoniques, prurigo, etc. Dans les affections sécrétantes, l'eczéma du corps en particulier, ses effets locaux doivent être surveillés en raison de l'irritation fâcheuse que l'eau salée provoque souvent à la peau. On se trouve bien dans ces cas de commencer le traitement par le bain de mer chauffé, moins irritant que le bain ordinaire.

L'eau de mer se prend aussi en boisson, et Gaudet, Dauvergne, ont recommandé son usage. Un demi-verre à cinq verres, suivant les âges, d'eau pure ou coupée avec de l'eau gommée produisent des effets purgatifs ou diurétiques sur lesquels je ne m'arrête pas, ayant déjà montré l'importance de cette médication.

Les eaux mères des salines, Bex, Kreuznach, Nauheim, Salins, etc., jouissent des mêmes propriétés que l'eau de mer et sont employées dans les mêmes cas.

DES EAUX BICARBONATÉES.

Durand-Fardel divise les eaux bicarbonatées en *sodiques*, *calciques*, *mixtes*. Parmi les premières se trouvent en première ligne Vichy, Vals, Ems; parmi les secondes, Pougues, Saxon (iodo-bromurée). Les troi-

(1) Gaudet, *Recherches sur l'usage et les effets des bains de mer*, 1844. — Pouget, *Des bains de mer*, 1851. — Roccas, *Traité pratique des bains de mer*, 1862. — Brochard, *Des bains de mer chez les enfants*, 1864. — Bergeron, *Rapport sur les résultats obtenus dans le traitement des enfants scrofuleux à l'hôpital de Berk-sur-Mer*, 1866.

sièmes comprennent des sources à composition très-multiple, comme Néris, Royat, Sail-lès-Château Morand, etc. On trouve encore, comme éléments constitutifs de ces eaux, des sels à base de lithine, de silice, de l'arsenic, auxquels on attribue une part notable dans les effets thérapeutiques.

Les eaux alcalines ont été vantées dans ces derniers temps contre les arthritides. La théorie de l'arthritis, telle que l'a formulée Bazin, est encore bien discutable, et son application à la thérapeutique est pleine d'incertitudes. Il faut, pour apprécier les indications des eaux alcalines, s'occuper des conditions générales du sujet et de l'état local et laisser de côté toutes les vues théoriques sur le vice arthritique. Il importe également de tenir grand compte de la minéralisation des sources et de leurs propriétés spéciales ; il existe en effet des différences capitales entre les eaux fortes comme Vichy et Vals et les sources faibles de Néris, de Sail, etc.

Indications. — Sur les sujets bien portants, ne présentant d'autre état morbide que leur affection cutanée, les eaux alcalines fortes, Vichy et Vals, qui ont une action altérante si marquée dans certaines maladies ne modifient en rien la dyscrasie qui produit l'éruption de la peau. On a cependant cité quelques résultats favorables obtenus dans l'eczéma lichénoïde, le lichen simple, la couperose érythémateuse ou pustulo-indurée. Les alcalins ont agi comme résolutifs en faisant disparaître le néoplasme inflammatoire qui constitue la papule du lichen ou l'induration péri-glanduleuse de la couperose ; mais ils sont même, dans ces cas, inférieurs à l'iodure de potassium ou à l'arsenic.

Les eaux d'Ems, qui sont à la fois bicarbonatées et chlorurées, empruntent à cette alliance des propriétés particulières qui les ont fait recommander par les Allemands dans les affections qu'ils nomment *catarrhales*. Elles sont utiles, d'après Spengler, dans le pemphigus.

Les affections cutanées, symptomatiques d'un état morbide susceptible d'être guéri ou amélioré par la médication alcaline, comme les poussées furonculeuses et le pemphigus qui surviennent pendant le cours du diabète, sont combattus avec succès par les eaux de Vichy et de Vals. J'ai pu, dans trois cas, arrêter par l'emploi des eaux de Vals le progrès d'un pemphigus reparaissant à intervalles irréguliers et coïncidant avec des exacerbations du diabète. D'autres éruptions à formes diverses sont liées à une maladie du foie, de l'estomac, de l'intestin, elles subissent le contre-coup de ces affections, s'améliorent ou s'aggravent suivant les incidents de la maladie principale. La guérison obtenue, dans ces cas, par l'emploi des alcalins ne prouve pas leurs propriétés spécifiques contre les arthritides, ils ont réussi en supprimant la cause provocatrice; mais tout moyen qui aurait eu la même action eût été suivi du même résultat. C'est ainsi que par un régime approprié, l'emploi des amers, de l'opium, des émollients, du lait d'ânesse, on fait disparaître certaines gastralgies accompagnées d'éruptions cutanées sans qu'il soit possible d'attribuer à ces moyens une propriété anti-arthritique. Les alcalins ayant une action spéciale sur les fonctions digestives, sont le plus souvent indiquées, ce qui explique la fréquence de leur emploi et les succès obtenus.

Quant aux éruptions goutteuses, on ne peut à priori poser les indications du fait de la maladie elle-même. Le traitement de la goutte ne se résume pas dans l'administration du bicarbonate de soude ou de lithine; tout dépend du sujet et des conditions actuelles dans lesquelles il se trouve. L'éruption elle-même ne doit être attaquée qu'avec des agents peu irritants et appartenant à la classe des résolutifs; aussi peut-on prescrire dans ces cas, soit les eaux alcalines faibles ou les sulfureuses douces, soit les eaux sulfatées. Il faut avant tout ne pas compromettre l'état général par une médication irritante intempestive.

Certaines éruptions, et en particulier la couperose érythémateuse, coïncident fréquemment chez la femme avec des troubles du système génital, dysménorrhée, douleurs abdominales, coliques. Les eaux alcalines faibles, Néris entre autres, combattent avec succès ces accidents; elles calment les douleurs, dissipent ces congestions et l'éruption cutanée s'améliore à son tour. La guérison n'est pas due simplement aux propriétés anti-arthritiques de ces eaux, car elle peut être obtenue également avec l'hydrothérapie, les douches, le badigeonnage du col utérin, l'emploi des ferrugineux, etc.

Les eaux bicarbonatées fortes prises en bain peuvent être employées contre les dermatoses chroniques, mais leur efficacité est bien inférieure à celle des eaux sulfureuses. Elles sont plus utiles dans les affections sèches, érythème, lichen, que dans les affections humides, mais leur puissance d'action est assez limitée.

Les eaux bicarbonatées faibles ont des indications plus nombreuses; elles conviennent dans les dermatoses à l'état subaigu, lorsqu'on redoute l'action irritante locale des bains sulfureux. Royat et Sail-lès-Château sont, sous ce rapport, de plus en plus appréciés. L'état général du sujet doit ici être pris en grande considération ; les malades pléthoriques, d'un tempérament nerveux, irritable, supportent mal la médication sulfureuse; on la remplace dans ces cas avec succès par les eaux alcalines faibles.

En résumé, les eaux alcalines fortes n'ont pas de vertu spécifique contre les dermatoses; comme médication générale, elles s'adressent à quelques états morbides assez bien limités, et comme médication locale, elles rentrent dans la classe des agents résolutifs.

EAUX SULFATÉES.

Parmi ces eaux, celles qui intéressent le dermatologiste sont Loësche (Valais), Plombières (Vosges), Bagnères-de-Bigorre (Hautes-Pyrénées).

Loësche doit sa célébrité à la poussée qui survient presque toujours du sixième au douzième jour. L'eau prise en boisson à la dose de deux à trois verres par jour a des effets diurétiques marqués, mais les malades en font rarement usage, et le bain de piscine à 34 degrés est l'agent presque exclusif de cette médication.

La durée du bain est d'une heure le premier jour; on l'augmente graduellement d'une demi-heure par jour, et le malade arrive ainsi à passer cinq ou six heures dans l'eau. On fait en général deux séances dont la plus longue est celle du matin. Lorsque la poussée est survenue, on continue l'emploi du bain jusqu'à la période de desquamation; on diminue alors graduellement la durée du séjour, c'est la débaignée.

Les effets physiologiques de l'eau de Loësche sont une stimulation générale, de l'insomnie, quelquefois de l'embarras gastrique, de la diurèse et la poussée. Cette dernière débute par une éruption composée d'une foule de petits points rouges qui se réunissent pour former de larges îlots, des plaques scarlatiniformes, ou qui, restant isolés, donnent à la peau un aspect rugueux, chagriné. Les symptômes généraux sont parfois assez accusés pour produire un véritable état fébrile, en même temps les éruptions rougissent et le malade éprouve une démangeaison et une tension insupportables de la peau, symptômes qui ne peuvent être soulagés que par le bain minéral. Après une période d'augment de quelques jours, ces phénomènes décroissent peu à peu, et du vingt et unième au trentième jour, la desquamation par pellicules furfuracées s'est en général opérée complétement. Les médecins de Loësche recommandent de ne pas cesser les eaux avant que la résolution ne soit opérée, si l'on ne veut conserver longtemps une irritation extrême de la peau et des démangeaisons des plus pénibles.

Les eaux de Loëche sont utiles surtout contre les formes humides, eczéma, herpès, ecthyma, mentagre, acné; elles réussissent moins bien dans le prurigo, le lichen; elles sont en général inefficaces contre le psoriasis.

On leur attribue en outre des propriétés reconstituantes qui les ont fait employer chez les sujets débilités, chlorotiques, scrofuleux; elles réussissent également, d'après Rotureau, dans les rhumatismes articulaires ou musculaires lorsqu'ils affectent des sujets nerveux et débilités. D'après le même auteur, l'engorgement du tissu cellulaire qui entoure les articulations goutteuses diminue et les tophus sont résorbés (1). Ces applications nombreuses prouvent combien il est possible de remplir plusieurs indications avec la même source, et quelle difficulté on éprouve à parquer une eau minérale dans un cercle d'affection déterminé d'avance (2).

Plombières, recommandé dans les dermatoses sèches, doit à sa faible minéralisation, peut-être à la présence de l'arsenic les résultats favorables obtenus. Utile contre le rhumatisme chronique, les congestions de l'utérus, Plombières rentre dans la classe de ces eaux peu minéralisées qui empruntent à leur mode d'administration, à leur thermalité leurs principaux éléments de succès.

Bagnères-de-Bigorre est une station des plus riches en sources thermales; on en compte plus de cinquante à divers degrés de température et offrant une composition variée. Deux sources sont sulfureuses dégénérées, d'autres sulfatées ou arsenicales; dans son voisinage est Labassère dont on utilise les eaux si franchement sulfureuses sodiques. Bagnères-de-Bigorre peut donc rendre des services dans bon nombre d'affections de la peau, grâce à cette richesse d'éléments que le médecin trouve à sa disposition.

EAUX FERRUGINEUSES.

Les eaux ferrugineuses n'ont qu'une minime importance en pathologie cutanée; elles sont employées principalement dans la scrofule, dans les syphilides anciennes comme agents reconstituants.

(1) Rotureau, *loc. cit.*, t. III, p. 495.

(2) Payen, *Essai sur les eaux minérales de Loëche*, thèse de Paris, 1828. — Grillet, *Sources thermales de Loëche*, 1855.

La plupart des eaux se prennent exclusivement en boissons; plusieurs d'entre elles pourraient être cependant administrées en bain avec succès.

Parmi les eaux ferrugineuses les plus usitées, je citerai seulement Château-Neuf, Châteldon (Puy-de-Dôme), Charbonnières (Rhône), Cransac (Aveyron), Neyrac (Ardèche), Forges (Seine-Inférieure), La Bauche (Savoie), Orezza (Corse), Pyrmont (Westphalie), Rennes-les-Bains (Aude), Schwalbach (Nassau), Saint-Christophe (Saône-et-Loire), Spa (Belgique), etc.

Les eaux de Charbonnières, légèrement sulfhydriquées, sont employées avec quelque succès dans les éruptions scrofuleuses et chez les sujets lymphatiques.

Les eaux de Saint-Christau, tout à la fois ferriques et cuivreuses, rentrent dans la classe des eaux ferrugineuses; elles ont été appliquées avec succès par Tillot (1) au traitement des scrofulides et des syphilides rebelles. Tillot se loue beaucoup des douches et de la pulvérisation locale avec l'eau minérale contre les affections localisées.

Durand-Fardel classe dans le groupe des ferrugineuses les sources de Saint-Alban (Loire) qui renferment une grande quantité d'acide carbonique et 0,85 de bicarbonate de soude, etc., et seulement 0,002 de protoxyde de fer. Ces eaux, réputées dans la Loire pour le traitement des dermatoses, conviennent surtout aux affections humides et aux sujets anémiques et gastralgiques (2).

DES EAUX ARSENICALES.

L'arsenic se trouve en quantité pondérable dans plusieurs des eaux bicarbonatées, sulfatées, chlorurées; on a donc proposé de créer une classe particulière d'eaux arsenicales. Ce nouveau groupe est composé d'eaux très-différentes par leurs propriétés chimiques et thérapeutiques; on y voit en effet :

(1) Tillot, *Du traitement des affections cutanées par les eaux minérales et principalement par les eaux de Saint-Christau*, 1867.

(2) Goin, *Mémoire sur les eaux minérales de Saint-Alban*, 1834. — Monin, *Essai sur les eaux minérales de Saint-Alban*, 1866.

	Arsenic.
La Bourboule	0,008
Cransac (source haute)	0,006
Bussang	0,002
Vichy	0,002
Bagnères-de-Bigorre	0,001
Hammam-Meskoutine (Algérie)	0,005
Plombières	0,0006
Vals (sources Dominique et Saint-Louis)	0,0005
Mont-Dore	0,0004

La plupart des eaux de l'Auvergne sont sensiblement arsénifères ; il est peu d'eaux minérales qui aujourd'hui ne prétendent posséder au moins quelques *traces* d'arsenic.

Il est facile de voir, en consultant cette liste, que les propriétés thérapeutiques des eaux citées sont bien différentes et qu'elles n'empruntent pas toutes à l'arsenic leur vertu curative. Le mode de combinaison des éléments, la proportion relative de tel ou tel d'entre eux change beaucoup les conditions thérapeutiques, et il est impossible d'assimiler Vichy et le Mont-Dore. On ne peut donc être guidé que par l'expérience clinique.

L'eau la plus arsenicale, la Bourboule, renferme en effet : arséniate de soude, 0,02, chlorure de sodium, 3 ; bicarbonate de soude, 1,90 ; si les effets physiologiques et thérapeutiques la rapprochent des préparations arsenicales, on ne doit pas oublier les effets des sels de soude qu'elle contient en quantité considérable.

J'ai expérimenté à l'Antiquaille l'eau transportée de la Bourboule et j'en ai obtenu de bons résultats dans les affections justiciables de l'arsenic et spécialement dans le psoriasis et l'eczéma lichénoïde. Ces eaux, connues depuis peu d'années, sont appelées à un brillant avenir ; elles sont indiquées dans les affections scrofuleuses et dartreuses. J'ai administré l'eau transportée à la dose d'un verre à trois bouteilles par jour. A dose élevée, elles déterminent de l'embarras gastrique, de la diarrhée, quelquefois de la constipation, et produisent assez souvent les effets physiologiques de l'arsenic ; chaleur et démangeaisons à la peau, rougeur des conjonctives, etc. L'action reconstituante du chlorure de sodium, la présence du bicarbonate de soude font de ces eaux un composé complexe qui agit non-seulement par l'arsenic, mais par l'ensemble des principes constituants.

CHAPITRE VII.

DES CLASSIFICATIONS.

BIBLIOGRAPHIE. — Tous les traités généraux de dermatologie consacrent un chapitre plus ou moins important aux classifications. Voyez à ce sujet Lorry, Plenk, Willan, Rayer, Alibert, Cazenave, Baumès, Devergie, Wilson, Hebra, Hardy et Bazin.

Consultez, en outre : STRUVE, Synopsis morborum cutaneorum secundum classes, genera, species, et varietates. Berlin, 1829.

MARTINS (Ch.). Les principes de la méthode naturelle appliqués à la classification des maladies de la peau. Paris, 1834.

BAUMÈS. Essai sur la fluxion, appliquée à la connaissance théorique et pratique des maladies de la peau, 1837. — Lettres d'un dermatophile de province, etc., 1834.

ROSENBAUM. Zur Geschichte u. Kritik der Lehre von den Hautkrankheiten, Halle, 1844 ; trad. par Daremberg in Annales des maladies de la peau et de la syphilis, t. II, 1846. — On y trouve une étude complète des classifications jusqu'à cette époque.

DUCHESNE-DUPARQUE. Examen complet des doctrines médicales qui ont dominé jusqu'ici l'étude des maladies de la peau (*Revue médicale*, 1846).

GAILLETON. Examen clinique des nouvelles doctrines sur la dartre, 1862.

BAZIN, dans tous ses ouvrages, fait une large part à la discussion des classifications, surtout dans l'Examen critique de la divergence des opinions actuelles en pathologie cutanée, 1866.

CAZENAVE. Pathologie générale des maladies de la peau, 1868.

WILSON, Lect. VII, Classifications of diseases of the skin, in Journal of cutaneous medic., Oct. 1868.

Les dermatologistes ont pendant longtemps accordé aux classifications une importance exagérée. Le nombre toujours croissant des classifications, l'inutilité des discussions engagées sur leurs mérites respectifs, la confusion dans le langage, conséquence inévitable de la création abusive de nouveaux mots, ont été une des principales causes qui ont rendu si aride l'étude de la dermatologie. On doit considérer toutes ces divisions qui groupent les affections cutanées en classes, genres, variétés et sous-variétés, comme des méthodes destinées à soulager la mémoire et non comme l'expression même de la science. Aussi toute classification est bonne lorsqu'elle est simple et qu'elle conduit nettement et rapidement à la notion des sujets à étudier.

Les différentes classifications peuvent se ramener aux groupes suivants :

a. *Classification topographique*, maladies du cuir chevelu, de la face, des membres, etc.

b. *Classification anatomo-pathologique*, basée sur les caractères extérieurs des éruptions. — Papules, pustules, etc.

c. *Classification anatomo-physiologique*, prenant pour point de départ le processus morbide. — Hypérémies, néoplasies, hémorrhagies, etc.

d. *Classification anatomique*, établie d'après le siége primitif de la lésion. — Maladies de l'épiderme, du derme, des glandes, etc.

e. *Classification étiologique*, groupant les affections d'après leur nature. — Dartres, syphilides, cancers, etc.

f. *Classification composée*, ne prenant plus pour base un principe unique, mais réunissant les affections tantôt d'après l'ordre anatomique, tantôt au contraire d'après l'étiologie, etc.

a. *Classification topographique.* — Les anciens ont décrit les affections cutanées à propos des maladies spéciales à chaque région. Cet ordre topographique a été suivi par Mercuriali et adopté par la plupart des nosographes jusqu'à la fin du XVIIe siècle. La première classification d'Alibert conserve encore quelques traces de cet esprit, et cet auteur décrit la même affection sous le nom de dartre ou de teigne, suivant qu'elle se montre sur le corps ou sur le cuir chevelu. Ce système n'est pas une classification ; il en est plutôt la négation.

Classification anatomo-pathologique.— Plenk (1) proposa, le premier, une classification complète basée sur les caractères extérieurs propres aux éruptions; il établit les quatorze classes suivantes dans lesquelles il fait rentrer toutes les affections de la peau.

1. Maculæ.
2. Pustulæ.
3. Vesiculæ.
4. Bullæ.
5. Papulæ.
6. Crustæ.
7. Squamæ.
8. Callositates.
9. Excrescentiæ cutaneæ.
10. Ulcera cutanea.
11. Vulnera cutanea.
12. Insecta cutanea.
13. Morbi unguium.
14. Morbi pilorum.

Willan modifia l'œuvre de Plenk, il ajouta la classe des tubercules, et supprima huit des classes précédentes. Le tableau suivant de Bateman (2) donne un exposé de cette classification.

(1) Plenk, *loc. cit.*, p. 1.
(2) Bateman, *loc. cit.*, p. XXIV.

1. *Papulæ*...... Strophulus, lichen, prurigo.
2. *Squamæ* .... Lepra, psoriasis, pityriasis, ichthyosis.
3. *Exanthemata*. Rubeola, scarlatina, urticaria, roseola, purpura, erythema.
4. *Bullæ*....... Erysipelas, pemphigus, pempholix.
5. *Pustulæ*..... Impetigo, porrigo, ecthyma, variola, scabies.
6. *Vesiculæ*..... Varicella, vaccinia, herpes, rupia, miliaria, eczema, aphtha.
7. *Tubercula*... Phyma, verruca, molluscum, vitiligo, acne, sycosis, lupus, elephantiasis, framboesia.
8. *Maculæ*...... Ephelis, nævus, spilus, etc.

De la classification de Willan date une ère nouvelle pour la dermatologie; l'auteur anglais a eu le mérite de définir nettement le sens des mots et d'indiquer les principaux caractères qui distinguent les genres morbides. L'histoire de l'eczéma, de l'urticaire, du psoriasis, etc., se rapporte à des types bien définis qui ont remplacé les affections décrites jusque-là très-confusément. La même affection portait le plus souvent un nom différent, suivant son aspect extérieur, Willan a fait cesser cette confusion qualifiée déjà par Lorry de fatras arabique, et qui rend si pénible la lecture des affections cutanées dans les auteurs anciens.

Quant à la classification elle-même, sa valeur est médiocre et la plupart des critiques qu'on a dirigées contre elle sont parfaitement justifiées. Ces critiques portent : 1° sur l'existence même de certains genres morbides ; 2° sur la place assignée aux affections. Plusieurs des genres créés par Willan ne sont pas établis sur des caractères précis. Ainsi dans la description de l'érythème, on trouve réunis l'érythème mécanique ou traumatique et l'érythème noueux sans qu'il soit possible de découvrir la raison qui a fait rassembler deux affections aussi dissemblables par leur origine que par leurs caractères extérieurs. Mêmes objections pour le pityriasis. Quel rapport existe-t-il entre le pityriasis rubra, véritable inflammation de la peau, et le pityriasis versicolor, affection parasitaire de l'épiderme, ou le pityriasis de la tête, affection des glandes cutanées ? L'impétigo, le rupia, méritent-ils une existence à part et ne doivent-ils pas se confondre avec l'eczéma et l'ecthyma ?

La place occupée dans chaque classe par les diverses affections est souvent arbitraire; c'est ainsi que le vitiligo, caractérisé principalement par une décoloration de la peau, est rangé dans les tubercules, tandis que l'urticaire qui forme une véritable tumeur est classée avec les exanthèmes.

Quelques affections sont, par le fait même de leur évolution, complétement réfractaires à cette classification ; le lupus se présente sous les formes principales d'une rougeur cicatricielle, d'une tumeur solide ou végétante, d'ulcérations; les lésions de la lèpre, de la syphilis, subissent les mêmes transformations : comment démembrer ces affections et dans quelle classe les distribuer ?

Ces considérations démontrent le vice fondamental de la classification de Willan qui s'est appuyé sur un signe physique transitoire pour établir son système, et toutes les modifications qu'on a essayé de faire subir à son œuvre n'ont pu aboutir. Il est juste d'ajouter que les défectuosités portent surtout sur des points secondaires, tels que le groupement des affections, et ne diminuent en rien le mérite de Willan d'avoir créé la plupart des genres morbides ; aussi est-ce à bon droit qu'on peut regarder l'auteur anglais comme le rénovateur de la dermatologie. Ceux qui ont accusé Willan d'avoir servilement copié Plenk ont méconnu ce point important et singulièrement exagéré la valeur de Plenk qui a composé un simple tableau des matières, plus ou moins bien ordonné.

Classification anatomo-physiologique. — La classification anatomo-physiologique prend pour point de départ le processus morbide. Parmi les principales sont celles de Cazenave (1) et d'Hebra.

La classification de Cazenave comprend huit classes :

1° Inflammations { spécifiques, / non spécifiques, } aiguës ou chroniques.

2° Lésions de la sécrétion { folliculeuse. / de la matière épidermique. / de la matière colorante.

3° Hypertrophies.
4° Dégénérescences.
5° Maladies hémorrhagiques.
6° Lésions de sensibilité de la peau.
7° Corps étrangers.
8° Maladies des annexes (poils et ongles).

Hebra avait donné une première classification comprenant neuf classes : il l'a complétée depuis et l'a ainsi modifiée (2).

(1) Cazenave, *Leçons sur les maladies de la peau*, 1841-1843.
(2) Hebra, *Handbuch*, p. 36.

CLASSES
I. Hyperemiæ cutaneæ.
II. Anemiæ cutaneæ.
III. Anomaliæ secretionis glandularum cutanearum.
IV. Exsudationes.
V. Hæmorrhagiæ cutaneæ.
VI. Hypertrophiæ.
VII. Atrophiæ.
VIII. Neoplasmata.
IX. Pseudoplasmata.
X. Ulcerationes.
XI. Neuroses.
XII. Parasitæ.

Dans la classification d'Hebra, le principe fondamental a été abandonné à propos de la classe des parasites, mais l'auteur se justifie en disant qu'on doit faire quelquefois fléchir les principes devant la nécessité. On peut adresser des reproches plus directs aux trois classes des hypertrophies, des atrophies et des ulcérations, caractérisées par des lésions secondaires et qui ne sont le plus souvent qu'un des modes de terminaison des processus inflammatoire et néoplasique. L'hypertrophie existe dans le lichen et le psoriasis, affections inflammatoires, et dans le tubercule du lupus, la plaque indurée de l'éléphantiasis, affections néoplasiques. Les ulcérations de l'ecthyma, du chancre simple, les ulcères syphilitiques, scrofuleux, rentrent de droit dans la classe des ulcérations, et cependant il est impossible de réunir ainsi ces affections à un autre point de vue que celui du diagnostic. L'ulcération est un état secondaire comme l'atrophie et l'hypertrophie. Les classes des néoplasmes et des pseudoplasmes ne s'appuient que sur une anatomie pathologique incomplète. D'autre part, les maladies des poils, des ongles, de l'épiderme, rentrent difficilement dans les catégories admises par Hebra. Cette classification, même restreinte aux maladies du derme, est défectueuse, mais si on l'applique aux maladies de la peau en général, elle est tout à fait insuffisante.

Classification anatomique. — Cazenave (1), Baron (2), Wilson, ont proposé de diviser les maladies cutanées d'après le siége anatomique de la lésion. Une classification des plus complètes est celle indiquée par Wilson (3):

(1) Cazenave, *Leçons cit.*
(2) Baron, *Gazette médicale*, 1848.
(3) Wilson, *Journ. of cut. med. and diseases of the skin*, oct. 1868.

Maladies de l'épiderme.
— du corps muqueux.
— de la couche papillaire.
— du tissu fibreux.
— des vaisseaux.
— des nerfs.
— des papilles.
— des poils.
— des glandes sébacées.
— des glandes sudoripares.

Simon (1), dans sa classification, a pris pour base le siége de la lésion et le processus morbide. Il admet les classes suivantes :

1° MALADIES DU DERME ET DE L'ÉPIDERME.

a. Hypertrophies du derme et de l'épiderme.
b. Atrophies.
c. Hémorrhagies.
d. Inflammations.
e. Nouvelles formations (néoplasmes).
f. Parasites.

2° MALADIES DES GLANDES SUDORIPARES, SÉBACÉES, DES POILS ET DES ONGLES.

Classification étiologique. — Laissant de côté les formes extérieures et les lésions, la classification étiologique groupe les affections suivant les causes vraies ou hypothétiques qui donnent naissance aux affections cutanées. Lorry avait déjà, au siècle dernier, divisé les maladies de la peau : 1° en maladies qui naissent à la peau et dépendent d'un vice du tégument ou d'une cause extérieure, et 2° en maladies engendrées par un vice interne et présentant ou non un caractère critique, dépuratoire. Alibert tenta ensuite de réunir les maladies cutanées en familles naturelles et admit les classes suivantes : *teignes, dartres, pliques, éphélides, lèpres, pians, ichthyoses, syphilides, scrofules, psorides*. Plus tard, il refondit cette classification trop hétérogène et, par amour pour le pittoresque, créa l'arbre des dermatoses dont les douze branches correspondaient aux classes suivantes (2) :

(1) *Die Hautkrankheiten durch anat. Untersuchungen*, etc. Berlin, 1851.
(2) Alibert, *Traité des dermatoses*.

1. Eczémateuses.	7. Véroleuses.
2. Exanthémateuses.	8. Strumeuses.
3. Teigneuses.	9. Scabieuses.
4. Dartreuses.	10. Hémateuses.
5. Cancéreuses.	11. Dyschromateuses.
6. Lépreuses.	12. Hétéromorphes.

Chacune de ces branches se divisait en rameaux et ramuscules correspondant aux genres et aux variétés. L'opinion médicale tout entière, convertie aux idées de Willan, accueillit peu favorablement cette classification très-imparfaite, sans doute, mais qui a servi de type à beaucoup de celles qui lui ont succédé.

J. Frank (1), à peu près vers la même époque, proposa la classification suivante.

Il divise les maladies de la peau en maladies locales dues à une cause extérieure, insectes, coups, action chimique, etc., ou à un vice de la peau, et en maladies générales, *impétigines*, dépendantes d'une diathèse particulière et qu'il divise en huit classes d'origine différente.

Impétigines.

1. Inflammatoires.	5. Carcinomateuses.
2. Arthritiques.	6. Scrofuleuses.
3. Gastriques.	7. Vénériennes.
4. Scorbutiques.	8. Nerveuses.

Baumès enseigne, en 1838, qu'une classification ne peut être utile qu'à la condition de s'appuyer tout à la fois sur la notion du genre morbide et sur celle de la nature du mal. Sur le premier point, il adopte les idées de Willan en les simplifiant, et au point de vue étiologique il admet que toutes les maladies de la peau sont dues : 1° à des fluxions *par cause externe*; 2° aux fluxions *réfléchie*, *excentrique*, *centripète*, *centrifuge*, *idiopathique*, *diathésique*, *complexe*. En d'autres termes, toutes les maladies de la peau dépendent de causes externes ou internes. Ces dernières sont des diathèses, *syphilis*, *scrofule*, etc.; un état morbide particulier du tissu cutané, *dartres;* des maladies du système nerveux ou des organes internes qui provoquent la fluxion cutanée; d'autres fois plusieurs de ces causes agissent concuremment. Les termes assez obscurs dans lesquels était formulée cette doctrine nuisirent singulièrement à la propagation de ces idées inspirées cependant par un esprit remarquable d'observation clinique.

Hardy divise les maladies de la peau en dix classes:

(1) Frank (J.), *Traité de pathologie interne*, trad. de Bayle, t. II.

1° *Macules, difformités.* — Taches, verrues, molluscum, kéloïde, ichthyose.

2° *Inflammations locales.* — Erythème, urticaire, herpès, ecthyma, pemphigus, acné.

3° *Maladies parasitaires.*

4° *Fièvres éruptives.*

5° *Éruptions symptomatiques.* — Herpes labialis, sudamina, purpura.

6° *Dartres.* — Eczéma, lichen, psoriasis, pityriasis.

7° *Scrofulides.*

8° *Syphilides.*

9° *Cancers.*

10° *Maladies exotiques.*

Sous une apparente simplicité, cette classification est défectueuse en plus d'un point, et les classes 1, 2, 5, 10, sont composées de maladies réunies non par un lien naturel, mais par une attache toute artificielle.

Bazin a voulu donner une idée complète de la pathologie cutanée, et empruntant à Teissier ses grandes divisions et sa nomenclature, il a établi la classification suivante dont je ne donne que les têtes de chapitre:

1re CLASSE. — **Affections en voie d'évolution.**

1er *Ordre.* — *Affections de cause externe.*

1° Causes mécaniques ou physiques.....	se divisent en 6 groupes.
2° Affections provoquées............	directes..... 6 groupes. indirectes.... 2 groupes.

2e *Ordre.* — *Affections de cause interne.*

1° Pestilentielles.
2° Fébriles.
3° Exanthématiques.
4° Pseudo-exanthématiques.
5° Phlegmasiques.
6° Hémorrhagiques.

7° Symptomatiques des maladies constitutionnelles.	Dartre. Arthritis. Scrofule. Syphilis. Lèpre.

8° Symptomatiques des diathèses.	Inflammatoire..	Purulente. Purulente spécifique.
	Homœomorphe.	Séreuse. Albumineuse. Calcaire.
	Hétéromorphe..	Fibro-plastique. Tuberculeuse. Fongoïdique. Épithéliomatique. Cancéreuse.

2e CLASSE. — **Affections arrêtées dans leur développement.**

Difformités congénitales et acquises.

1er *Ordre. — Difformités artificielles provoquées (de cause externe).*

a. Directe.
b. Indirecte.

2e *Ordre. — Difformités spontanées (de cause interne).*

- 1° Maculeuses.
  - Pigmentaires... Hyperchromie. Achromie. Vitiligo.
  - Vasculaires .... Nævus.
- 2° Boutonneuses hypertrophiques.
  - Boutonneuses... Nævus boutonneux. Molluscum. Verrue.
  - Hypertrophiques. Nævus hypertrophique. Hypertrophie cutanée. Éléphantiasis.
- 3° Exfoliations. — Ichthyose.
- 4° Atrophiques et ulcéreuses.
- 5° Cicatrices.

La classification étiologique permet de tracer un tableau complet de toutes les affections dépendant d'un même principe. Cette étude synthétique a de grands avantages dans les monographies qui traitent d'une seule maladie ou d'un petit nombre de maladies ayant entre elles des rapports étroits, comme les syphilides, les fièvres éruptives, les maladies parasitaires. Et cependant, même en supposant que toutes les affections cutanées puissent se distribuer en familles aussi naturelles, cet ordre ne saurait être adopté dans un traité général sans amener une confusion extrême. Si l'on songe au nombre considérable de maladies pouvant provoquer des éruptions, on comprend les inconvénients qui résulteraient de répétitions forcées à propos de l'histoire particulière de chaque maladie. Appliquons, par exemple, cette méthode à l'histoire de l'érythème. Cette affection s'observe à la suite du traumatisme, de la brûlure, de l'action de l'électricité, de l'ingestion de substances alimentaires ou médicamenteuses. Elle est un symptôme de l'acrodynie, de la pellagre, du rhumatisme, de la goutte, de la syphilis ; on la voit survenir primitivement comme maladie idio-

(1) Bazin, *Leçons sur la scrofule*, p. xxxij.

pathique fébrile, ou consécutivement après la section ou l'irritation des nerfs, etc. Faudra-t-il donc feuilleter vingt chapitres pour avoir une idée d'ensemble de cette affection? C'est un écueil de la classification étiologique qui rend impossible son emploi dans un traité général. Ainsi dans la classification de Bazin, le nombre des genres morbides symptomatiques des maladies constitutionnelles s'élève à près de quatre-vingts. Simplifierait-on l'étude de l'angine, si dans un traité de médecine on supprimait l'histoire de cette affection, et qu'on se bornât à la décrire à propos de la syphilis, du rhumatisme, de la scrofule, de la dartre, de la diphthérie, de la scarlatine, etc.

Nous avons supposé l'étiologie connue et incontestée; or, il est loin d'en être ainsi, et les divergences les plus sérieuses se font jour dès qu'il s'agit de classer des affections très-importantes comme les dartres, les arthritides, affections qu'on rencontre à chaque instant dans la pathologie cutanée. Dans d'autres cas, l'origine du mal est encore parfaitement inconnue. On ne peut donc employer une pareille méthode, et si Bazin l'a fait avec succès dans ses publications, c'est qu'il a traité successivement chaque sujet dans une série de monographies.

Ces considérations dispensent d'un examen approfondi de la classification de Bazin, excellente au point de vue scientifique et bien plus complète que celles qui l'ont précédé, mais qui présente pratiquement les inconvénients de toute classification étiologique.

Cette classification n'est pas, d'ailleurs, à l'abri de quelques critiques. La deuxième classe renferme les affections les plus disparates réunies sous le titre commun de difformités, mot vide de sens en médecine étiologique. Il n'existe pas de caractères qui différencient une maladie d'une difformité. Ce n'est pas l'état congénital, puisque l'auteur admet des difformités acquises; serait-ce l'arrêt des affections dans leur développement? comment séparer alors le pityriasis versicolor de l'éphélide? Ce signe peut être vrai pour certains nævi, pour des cicatrices anciennes qui ne subissent que des modifications insignifiantes, mais une pareille interprétation est inadmissible pour le molluscum et l'éléphantiasis, rangés parmi les difformités. Le molluscum est séparé sans motif des tumeurs fibroplastiques comprises dans les diathèses. Enfin, réunir dans une même classe le nævus, le molluscum, la verrue et l'éléphantiasis, ce n'est certes pas faire de la médecine étiologique.

Dans la première classe, les affections symptomatiques des diathèses inflammatoire, homœomorphe, hétéromorphe, sont groupées d'après l'anatomie pathologique et non plus d'après la clinique, et nécessiteraient même au premier point de vue un remaniement complet.

L'originalité de la classification et de la doctrine de Bazin consiste surtout dans le rôle qu'il fait jouer à la dartre et à l'arthritis : questions fondamentales que nous étudierons plus tard.

Malgré l'étendue de cette classification, on peut citer des lacunes ; ainsi les affections dues aux maladies du système nerveux, les maladies des poils et des ongles ne sont pas mentionnées. Il n'est pas fait non plus mention de ces affections ulcéreuses connues sous le nom de bouton d'Alep, de Biskra, ulcère de Cochinchine, etc. On voit que malgré son mérite, cette systématisation n'est pas encore parfaite.

Du choix d'une classification. — J'ai discuté à propos de chaque classification les avantages et les inconvénients qu'elle présente, et j'ai démontré qu'aucune d'elles prise isolément ne satisfait complétement aux conditions du problème. Baumès l'a dit avec raison ; il est indispensable de posséder deux notions, celle du genre morbide et celle de la nature du mal ; on devra donc s'appuyer d'une part sur l'anatomie et la physiologie pathologique et de l'autre sur l'étiologie. La classification de Willan est trop incomplète pour remplir la première condition, il est préférable de baser le genre morbide sur l'anatomie et la physiologie pathologique.

J'étudierai donc successivement : 1° les affections cutanées dans leurs rapports avec les maladies qui leur donnent naissance ; 2° l'histoire de chaque genre morbide en particulier ; dans cette seconde partie, je suivrai l'ordre suivant :

I. Maladies du derme.

1° Inflammations	Superficielles	Congestives.
		Avec processus exsudatif, purulent.
		Avec processus formatif.
	Profondes.......	Ulcéreuses.
		Gangréneuses.

2° Hémorrhagies.
3° Névroses.
4° Néoplasies.

II. Maladies de l'épiderme.

III. Maladies des glandes.

1° Follicules sébacés et pileux.

2° Glandes sudoripares.

IV. Maladies des poils et des ongles.

V. Parasites de la peau.

DEUXIÈME PARTIE

Dans la description des maladies de la peau, deux méthodes peuvent être employées : la première consiste à faire l'histoire de chaque affection en particulier; la seconde, prenant la chose de plus haut, s'élève jusqu'à la cause présumée, et, décrivant la maladie dans son ensemble, groupe autour d'elle toutes les affections qui en dépendent. Ces deux méthodes sont toutes deux nécessaires, et l'exclusion de l'une ou de l'autre est l'écueil qui n'a pas été évité par la plupart des livres de dermatologie.

On ne connaît pas, en effet, une affection cutanée tant qu'on n'a pas déterminé la nature de l'éruption et précisé le genre morbide auquel elle appartient.

Sous le règne de l'école de Willan on n'attachait d'importance réelle qu'à la détermination du genre morbide, et l'esprit était satisfait lorsqu'on avait diagnostiqué un prurigo, un lichen, et qu'on les avait différenciés d'un eczéma, etc. D'autres, s'inquiétant peu des formes anatomo-pathologiques, cherchaient seulement dans l'état général la base de leur systématisation, mais ils avaient gravement compromis leur cause par le vague de leurs descriptions et par leur impuissance complète d'édifier solidement un autre système. Dans ces dernières années, on s'est beaucoup occupé de ces questions de pathologie générale qui ont été soulevées en Allemagne par Schœnlein, Fuchs, Veiel (de Canstatt), et, en France, ont trouvé dans Bazin un champion convaincu. Cet auteur a le premier donné un corps à ces doctrines, les a reliées entre elles, et a constitué un ensemble complet de pathologie générale cutanée.

Cette double étude de la nature de l'affection et de l'état anatomopathologique de la lésion est indispensable, et l'on ne peut négliger l'une au profit de l'autre sans réel détriment pour la science. Nous exposerons donc dans cette deuxième partie l'histoire des caractères imprimés aux éruptions cutanées par les principales causes pathologiques qui les tiennent sous leur dépendance, et nous les étudierons au point de vue de leurs symptômes spéciaux, de leur évolution, des rapports qui unissent les affections de même nature et des différences qui séparent les affections issues d'états morbides différents.

C'est ainsi que nous exposerons successivement : 1° l'histoire des affections de cause interne et en particulier celle des syphilides, des scrofulides, des affections cutanées rhumatismales, goutteuses, dartreuses, des affections liées à diverses cachexies, à des maladies du système nerveux, etc.; 2° l'histoire des affections de cause externe.

Nous n'avons pas l'intention d'écrire une monographie, même très-abrégée, de chacune de ces causes pathologiques; notre rôle consiste simplement à les indiquer et à montrer quels liens les rattachent aux éruptions cutanées et les caractères qu'elles leur impriment.

CHAPITRE PREMIER

DES SYPHILIDES

BIBLIOGRAPHIE. — CULLERIER et BARD, Dictionnaire des sciences médicales, t. XLVI.

ALIBERT. Précis théorique et pratique sur les maladies de la peau. — Monographie des dermatoses; 1810-1835.

ALBERS. Ueber die Erkenntniss und Kur der syphilistichen Krankheiten. Bonn, 1832.

HUMBERT. Manuel pratique des maladies de la peau appelées *syphilides*, d'après les leçons de M. Biett. Paris, 1833.

CIANI. Mémoire sur les causes générales des syphilides. Paris, 1838.

MARTINS. Mémoire sur les causes générales des syphilides. Paris, 1838.

LEGENDRE. Nouvelles recherches sur les syphilides. Thèse. Paris, 1841.

CAZENAVE. Traité des syphilides ou maladies vénériennes de la peau. Paris, 1843.

JOLLY. Considérations sur la syphilis et les syphilides. Paris, 1843.

BASSEREAU. Traité des affections de la peau symptomatiques de la syphilis. Paris, 1852.

PILLON. Des exanthèmes syphilitiques. Thèse. Paris, 1857.

BAZIN. Leçons théoriques et cliniques sur les syphilides considérées en elles-mêmes et dans leurs rapports avec les éruptions dartreuses, scrofuleuses et parasitaires. Paris, 1859.

HARDY. Leçons sur les syphilides. Paris, 1859 et 1864.

V. DE MÉRIC. On syphilitic eruptions (*The Lancet*, novembre 1862).

ZEISSL. Die Erkenntnis und Behandlung der Syphiliden. Wien med. Hall, V. 4-6, 1863.

DUBUC (C. L. A.). Des syphilides malignes précoces. Paris, 1864.

BAZIN. Leçons sur la syphilis et les syphilides. Paris, 1866.

Consulter en outre les traités généraux de maladies de la peau et les traités de maladies vénériennes; parmi ces derniers, voyez en particulier :

HUNTER. Traité des maladies vénériennes; traduction par Richelot, avec notes de Ricord. Paris, 1839.

VIDAL (de Cassis). Traité des maladies vénériennes. Paris, 1853.
VIRCHOW. Syphilis constitutionnelle ; traduit par Picard. Paris, 1860.
LANGLEBERT. Traité théorique et pratique des maladies vénériennes. Paris, 1864.
BELHOMME et MARTIN. Traité pratique et élémentaire de pathologie syphilitique et vénérienne. Paris, 1864.
DAVASSE. La syphilis, ses formes, son unité. Paris, 1865.
ROLLET. Traité des maladies vénériennes. Paris, 1866.
LANCEREAUX. Traité historique et pratique de la syphilis. Paris, 1866.
Parmi les journaux spéciaux, voyez : Syphilidologie oder die neuesten Erfahrungen, etc., par Tr. J. Behrend. Leipzig, 1839-1845, 7 vol. — Annales des maladies de la peau et de la syphilis, 1844-1852. — Giornale delle mallattie veneree et della pelle. Milan, 1866-1869.

Alibert, le premier, dans son *Précis des maladies de la peau*, a désigné par le mot *syphilide*, accepté aujourd'hui par tous les spécialistes, les affections cutanées symptomatiques de la syphilis. Les éruptions sont un des symptômes les plus caractéristiques de la maladie; par leur siége et leur étendue, par la profondeur des lésions, elles sont en rapport direct avec la gravité et l'ancienneté du mal. Il est donc indispensable, pour comprendre leur histoire et saisir les rapports généraux qui les unissent entre elles et avec les autres manifestations de la syphilis, d'indiquer en quelques mots l'évolution de la maladie syphilitique.

DESCRIPTION GÉNÉRALE DE LA SYPHILIS. — Maladie constitutionnelle, contagieuse, virulente, héréditaire ou acquise, la syphilis se manifeste sur les différents systèmes organiques par un ensemble de symptômes qui se succèdent dans un ordre régulier, et que les auteurs ont divisé suivant leur période d'apparition en accidents *primitifs*, *secondaires*, *secondo-tertiaires* ou de transition, *tertiaires*.

Évolution de la syphilis. Période primitive. — L'accident initial, *chancre*, avec l'adénite obligée qui l'accompagne, existe seulement dans la syphilis acquise, il manque dans la vérole héréditaire.

Période secondaire. — L'altération générale de l'économie se traduit par un sentiment de faiblesse, de lassitude, de pâleur et autres signes de l'anémie, par de la céphalée, des douleurs rhumatoïdes au voisinage des articulations. — Du vingt-cinquième au quatre-vingt-dixième jour après la naissance du chancre apparaissent sur la peau de petites taches rosées, *érythèmes* et *papules syphilitiques* qui persistent pendant un temps variable (de dix à cent jours et plus), se terminent par résolution ou sont remplacées par des élevures plus saillantes, plus étendues.

En même temps, on observe des papules humides sur les muqueuses de la bouche, de la région ano-génitale; des rougeurs inflammatoires des muqueuses pharyngiennes et laryngiennes; de petites pustules sur le cuir chevelu; des engorgements des ganglions du cou, de la nuque, etc.; des douleurs dans les articulations de l'épaule, du coude, du genou; une tuméfaction circonscrite de la tête de l'épididyme, etc.

Tels sont les principaux symptômes de la première poussée. Ces accidents se dissipent spontanément ou par un traitement approprié; le plus souvent ils sont suivis d'une ou plusieurs récidives. Ces nouvelles poussées, d'autant plus graves que l'affection a été mal soignée ou abandonnée à elle-même, sont d'ailleurs en rapport avec la gravité de la maladie et les conditions individuelles du sujet.

Sur le tronc, la face, les membres, paraissent de larges papules syphilitiques, des squames psoriasiques, des pustules d'acné, d'impétigo. Si la maladie affecte une forme grave, des ulcères se creusent sur les points occupés par l'éruption, et même des dépressions cicatricielles se produisent sans avoir été précédées d'ulcérations par un processus morbide identique avec celui qu'on observe dans le lupus *non exedens*. Sur la fin de cette période, rarement avant la fin de la première année, à des époques variables et qui embrassent une période de plusieurs années, des accidents sérieux du côté des organes commencent à paraître.

Période secondo-tertiaire. — Les accidents s'accusent davantage, ils sont du même ordre, mais plus profonds, plus graves. On rencontre alors les affections de l'œil, iritis, choroïdite, les altérations de la rétine, les tumeurs syphilitiques du tissu cellulaire, des muscles, les rétractions musculaires, les affections hypérémiques du système nerveux, ramollissement, hémorrhagie, hémiplégie, paralysies, névralgies, etc. Du côté de la peau se montrent le rupia, le pemphigus, les ulcères profonds; des ulcérations semblables attaquent également les membranes muqueuses.

Période tertiaire. — A ce moment les accidents qui prédominent sont l'ostéite et la carie des os, des cartilages, les tumeurs osseuses qui déterminent par compression des affections du système nerveux, les tumeurs gommeuses de la peau, du tissu musculaire, des organes; alors apparaissent les affections graves du foie, du rein, de la rate, du poumon, du cerveau, etc.

La cachexie syphilitique avec ses conséquences redoutables est trop souvent à cette époque la terminaison ultime de la maladie.

La syphilis n'est pas une maladie continue, elle offre des alternatives de sommeil et d'activité; elle procède par poussées intermittentes. Après un repos de quelques années, au moment où le malade croit la guérison assurée depuis longtemps, le mal récidive sous l'influence d'une cause légère, et presque toujours sous une forme plus grave que celle de la dernière poussée.

Des formes et des variétés de la syphilis. — Les accidents syphilitiques ne se déroulent pas toujours avec une invariable régularité; quelques symptômes manquent complétement, d'autres paraissent avant leur heure habituelle, ou se présentent avec des caractères insolites; la marche est donc tantôt régulière, tantôt irrégulière. Les symptômes, dans certains cas, se succèdent lentement; ils peuvent d'autres fois se manifester coup sur coup, ou bien l'apparition d'un symptôme devance de beaucoup son heure habituelle. Tel accident qui, d'ordinaire, ne se montre qu'à la fin de la deuxième période (paralysie du nerf moteur oculaire commun, rétraction musculaire), s'observe au début de la maladie. Dans la syphilis à marche rapide, les accidents sont précoces, et la forme de l'affection est le plus souvent grave, la syphilis lente avec accidents tardifs est en général beaucoup plus bénigne. Enfin sur certains sujets doués d'idyosyncrasies particulières, placés dans de mauvaises conditions hygiéniques, la syphilis se présente dès le début avec un caractère de gravité qu'elle conservera pendant la plus grande partie de son cours, si le traitement ne vient pas rompre cette fâcheuse disposition.

Nous aurons donc, au point de vue de la gravité, la syphilis *commune*, vulgaire; la syphilis *maligne* et la syphilis *bénigne* (1), et si nous tenons compte de la marche des accidents et de leur évolution, la syphilis *précoce* et la syphilis *lente*, *tardive*.

Du processus morbide dans la syphilis. — Les altérations déterminées par la syphilis portent tout à la fois sur les liquides, sang, lymphe, et sur les différents tissus. Nous n'avons pas ici à décrire ces différentes, lésions, nous rappellerons seulement qu'elles sont produites : 1° par des hypérémies et des inflammations communes; 2° par des hypérémies et des inflammations spécifiques (3). Les premières intéressent

(1) Diday, *Histoire naturelle de la syphilis.*

(2) Bazin, *Leçons sur la syphilis et les syphilides.*

(3) Virchow, *Syphilis constitutionnelle.*

non-seulement la peau et les muqueuses : érythème, roséole, angine, laryngite syphilitiques, etc.; elles s'observent également sur les tissus fibreux, sur les os et le périoste : contractures, douleurs articulaires, ostéocopes; sur le système nerveux : hypérémie et lésions consécutives des centres nerveux et des nerfs; sur les organes, inflammations du foie, du rein, etc. — Ces lésions diffèrent des hypérémies et des inflammations spécifiques par leur tendance à la résolution, l'absence du néoplasme infiltré en plaque ou formant une tumeur, *gomme*, qui caractérise essentiellement les altérations de l'autre classe.

On retrouve dans la scrofule une pareille disposition; un certain nombre de symptômes et de lésions sont dus à l'irritation simple, d'autres dépendent de la formation du tissu néoplasique.

Nous pouvons, à l'aide de ces considérations, interpréter les opinions divergentes qui ont été émises sur le siége et la marche de certaines lésions syphilitiques. Quelques auteurs, avec Hunter, font débuter la syphilis par les parties superficielles extérieures, la peau, les muqueuses, et veulent qu'elle n'atteigne que plus tard les parties profondes, en passant successivement par les tissus fibreux, musculaire, osseux, et les parenchymes. Cette opinion est loin d'être exacte. Les altérations graves des organes surviennent bien à une époque avancée de la syphilis, mais plusieurs de ces lésions se rencontrent au début même de la maladie. C'est ainsi qu'on a cité, et que j'ai pu observer moi-même à une époque très-rapprochée du chancre, des hépatites, des albuminuries (1). Seulement ces accidents n'offrent pas la marche, la gravité de ceux qui sont vraiment *tertiaires*. Ces considérations anatomiques s'appliquent également aux syphilides. Les unes n'offrent que des caractères génériques vagues, et se rapprochant beaucoup des affections cutanées vulgaires (roséole). On ne peut les reconnaître que par l'ensemble de leurs symptômes, de la marche, etc. ; d'autres ont un type, un caractère qui les distingue bientôt des éruptions similaires (grande papule syphilitique).

Caractères génériques des syphilides. — Les syphilides se différencient par un grand nombre de caractères des éruptions vulgaires; mais ces signes distinctifs n'ont pas tous la même valeur et n'appartiennent pas à toutes les périodes indistinctement.

(1) Perroud, *De l'albuminurie dans la période secondaire de la syphilis* (*Journal de médecine de Lyon*, 1866).

Les principaux caractères des syphilides sont :

1° *Couleur cuivrée.* — Cette coloration spécifique rouge cuivre, chair de jambon, déjà signalée par Fallope, se voit surtout dans les papules et les squames papulo-syphilitiques, au pourtour de quelques pustules, et en constitue un des meilleurs caractères; elle manque le plus souvent dans les éruptions érythémateuses du début qui ont une teinte rose ou fauve. Les syphilides graves, tuberculeuses, sont entourées d'une auréole sombre, livide, qui se rapproche beaucoup alors de la coloration foncée, violacée des scrofulides.

2° *Marche chronique.* — La marche des syphilides est lente et se fait par poussées successives. Bassereau (1) insiste beaucoup sur l'importance de ce mode d'évolution; Bazin (2) dit, au contraire, que ces affections ne sont pas stationnaires. Cette divergence tient aux affections qui ont servi de point de comparaison aux deux observateurs. Le premier ayant plutôt en vue les affections primitives, les compare aux fièvres exanthématiques, et fait ressortir la lenteur de leur marche, le second mettant plutôt en parallèle les scrofulides et les syphilides, insiste au contraire sur la rapidité plus grande de leur évolution. Ces deux propositions sont vraies, et ne doivent pas s'exclure.

Les syphilides de la première période ont une marche plus rapide que les affections ordinaires de la peau, à part les affections exanthématiques aiguës. Les syphilides de la dernière période ont une marche plus lente, mais plus rapide cependant que les scrofulides et les affections cachectiques qui peuvent seules être confondues avec elles.

3° *Polymorphisme.* — En examinant un malade affecté de syphilis constitutionnelle récente, on est frappé des types variés de l'éruption cutanée. Sur un point se trouvent des taches érythémateuses lisses et rosées, à côté s'élèvent des papules saillantes; sur le cuir chevelu principalement se voient des croûtes et des pustules : je ne parle pas des plaques muqueuses concomitantes de la gorge et des parties génitales. Ce polymorphisme est un signe capital qu'on ne retrouve à un degré aussi marqué que dans des affections bien différentes (éruptions de cause externe, gale, etc.), et qui s'éloignent trop des syphilides pour qu'il soit nécessaire d'insister ici sur leurs caractères différentiels. Ce symptôme appartient presque exclusivement à la première période des syphilides; plus tard les éruptions sont fixes, persistantes, profondes, et se rapportent exclusivement à un type unique.

(1) *Traité des affections de la peau symptomatiques de la syphilis*, p. 25.

(2) *Leçons sur la syphilis et les syphilides*, p. 248.

4° *Forme arrondie, disposition en groupe.* — Les syphilides ont une forme arrondie, et se développent au voisinage des orifices des follicules pileux et sébacés par petits points qui se réunissent et circonscrivent une surface arrondie ou ovalaire d'une grandeur variable. Il est facile sur la peau de la poitrine de suivre cette marche progressive. Cette forme est celle des éruptions disséminées et éparses; elle s'observe dans la roséole, l'érythème, les papules, les vésicules et les pustules du début, les bulles du rupia et du pemphigus. Chaque plaque prise isolément est arrondie ou ovalaire, mais l'éruption prise dans son ensemble, qu'elle soit discrète ou confluente n'a rien de régulier, elle est dispersée sur les différentes parties du corps sans forme déterminée.

Les syphilides plus tardives sont arrondies comme les précédentes et de plus elles ont une tendance à se réunir sur un point et à former ainsi des groupes arrondis, ovalaires, en arc de cercle, en fer à cheval. Cette disposition est propre aux larges papules tardives, aux tubercules, aux pustules de la période secondo-tertiaire. Sous ce rapport, un ordre invariable ne règne pas toujours, et dans quelques cas on constate le mélange de ces deux types.

5° *Siége.* — Les syphilides siégent sur les différentes parties du tégument, mais elles se distinguent parfois des éruptions ordinaires par le siége insolite qu'elles occupent. L'acné vulgaire est fréquente à la face, au dos; l'acné syphilitique occupe ces mêmes régions, mais de plus on l'observe souvent sur les membres, et ce siége insolite éveille sur-le-champ l'attention. Il en est de même pour l'ecthyma et les papules syphilitiques communes à la face.

6° *Tendance à la désorganisation du derme.* — Les érythèmes et les papules du début tendent naturellement à la guérison, mais il n'est pas rare d'observer la transformation *in situ* de ces lésions superficielles en lésions plus profondes, en papules, en squames plus saillantes, plus épaisses. Dans les grandes papules, dans les plaques du psoriasis, on voit au centre de l'éruption un point ayant l'aspect de cicatrice superficielle. Dans des cas difficiles de diagnostic, j'ai pu distinguer le psoriasis syphilitique du psoriasis simple uniquement par ce caractère. En soulevant avec précaution la squame, on trouve une légère ulcération, ou bien cette désorganisation cicatricielle du derme, caractères qui n'existe pas dans les affections analogues non syphilitiques. A la période tertiaire, dans les affections tuberculeuses, ce caractère perd beaucoup de sa valeur, car il appartient également aux scrofulides avec lesquelles on a tant intérêt à ne pas les confondre.

7° *Absence de prurit et de réaction locale.* — Les syphilides ne sont pas accompagnées de démangeaisons ; il existe quelquefois un léger prurit, mais qui n'a rien de comparable à celui qui existe dans les affections similaires non syphilitiques. On n'oubliera pas la simultanéité de la syphilis avec la gale, et dans les cas de prurit intense, on recherchera attentivement les traces de la maladie parasitaire. L'absence de réaction locale existe également dans les scrofulides, elle n'a donc pas une grande importance; plus tard les accidents primitifs ont disparu, mais l'histoire des antécédents, les marques de syphilides, etc., mettront également sur la voie.

8° *Aspect spécial de quelques symptômes.* — Les syphilides empruntent aux affections communes la plus grande partie de leurs caractères extérieurs; mais dans quelques cas, la physionomie de l'éruption est telle qu'elle en diffère complétement, et prend un aspect tout à fait caractéristique. La papule syphilitique n'a pas d'analogue en dermatologie; cette petite plaque cuivrée saillante, de la grandeur d'une tête d'épingle à celle d'une pièce d'un franc, éparse sur tout le corps, sans prurit, n'a que de très-lointaines analogies avec les éruptions papuleuses ou squameuses ordinaires. La plaque muqueuse des régions buccale et génito-anale est un symptôme également spécifique.

9° *Commémoratifs, accidents concomitants.* — Les syphilides de la première période sont rarement isolées; souvent on retrouvera l'ulcère primitif ou les traces persistantes de l'induration. L'adénite syphilitique a une durée assez longue, et sera recherchée avec soin. En même temps on constatera des plaques muqueuses, de l'alopécie, des engorgements ganglionnaires, etc.

Du processus morbide des syphilides. — En étudiant le mode de développement des syphilides, on voit que les éruptions du début ou de la première poussée, érythème, acné, impétigo, empruntent à leur siége, à leur disposition, à leur marche, plutôt qu'à leur physionomie spéciale la plupart de leurs caractères pathognomoniques. Les affections néoplasiques de la syphilis se présentent sous différentes formes qui sont de simples variétés de développement du produit morbide.

La *papule*, ou *plaque syphilitique*, est la base d'évolution de la plupart des syphilides; cette lésion à l'état de plaque circonscrite, distincte, éparse, constitue la papule ordinaire de la peau. Transportée sur une région couverte d'une peau fine, et fournissant une sécrétion abondante, la papule change d'aspect, sa surface extérieure macérée par les produits sécrétés, irritée par les frottements, se dépouille de sa couche épidermique superficielle, il se fait une exsudation blanchâtre à la superficie, et la lésion se transforme en *plaque muqueuse* de la peau, nommée encore par Bassereau *papule humide*. Ce fait s'observe tous les jours au nombril, à la partie interne et supérieure des cuisses, aux bords et aux commissures des lèvres, sur les ailes du nez, dans les interstices des doigts du pied et de la main, etc. Chez les personnes qui négligent les soins de propreté, et en particulier chez les sujets cachectiques, ou les enfants débilités, cette érosion superficielle est le point de départ d'ulcérations plus profondes qui entament profondément le derme.

Le tubercule ou tubérosité syphilitique consiste dans l'infiltration du produit néoplasique sous forme de petites tumeurs circonscrites et limitées. De même que la papule, il peut se résoudre, mais bien plus souvent que celle-ci, il s'ulcère. La néoplasie pénétrant plus profondément dans la peau, donne lieu à des ulcères profonds (ecthyma et rupia syphilitiques). Si les papules s'étendent par la circonférence, tout en guérissant au centre; si un groupe de papules ou de tubercules développés en cercle, circonscrit une surface saine; si une large plaque s'évide progressivement, le mal rappellera par l'aspect extérieur, le psoriasis annulaire, c'est la lèpre syphilitique. Sur les surfaces qui sont le siége de ces éruptions psoriasiformes, peuvent se développer des végétations dures, solides, qui simulent des excroissances cornées, véritable hypertrophie papillaire syphilitique. J'en ai observé, il y a quelque temps, un exemple remarquable. Un malade atteint de syphilis constitutionnelle depuis quelques mois, présentait des plaques psoriasiformes sur les membres, des surfaces villeuses, végétantes, hérissées de petits prolongements sur différents points et sur la peau des doigts et du poignet; plusieurs de ces végétations avaient acquis la consistance de la corne: il guérit rapidement par le traitement mixte, iodure de potassium et mercure. D'autres fois la plaque syphilitique a une forme irrégulière, amorphe; elle consiste en une large surface rouge livide, s'étalant sur diverses régions, recouverte d'écailles grisâtres, adhérentes, sous lesquelles existe une légère ulcération.

Sur une plaque syphilitique primitive, il se développe consécutivement des pustules, des bulles mêmes; c'est un des modes de formation de l'ecthyma, du rupia.

La gomme n'est autre chose que la néoplasie existant dans la partie profonde de la peau, tissu cellulaire sous-dermique.

Les ulcérations syphilitiques sont toujours consécutives; elles succèdent: 1° aux plaques syphilitiques ulcérées et transformées *in situ*,

2° aux pustules profondes; 3° aux tubercules syphilitiques ulcérés; 4° aux tumeurs gommeuses.

Le siége du processus morbide que nous venons d'indiquer se trouve, d'après Küss (de Strasbourg) (1) : 1° dans l'épiderme et l'épithélium; 2° dans le tissu conjonctif. Les affections secondaires seraient dues aux lésions de l'épiderme et de l'épithélium; les affections tertiaires dépendraient du tissu conjonctif; d'une manière générale cette généralisation est vraie, mais elle est incomplète et ne rend pas un compte suffisant des lésions du même ordre qui se manifestent aux mêmes époques (lésions du périoste, du névrilemme).

Baerensprung (2) avait soutenu une opinion analogue, mais plus complète; les accidents secondaires sont constitués par des inflammations limitées de la couche superficielle du chorion, et ont pour conséquence l'hypertrophie du corps papillaire; l'ulcération qui en est la suite a les caractères du condylome, et a pour base le corps papillaire hypertrophié. Les accidents tertiaires siégeraient dans le chorion lui-même, et les tissus sous-muqueux et sous-cutané.

Nous adoptons complétement cette manière de voir avec les restrictions suivantes : toutes les lésions qui siégent sur l'épiderme, l'épithélium, ou leurs dépendances, sont des accidents secondaires plus ou moins tardifs; ceux qui siégent dans le tissu conjonctif appartiennent à la période tertiaire, à la condition d'être produits par des altérations néoplasiques propres à la syphilis, et de n'être pas simplement le résultat d'un processus irritatif. Ainsi l'épididymite du début de la syphilis, les douleurs rhumatoïdes qui ont leur siége dans les tissus fibreux ou le périoste sont des accidents secondaires; les dégénérescences fibreuses des tuniques du testicule, de l'épididyme, sont tertiaires.

Cette interprétation est en outre de nature à guider le médecin dans la thérapeutique. Les symptômes du côté de l'épithélium et de l'épiderme, sont surtout justiciables du mercure; ceux du tisssu conjonctif réclament l'emploi de l'iodure de potassium. Les accidents mixtes qui intéressent la peau dans la totalité après avoir débuté par les parties superficielles, les éruptions mélangées d'accidents secondaires en certains points, tertiaires en d'autres, sont également justiciables de cette méthode.

(1) Bedel, thèses de Strasbourg, 1866.

(2) Baerensprung, *Annalen des Charité-Krankenhauses*, t. VI.

DES GENRES MORBIDES DE LA SYPHILIS CUTANÉE. — Les affections cutanées syphilitiques furent désignées dans les premiers temps de l'apparition de la maladie sous le nom de *pustules*, mot qui s'appliquait à toutes les éruptions en général. Il est inutile de reproduire les divisions des anciens ou des modernes, et qui, pour la plupart, sont complétement oubliées, j'indiquerai seulement celles qui sont aujourd'hui employées.

Biett admit six classes de syphilides calquées sur les ordres de Willan, et qui sont : 1° les syphilides exanthématique; 2° vésiculeuse; 3° pustuleuse; 4° tuberculeuse; 5° papuleuse; 6° squameuse.

Bassereau (1) prenant aussi les lésions élémentaires pour base fondamentale des espèces, admet les huit formes suivantes :

1° La forme érythémateuse ;
2° La forme papuleuse ;
3° La forme papuleuse, humide ou muqueuse ;
4° La forme vésiculeuse ;
5° La forme bulleuse ;
6° La forme pustuleuse ;
7° La forme tuberculeuse ;
8° La forme squameuse.

Bazin (2) divise les syphilides d'après leur mode de terminaison en résolutives et ulcéreuses; il admet dans l'évolution des syphilides trois temps qui sont caractérisés par l'apparition des syphilides *exanthématiques* (premier temps); *circonscrites* (deuxième temps); *ulcéreuses* (troisième temps).

Prenant en considération la nature spéciale de quelques symptômes, il est arrivé à la systématisation suivante :

1° PLAQUES SYPHILITIQUES OU ÉRUPTIONS DISCOÏDES
(Affections propres).

Ce sont les chancres transformés *in situ* en plaques muqueuses; les plaques muqueuses proprement dites, muqueuses et cutanées; les éruptions de plaques syphilitiques cutanées, que Bazin nommait autrefois plaques muqueuses de la peau.

(1) *Traité des affections de la peau symptomatiques de la syphilis*, p. 19.
(2) *Leçons sur la syphilis et les syphilides*, p. 45 et 242.

2° SYPHILIDES
(Éruptions communes ou génériques).

Elles se divisent en syphilides à forme commune et à forme maligne. Les syphilides communes comprennent trois sections :

A. *Syphilides exanthématiques ou généralisées.*	Érythémateuse. Papulo-tuberculeuse. Pustuleuse. Vésiculeuse.
B. *Syphilides circonscrites résolutives*.......	Pustulo-crustacée. Tuberculeuse. Vésiculeuse.
C. *Syphilides consécutives ulcéreuses*.........	Pustulo-ulcéreuse. Tuberculo-ulcéreuse. Gommeuse.

Les syphilides malignes sont :

Puro-vésiculeuse.
Tuberculo-ulcéreuse.
Tuberculo-ulcérante-gangréneuse.

3. SYPHILIDES POLYMORPHES.

Plaques et syphilides.
Plaques et syphilides multiples.
Plaques entremêlées de syphilides.
Plaques avec satellites (forme irisée de M. Ricord).

4. AFFECTIONS DÉVELOPPÉES SOUS LA DOUBLE INFLUENCE DE LA SYPHILIS ET D'UNE CAUSE EXTERNE.

Végétations.
Vitiligo, éphélides syphilitiques.

Hardy (1) avait d'abord admis une division calquée sur celle de Willan; plus tard (2), se rapprochant des idées de Bazin, il rangea les syphilides dans trois classes principales, syphilides *précoces*, *intermédiaires*, *tardives*.

Dans le tableau suivant, nous avons indiqué les genres morbides, et les avons groupés d'après leur gravité, et leur époque ordinaire d'apparition.

1° Affections précoces, bénignes relativement, d'une durée variable de quelques jours à quelques mois au plus, tendant à la résolution et

(1) *Leçons sur les syphilides*, 1859.
(2) *Leçons sur les syphilides*, 1864.

à la guérison spontanée; se transformant *in situ* en affections plus profondes lorsque la maladie affecte une forme grave.

AFFECTIONS SÈCHES.....	Érythème	maculeux ou roséole.
		papuleux.
	Papule	conique (lichénoïde de quelques auteurs).
		diffuse ou lenticulaire.
AFFECTIONS SÉCRÉTANTES.	Papules humides ou plaques muqueuses.	
	Acné, impétigo.	

2° Affections plus tardives, plus persistantes, peu de tendance à la guérison, se compliquant de désorganisation du derme. Le psoriasis est la moins grave de ces affections au point de vue de la profondeur de la lésion.

AFFECTIONS SÈCHES.....	Psoriasis. Végétations cornées.
	Infiltration néoplasique du derme, accompagnée de rougeur, suivie ou non d'ulcérations.
AFFECTIONS SÉCRÉTANTES.	Vésicules herpétiformes, varicelliformes.
	Pustules profondes, pemphigus.
	Ecthyma, rupia.

3° Affections tardives ou tertiaires, graves, se compliquant toujours de désorganisation profonde du tissu cutané.

Tubercules......................	avec ou sans ulcérations.
Gommes......................	
Infiltration en masse d'une région ; hypertrophie éléphantiasiforme...	

Ces affections se succèdent ordinairement en changeant de type, les éruptions du premier groupe étant remplacées par celles du second ; celles du second par les éruptions du troisième. Lorsqu'il se produit une irrégularité dans la marche des syphilides, et que les affections des deux derniers groupes se mélangent à celles du premier, ou les remplacent à court délai, la syphilis est dite *grave*, *maligne*.

Appréciation des méthodes de classement des syphilides. — Les syphiligraphes ont classé les syphilides d'après :

La chronologie, en syphilides précoces et tardives ; la gravité, en bénignes, communes, graves ou malignes ; l'ordre de succession, en primitives, consécutives ; le mode de terminaison, en résolutives ou ulcéreuses ; l'ordre anatomique, en exanthématique, vésiculeuse, etc...

Chacune de ces classifications appelle l'attention sur un signe spécial, et en cela elles ont toutes une certaine utilité ; mais d'une manière générale, les classifications qui reposent sur la lésion pathologique et l'élément anatomique sont de beaucoup préférables. La division de Willan avait été un progrès; perfectionnée par Biett, Rayer, Bassereau, Ricord, elle a réuni les suffrages des spécialistes les plus éminents et mérite d'être conservée. On a reproché à cette classification de séparer des affections similaires et de la même époque; l'objection est fondée en certains points, mais il ne faut pas en exagérer l'importance, et ne pas oublier que la profondeur de la lésion anatomique correspond en général au degré de gravité de la maladie. Un reproche mieux fondé est celui de réunir sous un même nom les affections communes de la peau et les syphilides qui en diffèrent beaucoup par leurs caractères extérieurs, et qui n'ont avec elles qu'une lointaine analogie. Cette classification, telle qu'elle fut instituée, avait un grave défaut: elle ne tenait aucun compte du processus pathologique et de l'élément anatomique affecté. En supprimant cette lacune, on arrive à une systématisation non pas, sans doute, irréprochable, pouvant être perfectionnée, mais qui a le mérite d'être plus complète en réalité que toutes celles qui sont établies sur d'autres bases. Parlerai-je des classifications basées sur la chronologie? elles ont besoin d'une nouvelle division reposant sur d'autres signes pour être réellement utiles. De celles qui se fondent sur la gravité du mal? c'est un incident des plus intéressants à connaître, qui exige une mention spéciale, mais qui ne peut servir de guide dans des éruptions aussi compliquées. Tel accident, simple aujourd'hui, deviendra grave le lendemain, par le fait quelquefois de circonstances purement fortuites.

L'ordre de succession des syphilides est assez régulier, mais trop souvent l'irrégularité de la maladie vient déjouer les prévisions du médecin.

Bazin a formulé une division excellente en certains points, moins heureuse sur d'autres. Il admet des syphilides résolutives et ulcéreuses; il existe une première pierre d'achoppement, toutes les lésions syphilitiques peuvent se résoudre, toutes peuvent s'ulcérer; la papule simple s'ulcère, la gomme se résout quelquefois. Admettre dans la gomme une lésion générique, commune, simple, et lui refuser le caractère d'affection spéciale propre à la syphilis, pour en doter exclusivement la plaque muqueuse de la peau, est une idée trop éloignée de toute base anatomique pour être acceptée; nous sommes frappé également de l'enchevêtrement des différents genres entre eux, de leur répétition dans les diverses classes, et cela sans motifs suffisants; la section des syphilides ulcéreuses n'a pas de motifs d'exister, l'ulcération étant un des modes de terminaison des affections antérieures. La classe des syphilides polymorphes est une superfétation : toutes les syphilides ne sont-elles pas, à un moment donné, polymorphes, surtout en comprenant dans les syphilides les plaques muqueuses bucco-pharyngiennes? Bazin, qui a insisté beaucoup sur la forme maligne de la syphilis, lui a donné également une place dans ses syphilides; mais ces syphilides malignes ne diffèrent pas des autres. Au début de la syphilis, ce sont des éruptions qui devancent l'heure. L'ecthyma généralisé qui apparaît au deuxième mois, au lieu de survenir au sixième ou au douzième, indique une syphilis maligne, mais il n'offre par lui-même aucun autre signe spécial.

Notre classification qui a pour base l'élément anatomo-pathologique répond aux diverses questions que doit s'adresser le médecin en présence d'une syphilide à diagnostiquer et à traiter.

1° Elle permet d'assigner à l'éruption sa place dans la série des symptômes de la syphilis;

2° Elle renseigne sur la gravité de l'éruption en elle-même, et sur ses conséquences probables;

3° En indiquant la lésion, elle met sur la voie du traitement, et indique le choix à faire entre les préparations mercurielles, iodurées, ou, s'il y a lieu, l'indication de les associer ensemble.

Diagnostic. — Nous ne voulons pas établir ici le diagnostic de chacun des genres de la syphilis, cette étude sera faite à propos des affections en particulier; nous indiquerons seulement les caractères qui différencient chacun des trois groupes admis plus haut des affections de nature différente qui pourraient être confondues avec eux. Les commémoratifs et les affections concomitantes du sujet, l'examen des caractères spéciaux de l'éruption sont les deux bases principales du diagnostic des syphilides. La connaissance exacte de la marche de la maladie et des caractères communs des syphilides nous fournit les éléments de ce diagnostic comparatif.

Affections précoces. — On rencontre presque toujours le chancre initial, et l'adénite qui l'accompagne.

L'éruption peut être précédée de symptômes généraux, et rappeler l'expression symptomatique des exanthèmes aigus fébriles. Si dans ces cas le médecin ignore les antécédents du malade, il est exposé à une erreur inévitable.

On fera bien, d'ailleurs, en examinant la peau des sujets qu'on soupçonne d'être sous le coup d'une éruption spécifique, de jeter, au moment de l'examen, un coup d'œil rapide sur la région génitale et les ganglions de l'aine. Un jour, cette précaution m'a conduit au diagnostic vrai sur un malade affecté de fièvre intense qui présentait des signes de congestion cérébrale, inquiétant fort sa famille et le médecin, et qui n'était que l'avant-coureur d'un érythème syphilitique général qui apparut deux jours après.

Les érythèmes syphilitiques maculeux et papuleux se reconnaissent à la lenteur de leur marche, au polymorphisme, à la couleur rosée, au début par la partie antérieure du tronc, à l'intégrité ordinaire de la face et du cou.

Les éruptions analogues aiguës (roséole, érythème simple, noueux), essentielles ou arthritiques, sont précédées et suivies par un mouvement fébrile assez marqué; elles ne sont pas en général polymorphes, ou lorsqu'elles se rapprochent de ce caractère, les plaques sont ortiées. Leur couleur violacée, ecchymotique dans quelques cas, ne sera pas confondue avec la teinte rose, fauve des syphilides. Le prurit est dans ces affections assez marqué; les démangeaisons sont rares ou nulles dans les syphilides. Dans les éruptions fébriles virulentes ou essentielles, la face est le plus souvent envahie à une époque rapprochée du début de la maladie. La papule syphilitique est un symptôme spécial qui se distingue suffisamment par ses caractères, couleur cuivrée, élevure saillante, marche lente, et n'a que de lointains rapports avec les papules du lichen et du prurigo dartreux et scrofuleux. Les affections papuleuses symptomatiques d'une maladie du foie (prurigo ictérique), de la goutte ou du rhumatisme, etc., diffèrent trop de la papule syphilitique pour qu'il soit utile d'insister sur ce point.

Les affections syphilitiques de cette première période se distinguent des affections plus tardives par leur étendue à de grandes surfaces, par la dissémination de leurs éléments distincts les uns des autres, par le polymorphisme et le peu de profondeur des lésions. Lorsque ce dernier caractère manque, et que dès le début surviennent des éruptions pustuleuses confluentes, et surtout des lésions ulcéreuses, la syphilis est grave et appartient à la forme désignée par Bazin sous le nom de *syphilis maligne précoce.*

Affections de la période moyenne. — Elles sont le plus souvent circonscrites, groupées; les formes sèches, grandes papules, psoriasis, se distinguent des affections ordinaires, dartreuses ou arthritiques, par leur siége insolite, leur développement qui ne rappelle pas celui des affections similaires, par l'ulcération ou la désorganisation du derme. Quelques plaques insolites de psoriasis guttata simulent assez bien les papules syphilitiques; leur couleur cuivrée, leur élévation légère au-dessus du niveau de la peau, l'absence de l'écaille qui recouvre habituellement leur surface, peuvent en imposer au premier abord. On les distingue par leur forme qui n'est pas toujours aussi nettement arrondie que celles des syphilides correspondantes, par leur tendance à la réunion en plaques larges et étendues et non en groupes, isolées, circonscrites, et surtout par la disposition bien accentuée de plaques de psoriasis simple, en d'autres points : la question du siége est ici fort importante, les affections dartreuses ou arthritiques occupent des surfaces assez étendues, et gagnent successivement les diverses parties du corps; lorsqu'elles sont limitées, elles occupent de préférence certaines régions, et en particulier les extrémités des membres. Les syphilides en groupes s'observent plutôt sur la poitrine, le dos, la racine des membres, la face.

Enfin, la marche, le début du mal et les antécédents lèvent toute incertitude à cet égard. Les vésicules, pustules, bulles, ont une auréole cuivrée, sombre; elles tendent à l'ulcération, et elles s'élargissent par ulcération progressive de la base.

Les ulcères syphilitiques qui succèdent à ces accidents sont arrondis, composés de plusieurs petites ulcérations réunies, et qu'on distingue assez facilement sur les bords en particulier; ils sont taillés à pic, bien limités, et n'ont pas cet aspect violacé, œdémateux, infiltré des ulcères scrofuleux. Ils en diffèrent également par le siége, ils sont situés sur les membres, la face, le tronc, et n'occupent pas de préférence le cou, les régions riches en ganglions lymphatiques. Leur marche est plus rapide que celle des ulcères scrofuleux qui restent stationnaires pendant plusieurs années. Les croûtes qui les recouvrent sont épaisses, résistantes, brun noirâtres ou verdâtres; l'ulcération fait des progrès rapides, et déborde la croûte qui n'occupe qu'une partie de l'ulcère.

Les cicatrices des ulcères syphilitiques de cette période sont cuivrées, rouges, deviennent blanches et sont lisses, assez unies, plus ou moins profondes; elles sont également arrondies en arc de cercle, en fer à cheval, suivant la disposition des groupes primitifs; elles ne sont pas violacées, parsemées de brides, enfoncées en cul-de-poule, allongées comme les cicatrices des scrofulides, ou celles qui succèdent aux éruptions cachectiques.

Affections tardives. — Les gommes et les tubercules ne peuvent se confondre qu'avec les scrofulides graves malignes, le lupus.

Les antécédents, les symptômes concomitants, l'âge du sujet, les maladies antérieures doivent être prises en considération. Ce sont surtout ces commémoratifs qui, dans les cas douteux, forment un des éléments principaux du diagnostic. Le tubercule syphilitique diffère par sa couleur cuivrée, son volume plus considérable, sa disposition en groupe, en grappe, du tubercule du lupus terne, livide, jaune amarante, reposant sur des tissus mous, engorgés, œdématiés.

Les caractères des ulcérations et des cicatrices s'accusent ici encore plus nettement que dans la classe précédente. Les ulcères qui succèdent aux gommes suppurées sont anfractueux, composés de diverses parties étagées irrégulièrement; ils doivent cet aspect à la présence des foyers purulents qui s'ouvrent isolément, par suite d'un degré inégal de développement des petites gommes qui par leur réunion forment la tumeur principale.

Les tubercules de la lèpre occupent en général plusieurs régions du corps, et se voient en même temps presque toujours à la face. Ils sont accompagnés d'une infiltration néoplasique presque ligneuse des parties voisines, caractère important. Ils ont été précédés de taches fauves ou blanches, privées de sensibilité; enfin, à ce degré, il existe un ensemble de symptômes généraux de nature à lever toute incertitude.

Pronostic. — Le pronostic des syphilides est toujours grave; leur apparition est l'indice d'une maladie générale à longue échéance, et qui persiste pendant un grand nombre d'années, toujours même, disent à tort quelques auteurs. L'éruption elle-même n'offre pas de gravité dans la plupart des genres morbides; les formes ulcéreuses seules inspireraient quelque inquiétude, encore guérissent-elles assez vite par un traitement approprié.

D'une manière générale, plus les éruptions sont superficielles, moins est grave le pronostic immédiat; car elles indiquent une altération de l'organisme encore peu avancée. Les éruptions plus intenses, bulleuses, gommeuses, au contraire, révèlent une impression morbide plus profonde de l'économie tout entière.

Traitement. — Deux indications principales dirigent le traitement : 1° combattre la diathèse syphilitique par une médication générale ; 2° faire disparaître les symptômes cutanés par une médication locale.

Moyens généraux, hygiène. — Une condition essentielle à la réussite de tout traitement anti-syphilitique est l'observance stricte des lois générales de l'hygiène.

Les anciens imposaient à leurs malades des règles diététiques fort sévères; la réaction qui s'est opérée contre ces prescriptions certainement inopportunes et dangereuses ne doit pas aller jusqu'à permettre au malade de conserver des habitudes et un genre de vie souvent incompatibles avec un traitement régulier. La diathèse syphilitique, de nature essentiellement déprimante, sera combattue par une alimentation de bonne nature et réparatrice; la viande et le vin seront non-seulement tolérés, mais prescrits aux malades; tout excès de boissons et les liqueurs alcooliques lui seront interdit. L'exercice modéré est aussi favorable que les grandes fatigues, et les veilles prolongées sont nuisibles. Dernièrement encore, j'ai pu me convaincre de la puissance de l'hygiène : un étudiant en médecine était atteint d'une syphilis bénigne; une roséole discrète était le seul symptôme de la vérole. Heureux de voir disparaître, après quelques jours de traitement, une maladie si grave d'ordinaire, et se croyant guéri, il passa, malgré mes pressants conseils, plusieurs nuits au bal, et se livra à quelques excès de boissons. Quelques jours s'étaient à peine écoulés, qu'un rupia généralisé couvrait tout le corps, et inspira les plus vives inquiétudes par sa marche rapide et les ulcérations profondes qui l'accompagnaient. Diday (*Histoire naturelle de la syphilis*) a rapporté un grand nombre d'observations analogues, dans lesquelles l'influence d'une bonne hygiène est établie sur des preuves irrécusables.

Agents pharmaceutiques. — Le mercure et l'iode sont les deux médicaments héroïques contre la syphilis. Les préparations mercurielles ont été préconisées contre les accidents secondaires; le traitement mixte, iodure de potassium et mercure employés simultanément, contre les accidents secondo-tertiaires; et l'iode contre les accidents tertiaires.

Traitement de la syphilis secondaire et des syphilides de cette période. Mercuriaux. — Le traitement des syphilides a subi l'influence des différentes doctrines qui ont régné en syphiligraphie. Nous ne signalerons pas les nombreux remèdes qui ont été vantés pour remplacer le mercure dans la période secondaire : sels d'or, d'argent, de platine, de potasse, préparations d'arsenic, d'antimoine; bois sudorifiques, plantes de toute nature. Nous passerons également sous silence les médications exclusives qu'on a préconisées depuis le traitement antiphlogistique, et la cure par la faim, jusqu'à la médication tonique la plus longtemps continuée ; le procès est actuellement jugé en faveur du mercure. Ce médicament, comme tous les agents héroïques, doit être administré suivant certaines règles dont il ne faut pas se départir, et c'est pour avoir fait du mercure un remède banal, administré sans méthode, et souvent à des malades qui n'en avaient nul besoin, qu'on avait compromis sa réputation (1).

Formules et mode d'administration. — Les principales préparations sont les suivantes :

Protoiodure de mercure. — S'administre en pilules à la dose de 4 à 10 centigrammes.

Pilules de Ricord.	gram.
Protoiodure de mercure }	ãã 3
Thridace }	
Extrait thébaïque	1
Extrait de ciguë	6
Pour 60 pilules.	

Formule de l'Antiquaille.	gram.
Protoiodure de mercure	0,02
Extrait thébaïque	0,01
Miel	q. s
Pour 1 pilule.	

On a donné diverses formules des pilules de Ricord, mais elles sont toutes identiques par la dose de protoiodure, qui est de 0,05 par pilule. Cette dose élevée ne permet pas de graduer l'action du médicament.

Deutochlorure de mercure. — S'administre sous forme de liqueur, de sirop, en pilules, à la dose de 1 à 3 centigrammes.

Liqueur de Van Swieten. (*Codex.*)	gram.
Deuto-chlorure de mercure	1
Eau pure	900
Alcool rectifié	100
Doses. 1 à 2 cuillerées.	

Liqueur normale mercurielle. (Mialhe.)	gram.
Sublimé	1
Chlorhydrate d'ammoniaque	5
Sel marin	5
Blanc d'œufs	n° 2
Eau, q. s., pour faire 1000 grammes de liquide.	

Dans une première formule, Mialhe ajoutait seulement 600 grammes d'eau ; il est préférable de porter cette quantité à 1000.

Les différents sirops au sublimé sont ceux de Larrey, de Cuisinier, etc. Les sirops amers de chicorée, de saponaire, de fumeterre, remplissent le même but. On les additionne de sublimé, et la quantité sera prescrite chaque fois par le médecin. Il est préférable de les doser comme la liqueur de Van Swieten, 1 sur 1000.

(1) Gailleton, *Du traitement de la syphilis* (*Journ. de méd. de Lyon.* 2e vol., 1867).

Les pilules sont celles de Dupuytren, qui, d'après la nouvelle formule du *Codex*, renferment 1 centigramme de sublimé, et 2 centigrammes d'extrait gommeux d'opium.

Quant à l'indication des autres préparations mercurielles, et qui sont peu employées, on trouvera leur trop longue énumération dans les formulaires.

Les préparations mercurielles, le plus habituellement employées dans le traitement de la syphilis, sont le protoiodure de mercure, le bichlorure et l'onguent napolitain en frictions. Les autres préparations sont rarement usitées. Ces trois agents maniés convenablement donnent tous les trois de bons résultats, ce qui explique la préférence accordée à certains d'entre eux par les praticiens qui ont l'habitude de les administrer. Ces préparations diffèrent néanmoins par la rapidité de leur action, et par les effets primitifs qu'elles déterminent sur l'organisme.

Dans les cas qui exigent une médication énergique et rapide, une friction avec 3 grammes d'onguent napolitain, pratiquée alternativement sur les jambes, les cuisses, les bras, en changeant tous les jours le siége de la friction, est le moyen héroïque par excellence, celui qui agit le plus sûrement. L'inconvénient de la méthode, c'est précisément l'énergie du médicament; après quelques jours de son emploi, les gencives se gonflent, la salivation commence, et il devient impossible de continuer, à moins d'abaisser considérablement la dose. On abandonne alors le mercure pendant trois ou quatre jours, on administre du chlorate de potasse à l'intérieur et en gargarisme, et la maladie, à moitié vaincue, cède à l'emploi consécutif du protoiodure ou du sublimé. Dans les syphilis graves, j'ai obtenu ainsi rapidement la guérison. Malgré ma confiance en cette méthode, je ne l'emploie qu'exceptionnellement; il est difficile d'en continuer longtemps l'usage, et les accidents du côté de la bouche deviendraient trop sérieux si l'on s'opiniâtrait dans son emploi exclusif.

Sigmund (1) emploie les frictions d'après la méthode suivante: pendant une période préparatoire de six à huit jours, il combat les complications du côté du tube digestif ou de la bouche, et stimule les fonctions de la peau par l'administration de bains tièdes.

La friction est faite avec l'onguent napolitain, à la dose de 1 à 2 grammes, le soir, avant de se coucher, pendant vingt minutes

(1) *Die Einreibungscur mit grauer Salbe bei Syphilisformen.* Wien, 1859.

environ. Les parties frictionnées sont enveloppées de linges qui sont renouvelés après chaque friction.

Le nombre des frictions varie de vingt à trente; le régime est sévère, le malade mange peu; il doit rester longtemps au lit, dix-huit heures en moyenne. On surveille l'état de la bouche, des gencives et du cou; on combat la salivation par des gargarismes astringents.

Lorsqu'on juge le nombre des frictions suffisant, on fait prendre au malade un bain savonneux, on le maintient au lit encore pendant quelques jours, et l'on provoque la transpiration.

Ce traitement n'est pas toujours sans inconvénient, et Sigmund a eu plusieurs fois à combattre des accidents assez sérieux : céphalalgies, insomnies, diarrhées, hémorrhagies nasales, etc. La nécessité du changement de linge pour éviter l'intoxication mercurielle est onéreuse, et l'obligation de rester au lit empêche les malades de la ville de suivre un traitement aussi rigoureux. On ne pourrait donc y avoir recours que dans des cas exceptionnels. Dans la syphilis ordinaire, on préférera donc le bichlorure ou le protoiodure de mercure.

Les deux remèdes ont leurs avantages spéciaux et leurs inconvénients. On a reproché au sublimé d'amener des coliques, des pincements d'estomac, de la diarrhée, de laisser dans la bouche un goût métallique, salé, insupportable. J'ai employé beaucoup la liqueur de Van Swieten, et je dois reconnaître que la plupart de ces reproches sont fondés. Toutes les préparations de bichlorure n'exposent pas au même degré à ces complications. La liqueur de Van Swieten est celle qui les produit le plus facilement. Il est donc préférable d'employer le sublimé dissous dans un sirop amer, ou la solution de Mialhe ou les pilules de sublimé récemment préparées et administrées au moment même du repas pour prévenir les douleurs d'estomac.

Le protoiodure, que la pratique de Biett et de Ricord a vulgarisé dans la pratique, est un excellent médicament, facile à manier, et qui ne mérite pas le reproche d'impuissance que lui ont adressé quelques auteurs (1). L'action du protoiodure sur les gencives témoigne, d'une manière irrécusable, de son efficacité, et démontre l'erreur de ceux qui ont avancé que cette préparation étant insoluble, traversait, sans être absorbée, le tube digestif (2). Ce résultat a pu être observé, mais seulement dans les cas où l'on a employé une mauvaise préparation.

(1) Panas et Lefort, *Discussion de la Société de chirurgie*. 1867.

(2) Devergie, *Traité des maladies de la peau*, art. SYPHILIDES.

Je m'explique : le protoiodure s'administre en pilules; si ces dernières sont préparées longtemps d'avance, elles se durcissent, et sont difficilement absorbées; le médicament est alors inerte. Si le médecin élève la dose, et que, par suite d'autres circonstances, les pilules soient récentes et bien préparées, il verra survenir des accidents intestinaux, de la salivation, et sera tout étonné de ces effets inattendus. On devra donc prescrire des pilules en petite quantité que le pharmacien préparera chaque fois, et l'on emploiera le miel pour excipient, ce qui rendra les pilules moins promptes à se dessécher. Dans ces conditions, on n'aura pas un médicament infidèle, mais un agent sûr et précieux.

Le protoiodure étant un remède facile à manier, moins dangereux que le sublimé, je le conseille comme méthode générale, et réserve le bichlorure pour les cas où le protoiodure, devenu sans action, exige une élévation des doses qui est souvent dangereuse, et est alors remplacée avec fruit par une autre préparation.

Disons donc un mot de cette alternance des agents mercuriels dans le traitement de la syphilis.

Un fait d'observation digne d'être noté est celui de la tolérance particulière de l'organisme pour certaines préparations, alors que ce médicament, administré sous d'autres combinaisons, provoque des accidents sérieux. Tel malade supporte mal le protoiodure qui tolère parfaitement la liqueur de Van Swieten ou les frictions. Ce sont des phénomènes dus à une disposition spéciale de l'individu ; mais de plus il arrive un moment où le remède toléré jusque-là, n'est plus que difficilement supporté, et le praticien se trouverait fort empêché s'il ne trouvait un auxiliaire précieux dans une autre préparation. L'expérience démontre tous les jours, sans que nous en connaissions la cause, que dans certains cas la substitution du bichlorure au protoiodure, et celle des frictions aux deux moyens précédents, arrêtent court les symptômes fâcheux qui commencent à se développer.

On devra donc changer de préparation : 1° lorsque celles-ci donneront lieu à des complications, 2° lorsque employées depuis quelque temps, elles ne paraissent pas agir sur les symptômes; 3° lorsque la dose nécessaire pour la guérison devant être élevée sans cesse, on craint de produire une intoxication.

Des doses dans le traitement de la syphilis. — Le protoiodure s'administre à la dose de 4 à 10 centigrammes chez l'adulte; plusieurs syphiligraphes dépassent cette dernière limite, et débutant par 5 centigrammes, arrivent jusqu'à 15 ou 20 centigrammes ; la dose de sublimé est de 1 à 3 centigrammes, ou de 10 à 30 grammes de liqueur de Van Swieten. On doit se garder des doses élevées souvent dangereuses. Deux indications servent de guide dans cette question de la dose : 1° l'état des gencives ; 2° l'état des symptômes. En thèse générale, le mercure ne commence à agir efficacement que lorsque les gencives se gonflent, deviennent rouges, saignent facilement, et qu'un léger flux de bouche annonce l'imminence de la salivation. On augmentera donc progressivement la dose faible donnée au début, de manière à produire cet effet physiologique du médicament. Si la dose faible suffit, il est inutile de la dépasser. La seconde indication se tire de l'état des symptômes ; si les accidents s'amendent et disparaissent, restez à la dose curative, et ne l'augmentez que lorsque le mal, devenu stationnaire, n'est plus sensiblement influencé par le remède.

On se gardera donc de ces traitements empiriques qui consistent à administrer une moyenne déterminée de mercure en un temps donné, à faire prendre tant de pilules ou de liqueur de Van Swieten, ou d'ordonner pendant deux ou trois mois le même remède à la même dose.

Lorsque dans le cours du traitement, le mal ne paraît pas céder, malgré l'élévation de la dose, loin de s'opiniâtrer et d'augmenter quand même, il est plus sage de s'adresser à une autre préparation. Les symptômes sont-ils rebelles à 8, 10 centigrammes de protoiodure, il faut s'adresser à la liqueur ou aux frictions, et réciproquement. On voit souvent alors une dose plus minime de la nouvelle préparation amener de bons résultats.

Dans ces dernières années, on a traité la syphilis par les injections hypodermiques de calomel, de sublimé, de biiodure de mercure et de potassium, de biiodure et de sodium (1). Le calomel donne lieu constamment à des abcès, et cette complication fâcheuse est de nature à inspirer une prudente réserve. Le sublimé à la dose de 1 demi à 2 centigrammes par injection peut amener des eschares fort longues à se détacher, très-douloureuses ; pour éviter cet inconvénient, il faut ne pas dépasser 1 à 3 milligrammes. On fait dans le tissu cellulaire de la

(1) Scarenzio, 1864, Max Van-Mons, Rapport à la Société royale des sciences médicales et naturelles de Bruxelles, 1869. — Lewin, Ueber Syphilis Behandlung mit hypodermischer sublimat-injection, etc. Berlin, 1868, et Ann. de la Charité, t. XIV. — Martin (A.), *Gaz. des hôpit.*, 12 septembre 1868. — Liégeois, Société de chirurgie, 1869. — Gailleton, Lyon médical, 23 mai 1869.

région dorsale ou lombaire une injection tous les jours et même deux par jour si le cas est plus grave. Ainsi pratiquée, la méthode offre une plus grande sécurité, mais en supposant qu'elle soit aussi efficace que la méthode ordinaire, ce qui est loin d'être démontré, elle lui est bien inférieure comme facilité d'application. C'est un traitement auquel se soumettront difficilement les malades en dehors des hôpitaux.

De la durée du traitement.—Quelle doit être la durée du traitement? Sur ce point règne l'anarchie la plus complète; les uns limitent l'administration des remèdes à la durée des symptômes (Dolbeau, M. Perrin (1), Baeresprung, Lancereaux) (2) ; quelques syphiligraphes demandent deux ou trois mois seulement, et les ultras de la diathèse ne sont pas satisfaits à moins de six mois. Des raisons théoriques guident seules ces diverses conduites, et il n'existe pas de faits réunis en nombre suffisant qui démontrent l'efficacité plus grande de telle ou telle méthode. Nous ne sommes cependant pas sans guide sur cette route inconnue.

1° Le traitement doit être continué pendant toute la durée des symptômes; ceux-ci persistent pendant un certain temps, malgré les remèdes, un mois, six semaines au moins, à part les accidents du début, roséole, etc., qui disparaissent très-vite quelquefois. Le minimum du traitement sera donc d'un mois environ; il durera trois ou quatre mois, si les accidents l'exigent : pas de doute sur ce premier point. Les accidents passés, faut-il continuer?

Ceux qui pensent, et nous sommes du nombre, que le mercure agit uniquement sur les lésions, professent qu'on doit alors s'arrêter; mais il ne faut pas pour cela suspendre brusquement le remède et déclarer le malade guéri; on s'assurera d'abord que les symptômes sont réellement passés; que nulle trace de syphilis n'existe. En même temps que les remèdes mercuriels, dont on diminuera légèrement la dose, on insistera sur l'emploi des bains sulfureux, des bains de vapeur qu'on continuera pendant quinze ou vingt jours; et si la maladie ne reparaît pas, on cesse les préparations mercurielles.

De la conduite à suivre après le traitement. — Beaucoup de médecins emploient les préparations iodurées après le traitement mercuriel. Cette pratique est inspirée par l'idée de continuer la médication sans avoir à redouter les inconvénients du mercure, l'iodure de potassium

(1) *Discussion de la Société de chirurgie*, 1867.

(2) *Traité historique et pratique de la syphilis.*

étant considéré comme son succédané, son *alter ego*. L'idée théorique est inexacte, et l'iodure de potassium n'est pas appelé à remplir ce rôle accessoire. D'autres ont pensé que l'iodure facilitait l'élimination du remède, proposition qui n'est pas prouvée, et qui n'a reçu aucune confirmation par des examens chimiques comparatifs. Je n'ajoute donc qu'une médiocre confiance à cette médication préventive, et lui trouve des inconvénients nombreux. A petites doses, l'iodure est impuissant ; à hautes doses, il est trop actif, trouble les fonctions digestives, et empêche la reconstitution du malade, but essentiel à atteindre.

Il est préférable de prescrire aux malades débilités un régime tonique, fortifiant, l'emploi de bains sulfureux fréquents, de bains de vapeur, les eaux sulfureuses naturelles, et les préparations de quinquina et de fer. En même temps, on recommandera d'éviter toutes les causes d'évolution de certains accidents. On proscrira l'habitude ou au moins l'abus du cigare, de la pipe, causes de récidives incessantes des plaques muqueuses de la bouche. On recommandera les soins hygiéniques, les poudres absorbantes de lycopode, de poudre de riz pour prévenir l'érythème des bourses, de l'anus, chez les personnes douées d'un certain embonpoint; en un mot, on suivra exactement les règles hygiéniques indiquées dans le traitement.

Des récidives. — La syphilis récidive par poussées, à intervalles éloignés ou rapprochés, et par symptômes isolés, se manifestant sur quelques points du corps. Ces différences exigent des modifications dans le traitement ultérieur. La récidive consiste-t-elle en une ou quelques plaques muqueuses discrètes à la bouche chez un fumeur, à la région ano-génitale chez un sujet qui marche beaucoup : on ne se montrera pas trop rigoureux, et l'on se contentera du traitement local sans obliger le malade à un traitement général. Les symptômes sont-ils plus accusés, on prescrira pendant quelques jours le mercure pour remédier à cet état, et l'on ne reviendra à la méthode primitive, complète, que dans le cas d'une poussée vraie, récidivant sur plusieurs points à la fois, surtout si la forme affectée par la maladie offre une gravité égale ou plus grande.

Des accidents secondo-tertiaires et du traitement mixte. — Le traitement mixte ou double consiste dans l'administration simultanée du mercure et de l'iodure de potassium, ces deux médicaments étant donnés à la fois dans une seule formule ou isolément.

Formules et doses. — Le biiodure de mercure associé à l'iodure de potassium fait la base des sirops de Boutigny, de Gibert, de Bazin.

Sirop de Boutigny.

Biiodure de mercure........	1
Iodure de potassium........	50
Eau....................	50
Sirop de sucre............	2400

Doses : 1 à 4 cuillerées. — La formule de Gibert, de Bazin, est identique, sauf le sirop de sucre qui est remplacé par le sirop de saponaire.

Devergie emploie un sirop qui est un mélange hétérogène s'il en fut, et qui renferme tout à la fois de la limaille de fer, de l'iode, de l'iodure de potassium, du bichlorure de mercure et de l'arsénite de potasse.

Dans une deuxième méthode qui me paraît préférable, on administre isolément le mercure et l'iode; le malade boit dans la journée de la tisane de saponaire additionnée d'iodure de potassium, 1 à 4 grammes, suivant les indications, et il prend le matin et le soir la préparation mercurielle, protoiodure ou sublimé; si l'estomac supportait difficilement les préparations hydrargyriques, on aurait recours aux frictions.

Des indications du traitement mixte. — Le traitement mixte est indiqué dans la syphilis secondo-tertiaire et les syphilides de la même époque; il est utile, surtout dans le traitement des pustules profondes de l'ecthyma, du rupia et des ulcérations qui leur sont consécutives.

Quelques praticiens prescrivent le traitement mixte dès le début de la syphilis, c'est au moins une superfétation. L'iodure de potassium est sans action sur les accidents secondaires, lorsqu'ils sont superficiels et ne s'accompagnent pas de tumeurs ou d'ulcérations. Il est prudent alors de n'administrer que les remèdes rigoureusement nécessaires et de ménager les fonctions du tube digestif dans une maladie qui demande une médication de longue durée.

Dans la syphilis grave d'emblée, lorsque les accidents profonds apparaissent rapidement après la manifestation des premiers symptômes, le traitement mixte trouve une heureuse application. On élèvera les doses respectives d'iode ou de mercure, suivant les cas particuliers; telle syphilis réclame l'augmentation progressive et rapide de la dose d'iodure de potassium; telle, au contraire, exige une dose plus forte de mercure.

D'autres praticiens administrent toujours les deux remèdes dans la syphilis tertiaire, c'est également une exagération ; si le mercure n'est pas entièrement inactif sur les accidents de cet ordre, sa puissance sur les néoplasies syphilitiques est bien inférieure à celle de l'iodure de potassium ; les services qu'il rend sont loin de compenser le plus souvent les inconvénients qui résultent de son emploi.

Le principe formulé par Küss servira de règle pour l'institution du traitement et la question des doses. Le traitement mixte sera prescrit dans les cas où la syphilis attaque à la fois les tissus épithéliaux et conjonctifs, et l'on élèvera les doses de mercure ou d'iode, suivant que les lésions attaquent plus ou moins profondément l'un ou l'autre tissu.

Pour cette raison, je préfère administrer isolément les deux médicaments, pouvant ainsi varier leurs doses respectives, tandis qu'avec le sirop de Boutigny on ne peut qu'élever à la fois la quantité des deux composés. L'observation d'un assez grand nombre de faits m'a démontré la supériorité de cette méthode.

Du traitement des syphilides tertiaires. — Les préparations iodurées et en première ligne l'iodure de potassium sont les agents les plus actifs qu'on emploie contre les syphilides profondes, *tertiaires*. L'iodure s'administre à la dose de 1 à 6 grammes dans un véhicule étendu ; tisane de saponaire, de salsepareille, eau gommée. On le prescrit également dissous dans un sirop amer, celui d'écorce d'oranges, par exemple ; mais il faut même, dans ce cas, éviter de le prendre pur, afin de ne pas irriter le tube digestif.

On débutera par la dose moyenne de 2 grammes, à moins d'accidents graves qu'il soit nécessaire de conjurer rapidement et contre lesquels on donnera d'emblée 4 grammes d'iodure de potassium. La dose de 2 grammes suffit en général au début ; on l'augmente progressivement lorsqu'il survient un temps d'arrêt dans la guérison.

Dans les syphilides tertiaires, on observe fréquemment un état d'anémie assez avancé et d'autres signes de la cachexie syphilitique, on dirigera contre ces redoutables complications un traitement général tonique. Les préparations de fer, de quina, les bains sulfureux, les eaux sulfureuses naturelles, seront employés concurremment avec l'iodure de potassium. Un régime réparateur, de bonnes conditions hygiéniques sont indispensables pour amener la guérison. Dans quelques cas, et surtout dans ceux où existe une intolérance invincible pour l'iodure de potassium, il est indiqué d'insister d'abord sur ce traitement général.

Dans les cas où l'iodure de potassium irrite le tube digestif et n'est pas toléré, on le remplace par l'iodure de sodium; l'action de ce dernier est plus douce et son efficacité est aussi grande.

Enfin, chez des malades qui ne supportaient l'iodure sous aucune forme, j'ai obtenu de très-bons résultats de son administration en lavements :

Décoction de guimauve	200 gr.
Iodure de sodium ou de potassium..............	2 à 4 gr.
Laudanum..................................	12 à 15 gouttes

Durée du traitement. — L'emploi de l'iodure de potassium sera continué pendant toute la durée des symptômes, et les réflexions que nous avons faites à propos de la durée du traitement mercuriel sont ici parfaitement applicables.

Du traitement local des syphilides. — Les syphilides précoces, érythèmes, papules, ne réclament pas de traitement local; elles disparaissent pendant le cours du traitement général. Les plaques muqueuses situées au pourtour des orifices naturels, sur les points où la peau est lisse et exposée aux frottements (aisselles, pli génito-crural, ombilic, etc.) exigent quelques soins spéciaux; elles seront lavées avec des lotions astringentes, aromatiques et saupoudrées avec le calomel, l'amidon, l'alun. Dans les formes végétantes de certains condylomes, quelques applications de poudre de calomel et d'alun, et dans les cas rebelles des cautérisations avec l'azotate d'argent, les acides chlorhydrique, chromique, etc., hâteront beaucoup la disparition du symptôme.

Dans cette première période, les bains sulfureux seront employés fréquemment; indépendamment de leur action sur les accidents locaux, ils concourent à la tolérance des préparations mercurielles et préviennent la salivation.

Les syphilides de la période moyenne, psoriasis, acné, ecthyma, pourraient également être combattues par le traitement général seul, mais les malades réclament quelquefois avec instance une médication topique, surtout lorsque l'affection cutanée siége sur une partie découverte, la face, le cuir chevelu, les mains. On commencera par l'application de pommades au calomel, 4/30, et si le moyen est insuffisant, on le remplacera par les pommades à l'iodure de potassium, 2 à 6/30, ou au protoiodure de mercure, 1 à 4/30; par des solutions au huitième, au quart de teinture d'iode. On retire de bons effets des bains de sublimé à la dose de 5 à 30 grammes; ces bains, qui n'ont pas de propriétés anti-syphilitiques bien accusées, exercent une action topique favorable sur les formes sèches et les papules syphilitiques rebelles en particulier.

En raison du siége des accidents et de la gravité des lésions, les syphilides graves, tubercules, gommes, ulcères, réclament l'intervention simultanée d'un double traitement, local et général. Les accidents peuvent, en quelques jours, gravement compromettre des organes importants; j'ai vu le lobule du nez et la sous-cloison disparaître en quarante-huit heures, et les cicatrices indélébiles des ulcères syphilitiques sont d'autant plus profondes et plus étendues que le mal a fait de plus longs ravages.

Sur les lésions non-suppurées, tubercules, gommes, on fera des frictions avec la pommade iodée et mieux encore avec la teinture d'iode pure ou mélangée de une ou deux fois son poids d'eau. Les ulcères seront lavés avec des décoctions aromatiques et pansés avec des solutions de teinture d'iode, 10 à 20 centièmes; d'acide phénique, 1 à 3 centièmes; d'azotate d'argent, 5 à 10 centièmes; d'alcoolé de guaco préconisé par Pascal et recommandé par Diday et Rollet; de coaltar saponiné, vanté par Bazin (1). On dresserait une longue liste de tous les moyens aromatiques, astringents, cathérétiques qui ont été employés; la teinture d'iode et l'azotate d'argent sont les moyens les plus sûrs dont dispose le praticien.

(1) Bazin, *Leçons sur la syphilis et les syphilides*, p. 405.

CHAPITRE II.

DES SCROFULIDES.

BIBLIOGRAPHIE. — CHARMETTON. Essai théorique et pratique sur les écrouelles. Lyon, 1752.

LALOUETTE. Traité des scrofules, vulgairement appelées *écrouelles* ou *humeurs froides*. Paris, 1780.

KORTUM. Commentarius de vitio scrofuloso. Lemgoviæ, 1789.

BAUMES. De l'influence et des effets du vice scrofuleux sur l'économie vivante. Nîmes, 1789.

ALIBERT. Ch. des scrofules, in Pr. théor. et prat. des maladies de peau.

HUFELAND. Traité de la maladie scrofuleuse, traduit par Bousquet, 1821.

BAUDELOCQUE. Études sur les causes, la nature et le traitement de la maladie scrofuleuse, 1834.

DUCHESNE-DUPARCQUE. Traité complet des gourmes, 1841.

LUGOL. Recherches et observations sur les causes des maladies scrofuleuses, 1844.

TYLER SMITH. On scrofula, its nature, causes, and treatment, etc. London, 1844.

MILCENT. De la scrofule. 1846.

PHILLIPS. Scrofula, its nature, etc. London, 1846.

MORTIMER GLOVER. On the pathology and treatment of scrofula. London, 1846.

LEBERT. Traité pratique des maladies scrofuleuses et tuberculeuses. 1849.

GINTRAC. Cours théorique et pratique de pathologie, t. II, 1853.

DUMOULIN. Considérations sur quelques affections scrofuleuses observées chez le vieillard. 1854.

CAILLAUT. Traité des maladies de la peau chez les enfants. 1859.

BAZIN. Leçons cliniques et théoriques sur la scrofule, etc. 1856, 2e édit. 1861.

HARDY. Des scrofulides, 1860 ; 2e édit., 1864.

GAILLETON. De l'étiologie des maladies de la peau chez les enfants. 1864.

On ne trouve dans les auteurs anciens aucune indication précise sur la nature scrofuleuse des éruptions cutanées ; la scrofule, pour eux, était limitée aux écrouelles externes. Les recherches sur les manifestations multiples de la maladie ne commencèrent qu'après que Morgagni eut démontré la fréquence et l'importance des lésions des ganglions internes. Charmetton et Lalouette mentionnent les boutons et les dartres scrofuleuses ; Baumes est plus explicite, et dans son traité il indique les effets du vice scrofuleux qui tantôt produit des ulcères qui prennent même un aspect cancéreux lorsqu'ils sont au visage; tantôt des gales, des dartres ou d'autres éruptions anomales et toujours opiniâtres : « Sur le cuir chevelu ou le visage, il prend la forme des achores ou de la croûte laiteuse ».

La nature de ces affections se reconnaît, d'après cet auteur, aux symptômes antérieurs ou concomitants. Les malades sont disposés aux inflammations des yeux, à la tuméfaction de la lèvre supérieure. Les achores et les croûtes laiteuses coïncident ou alternent avec la tuméfaction des glandes du cou, et il cite à l'appui une observation de Kock (1). Les caractères des ulcères scrofuleux sont la couleur violacée, la dureté des bords, l'état mollasse et blafard des surfaces, le pus sanieux qui en découle. Les éruptions scrofuleuses ne produisent pas les démangeaisons opiniâtres qui surviennent à la suite des dartres ordinaires.

Alibert créa le mot de dermatoses scrofuleuses. Il admit dans la scrofule vulgaire les formes *glanduleuse*, *articulaire*, *cutanée*, *celluleuse*, *vasculeuse*. La scrofule cutanée comprend diverses formes de lupus cicatriciel, érythémateux, tuberculeux, des éruptions pustuleuses. Une des variétés de la dartre rongeante appartient à la scrofule. Dans les formes celluleuse et vasculeuse, il range des tumeurs appelées par lui fraises, champignons, accumulations de graisse, tubercules hématodes scrofuleux. C'est dans son livre qu'on trouve la première description d'ensemble de la maladie scrofuleuse (2).

Lugol, qui poursuivit les recherches d'Alibert et s'occupa surtout de l'étiologie, admet également une scrofule *tuberculeuse*, *catarrhale*, *cutanée*, *celluleuse*, *des os*. Et il ajoute : Il n'y a pas de scrofule catarrhale, cutanée, etc.; il n'y a qu'une maladie scrofuleuse qui attaque chez l'un la peau, chez l'autre le tissu cellulaire, etc. Aucune de ces manifestations n'existe isolée, elles coïncident ou se succèdent dans le plus grand nombre des cas. On ne voit même jamais un scrofuleux être atteint d'une seule variété de la maladie (3). Il est impossible d'être plus explicite sur le tableau général de la scrofule.

Pour Rayer (4), le rupia et le lupus sont fréquemment liés à la scrofule. Il en est de même pour les eczémas impétigineux de la face et

(1) Baumes, *loc. cit.*, p. 105 et 117.

(2) Alibert, *Précis théorique et pratique*, t. II, p. 308.

(3) Lugol, *loc. cit.*, p. IV.

(4) Rayer, *Traité théorique et pratique des maladies de la peau*, t. I, p. 33.

du cuir chevelu, qui surviennent souvent chez les enfants scrofuleux à l'époque de la première dentition.

Baumès indique également la diathèse scrofuleuse comme cause de plusieurs éruptions cutanées.

Lebert a consacré aux maladies de la peau chez les scrofuleux un chapitre étendu de son *Traité des maladies scrofuleuses et tuberculeuses.* D'après lui, les maladies de la peau n'offrent rien de tout à fait spécifique chez les scrofuleux; elles ont pour principaux caractères une tendance prononcée à la production du pus, à l'ulcération et à l'hypertrophie, une prédominance de la dermatite exsudative ou profonde. La forme la plus fréquente est l'eczéma et particulièrement l'eczéma impétigineux. Lebert a très-bien mis en relief l'association des divers éléments morbides entre eux, et démontré par de nombreuses observations l'alternance ou la coexistence des affections cutanées avec les affections des ganglions, des muqueuses, des os, etc. (1).

Bazin a complété les recherches de ses devanciers sur les éruptions symptomatiques de la scrofule. Il a rapporté les scrofulides bénignes ou superficielles à leur véritable origine et les a séparées nettement de la classe des dartres. Aujourd'hui, tous les dermatologistes admettent la scrofule comme cause d'éruptions cutanées; mais quelques-uns, comme Hardy, ne considèrent comme réellement diathésiques que les affections profondes, ulcéreuses, etc.

DE LA SCROFULE EN GÉNÉRAL.

On désigne sous le nom de *scrofulides* les affections cutanées symptomatiques de la scrofule. Ces éruptions ne constituant qu'une des périodes de la maladie, un de ses modes de manifestation, j'indiquerai en quelques mots les principaux caractères de la scrofule, afin de montrer les rapports qui unissent les lésions cutanées avec celles des autres tissus et d'assigner à chacune d'elles leur place dans l'histoire de la maladie.

Aspect extérieur des scrofuleux. — Constitution. — Les scrofuleux se divisent en deux groupes qui diffèrent complétement par l'habitude extérieure; les uns sont en apparence bien portants, doués d'un certain embonpoint. La peau, d'un blanc rosé, recouvre des formes arrondies, mais cette blancheur de la peau éveille le soupçon et l'on recon-

(1) Lebert, *Traité des maladies scrofuleuses et tuberculeuses*, chap. 2.

naît facilement qu'il n'y a pas chez ces sujets développement du tissu musculaire, mais prédominance maladive du tissu cellulaire; les autres sont décrépits, maigres, ridés, la figure est violette, et les membres exigus semblent arrêtés dans leur développement.

L'harmonie des formes pèche dans son ensemble par le défaut de proportions entre les diverses parties constituantes de l'individu. Une tête volumineuse est supportée par des membres courts et grêles; une poitrine étroite contraste avec des extrémités d'un volume exagéré; les deux moitiés du corps sont parfois inégalement partagées et la ligne médiane empiète alors d'un côté (Lugol).

On retrouve dans la taille les mêmes disproportions; les géants et les nains sont le plus souvent scrofuleux. Alibert (1) et Lugol avaient déjà insisté sur ces irrégularités de l'ensemble physique qui pèche par excès ou par défaut. A côté d'enfants de cinq à six ans qui paraissent bien plus âgés, on trouve des adultes de vingt-cinq ans qui en marquent quinze à peine.

État de la peau. — La peau est blanche, rénitente ou sèche, cornée, rugueuse, de couleur bistre; on a pendant longtemps attribué aux scrofuleux une chevelure blonde et le tempérament lymphatique pour apanage exclusif; c'est un préjugé combattu par tous les auteurs qui ont traité de la maladie scrofuleuse. Les Nègres, les Indiens, les Italiens, les Espagnols sont éprouvés par la scrofule autant que les habitants du Nord, malgré les différences du système cutané. Bazin a noté un abaissement de température de la peau qui se réchauffe difficilement.

Les fonctions de la peau sont souvent perverties; on observe tantôt des sueurs profuses, tantôt l'absence plus ou moins complète de perspiration cutanée. D'autres fois, la peau est sèche sur la plus grande partie du corps et dans certaines régions (mains, pieds, aisselles), la sueur est abondante.

État des muqueuses. — Les muqueuses pâles, décolorées, sont sujettes aux hypérémies, aux catarrhes qui surviennent sous l'influence des causes les plus légères.

Système osseux. — Le développement des os se fait irrégulièrement, les os et les épiphyses en particulier sont volumineux; on a signalé depuis longtemps la saillie anormale du maxillaire inférieur hypertrophié.

(1) Alibert, *Précis théorique*, t. II, art. SCROFULE.

Marche de la scrofule. — Les manifestations scrofuleuses se montrent sur la peau, les muqueuses, les ganglions lymphatiques, le tissu cellulaire, les organes ; elles sont le plus souvent multiples et rarement bornées à un organe ou à un tissu. L'évolution des accidents se fait par périodes successives et dans un ordre assez régulier.

Première période. — La scrofule débute en général par des affections superficielles de la peau, des muqueuses et des ganglions lymphatiques. Les affections qu'on observe d'abord sont la conjonctivite, le coryza, un gonflement léger de la lèvre supérieure, l'engorgement des ganglions du cou et des poussées érythémateuses et eczémateuses du cuir chevelu, des oreilles. Ces accidents disparaissent assez promptement, mais ils récidivent avec une grande facilité. Un peu plus tard, les symptômes s'accusent davantage, sont plus persistants ; les ganglions du cou, des régions sus- et sous-claviculaires forment des tumeurs dures, à marche chronique (tumeurs froides des anciens) ; les muqueuses des voies respiratoires sont le siége de fluxions catarrhales, et les bronchites, les angines se renouvellent fréquemment. A ce moment apparaissent d'ordinaire les scrofulides cutanées superficielles, érythèmes, eczémas simple, impétigineux, lichen, acné. Ces éruptions, passagères d'abord, tendent de plus en plus à devenir chroniques et à se fixer définitivement sur la peau.

Deuxième période. — Les affections ont un siége plus profond qui dépasse la couche superficielle du derme, les érosions légères sont remplacées par des ulcérations véritables. On observe alors l'ecthyma, les abcès froids profonds du tissu cellulaire, le coryza avec ulcères de la pituitaire, la kératite interstitielle, la tumeur et la fistule lacrymale, les affections osseuses, ostéite, carie, nécrose. C'est alors que commencent à paraître les diverses formes de la néoplasie scrofuleuse, lupus, tumeurs, etc.

Troisième période. — Ce sont les affections organiques qui se montrent à cette troisième période, tubercules du poumon, du mésentère, dégénérescence amyloïde du foie, des reins, etc., lésions qui n'appartiennent pas directement à notre sujet.

En suivant l'ordre de succession des symptômes, on voit que l'évolution de la scrofule se divise en deux périodes distinctes, l'une exsudative ou catarrhale, l'autre néoplasique. Cette marche est celle de la scrofule vulgaire type, mais une régularité aussi parfaite n'existe pas toujours, et il n'est pas rare de voir une des affections scrofuleuses apparaître avant l'époque ordinaire et de rencontrer des lésions siégeant simultanément à la superficie et dans la profondeur des tissus. Les exceptions sont ici bien plus nombreuses que dans la syphilis; s'il est rare de rencontrer l'ecthyma, la périostite, les tubercules syphilitiques en même temps que l'érythème de même nature, il est assez fréquent au contraire de voir coïncider avec l'eczéma scrofuleux, les abcès froids, l'ostéite et autres lésions plus profondes.

Étiologie. — La scrofule est originelle ou acquise. Lugol a soutenu à tort que cette maladie était toujours le fait d'une transmission héréditaire, mais l'influence énorme de l'hérédité n'en est pas moins incontestable.

Lorsqu'une maladie générale trouble profondément la nutrition et abaisse la vitalité des parents, la scrofule est chez l'enfant la marque de cette dégradation organique.

Dans la scrofule héréditaire, on retrouve chez les ascendants :

1° La scrofule et la tuberculose. La phthisie pulmonaire est une des causes les plus puissantes d'affections cutanées chez les descendants. Ce sont les diverses formes de l'eczéma impétigineux de la face et du cuir chevelu qui révèlent dès l'enfance la prédisposition héréditaire.

2° La syphilis. On a discuté beaucoup la question de la transformation de la syphilis en scrofule. Rien ne démontre cette métamorphose directe; mais si le virus syphilitique est assez affaibli pour ne donner lieu à aucune manifestation transmissible à l'enfant, il a pendant longtemps exercé sur l'organisme des parents son action déprimante. C'est à cette dernière qu'il faut rapporter les faits nombreux de scrofule observés chez les enfants nés de parents autrefois syphilitiques et qui paraissent bien guéris.

La scrofule acquise est le résultat de facteurs multiples qui concourent tous au même but, insuffisance de l'hématose et de la nutrition. En première ligne, il faut placer la viciation de l'air respiré dans des maisons basses, humides, mal aérées, dans des ateliers insalubres; une alimentation insuffisante et de mauvaise qualité. L'habitation des grandes villes, où ces deux ordres de causes se prêtent un mutuel appui, est pour la classe ouvrière un foyer permanent de scrofule. A Lyon, on suit facilement les traces de cette dégradation qui conduit peu à peu à la scrofule un trop grand nombre d'ouvriers en soie venus de la campagne avec une santé suffisante. Si la maladie épargne la première génération, il est rare de voir la seconde indemne de toute marque de la diathèse.

3° Les maladies générales ou les affections graves d'un organe important. L'observation suivante démontre l'influence de cet ordre de causes. Un homme de quarante ans, bien portant jusque-là, n'ayant jamais eu la syphilis, et marié à une femme d'une excellente santé, contracte au Mexique une maladie grave du foie. Il procrée dans ces conditions un enfant âgé aujourd'hui de cinq ans, qui est un type de scrofuleux. Tête énorme, face pâle, bouffie, membres grêles, noués, ventre volumineux. Cet enfant prononce à peine quelques mots, il est atteint depuis les premiers mois de sa naissance d'un eczéma fluent du cuir chevelu qui a produit une calvitie presque complète par macération des poils. Le carreau s'est manifesté vers la fin de la deuxième année. Le père revient en France et subit un traitement qui améliore un peu son état; naissance d'un second enfant âgé actuellement de trois ans, et qui est également scrofuleux. Mais les manifestations sont bien moins graves chez ce dernier, tout se borne à quelques érythèmes humides de la peau, à des fluxions catarrhales des bronches et à l'engorgement des ganglions du cou. Il échappera donc en partie à l'influence délétère des conditions qui ont présidé à la naissance du premier enfant.

Quant aux causes dites prédisposantes, elles n'ont qu'une minime importance. L'âge et le sexe agissent seulement comme causes d'évolution, et la scrofule, comme on l'a vu déjà, sévit surtout dans la jeunesse.

Les deux sexes sont dans l'enfance également prédisposés; à partir de la puberté, la proportion des femmes scrofuleuses est notablement supérieure à celle des hommes. Ce fait provient-il de l'influence des habitudes sédentaires de la femme?

DES SCROFULIDES.

Des formes et des genres morbides de la scrofule cutanée. — La scrofule cutanée se présente sous deux formes : 1° une forme superficielle, hypérémique (bénigne de Bazin); 2° une forme profonde, néoplasique (maligne de Bazin). La première est caractérisée par des inflammations simples, communes, n'ayant pas de caractères anatomiques particuliers et se traduisant sur la peau par des éruptions érythémateuses, papuleuses, vésico-pustuleuses; sur les muqueuses par des affections catarrhales, otite, coryza, bronchite, vulvite, etc.; sur les ganglions par l'hyperplasie et l'hypertrophie simple, etc. La seconde est due à une inflammation spéciale caséeuse du derme cutané ou muqueux. La marche du processus morbide amène la formation de foyers purulents, d'abcès, la production de tumeurs et une désorganisation consécutive de la peau.

Les genres morbides qui composent la classe des scrofulides se divisent ainsi :

1° Scrofulides hypérémiques, communes ;

> Érythémateuses; érythème, engelures ;
> Papuleuses; prurigo, lichen ;
> Vésico-pustuleuses; eczéma, acné, sycosis.

2° Scrofulides profondes, néoplasiques ;

> Inflammations ulcéreuses simples, ecthyma, pemphigus.
> Dermite scrofuleuse néoplasique.

Caractères des scrofulides hypérémiques. — *Origine.* — Les scrofulides hypérémiques (bénignes, superficielles) sont originelles ou acquises; elles apparaissent : 1° chez les enfants nés de parents scrofuleux ou tuberculeux, et qui ont apporté en naissant la prédisposition morbide; 2° chez des sujets chétifs, débilités par la misère et les mauvaises conditions hygiéniques dans lesquelles ils ont été placés.

Age. — C'est pendant l'enfance et la jeunesse que se montrent de préférence les éruptions scrofuleuses; elles tendent à disparaître dans un âge plus avancé, et la scrofule de l'adulte et du vieillard se manifeste par des lésions profondes de la peau ou des organes internes.

Siége. — Les parties supérieures du corps et en première ligne la face et le cuir chevelu sont le siége de prédilection des scrofulides du jeune âge; lorsqu'à cette époque de la vie le mal débute par le tronc ou par les membres, il ne tarde pas à envahir la tête.

Formes spéciales des éruptions. — Le processus exsudatif est le plus fréquent dans toutes les scrofulides hypérémiques; les éruptions ont une tendance marquée à la suppuration, et leur type le plus fréquent est celui des affections vésico-pustuleuses. Il s'écoule alors des surfaces malades un liquide abondant, séro-purulent; les croûtes sont molles, jaunâtres, *mélitagre*, quelquefois dures et sèches, *impétigo granulé*, rougeâtres ou verdâtres, suivant la proportion plus ou moins considérable des corpuscules purulents ou sanguins.

Les éruptions sèches sont moins fréquentes, elles coexistent avec les affections précéendtes ou leur succèdent; elles sont papuleuses ou érythémateuses. Les éruptions papuleuses sont en général étendues à d'assez grandes surfaces; elles sont composées d'élevures plus grosses, accompagnées d'un prurit moins intense que celui des affections cutanées vulgaires. Leur texture est plus molle, plus humide; souvent l'élevure est surmontée d'une vésico-pustule qui se déchire et est remplacée par une petite croûte purulente; on voit aussi dans quelques cas des pustules éparses mélangées en quelques points avec des pustules. Les affections érythémateuses sont ordinairement bornées à quelques régions et affectent une forme particulière. Ce sont des rougeurs, des crevasses, des engelures limitées à l'extrémité des doigts, du nez, du pavillon de l'oreille, etc. Les surfaces s'excorient facilement, sont sanguinolentes, se creusent de sillons ulcérés desquels suinte un liquide séro-purulent. Quelquefois l'érosion devient plus profonde et se convertit en ulcération. On peut suivre également, dans d'autres cas, cette transformation d'une affection superficielle d'abord en affection profonde. La surface qui était restée plus ou moins longtemps érythémateuse se tuméfie, devient dure, œdémateuse par suite d'infiltration séreuse de la peau; une ulcération de mauvaise nature envahit le tissu malade; c'est une des formes du lupus scrofuleux. J'ai observé plusieurs fois ce fait à la suite d'eczémas impétigineux de la lèvre supérieure et du nez.

Polymorphisme.— Les éruptions ont en général une forme composée et ne conservent pas leur aspect simple, typique; l'érythème devient bientôt humide, le prurigo se complique de pustules, l'eczéma est impétigineux; ces complications dépendent de la prédominance du processus exsudatif.

Alternance de diverses éruptions. — Le type élémentaire de la lésion ne se retrouve pas toujours dans les poussées successives qui ont lieu à intervalles plus ou moins éloignés. La scrofule qui s'est manifestée une première fois sous forme d'eczéma, par exemple, récidivera sous forme de prurigo, etc. Ce caractère, lorsqu'il existe, a une grande valeur au point de vue du diagnostic de la nature de l'éruption.

État des ganglions, réaction générale. — Les symptômes de réaction propres à l'affection cutanée sont en général peu prononcés; les douleurs sont modérées ou nulles, le prurit peu intense, excepté dans les cas de complications parasitaires. Les ganglions lymphatiques du voisinage s'engorgent au contraire rapidement et dans les éruptions du cuir chevelu et de la face, on constate toujours une hypertrophie plus ou moins prononcée des ganglions du cou et de la nuque.

Simultanéité d'apparition des affections scrofuleuses. — La maladie scrofuleuse se borne rarement à un seul ordre de lésions ; le plus souvent, ainsi que je l'ai exposé à propos de l'évolution, diverses manifestations du côté des ganglions et des muqueuses extérieures ont précédé l'éruption cutanée ou coïncident avec elle. C'est un fait démontré par les nombreuses observations de Lebert, Gintrac, Bazin, et celles que j'ai faites à l'Antiquaille. La thérapeutique confirme encore cette identité de nature, car toutes ces affections sont justiciables du même traitement général et disparaissent par l'emploi des moyens employés contre la scrofule.

Processus morbide. — Les scrofulides hypérémiques dépendent du processus inflammatoire simple; elles se distinguent nettement par ce caractère des scrofulides néoplasiques qui ont une marche toute différente.

La nature spéciale des scrofulides hypérémiques est encore contestée par quelques auteurs; les principales objections ont été formulées par Hardy :

1° Ces affections se rencontrent souvent chez les scrofuleux, mais on les voit aussi chez des individus indemnes de scrofule; elles ne sont donc pas toujours sous la dépendance de cette diathèse, elles ne méritent pas le nom de scrofulides.

2° Les caractères propres des éruptions ne dépendent pas de la nature de l'affection, mais sont dus au malade, au terrain.

3° La transformation des scrofulides superficielles en scrofulides profondes est très-rare et les faits de cette nature reposent sur une erreur de diagnostic.

4° Le traitement antiscrofuleux donne, il est vrai, de bons résultats, mais cela tient à ce qu'il modifie avantageusement le terrain, la constitution du malade.

Discutons chacune de ces propositions.

On ne peut refuser une origine diathésique à une affection sous le seul prétexte qu'on la rencontre dans des maladies différentes; l'adoption de ce principe conduirait à la négation de toutes les affections diathésiques. L'angine, l'iritis, la conjonctivite, le coryza ne sont-ils pas une des manifestations de la syphilis, de la scrofule, du rhumatisme, etc.? L'existence du coryza scrofuleux ou de cause externe doit-elle faire nier le coryza syphilitique? L'adénite survient sous l'influence de causes très-diverses. Hardy, dans sa description de la scrofule, n'a pas oublié cette affection importante et n'a jamais pensé à révoquer en doute sa nature strumeuse. Et cependant l'adénite est une affection qu'on rencontre dans plusieurs maladies, chez des sujets indemnes de scrofule; n'étant pas toujours sous la dépendance de la diathèse, elle ne devrait donc pas être considérée comme une affection scrofuleuse.

Hardy reconnaît bien aux scrofulides communes quelques caractères spéciaux, mais ceux-ci sont dus non à la nature de l'affection, mais au malade, au terrain sur lequel s'est développée l'éruption. Rappelons d'abord que les affections symptomatiques des maladies constitutionnelles peuvent être de deux ordres : les unes *spéciales,* pathognomoniques, ayant une physionomie et une structure particulières (papules, gommes syphilitiques, tophus goutteux) ; les autres, *simples,* hypérémiques, dues au processus inflammatoire commun. Ces dernières, qu'elles soient syphilitiques ou rhumatismales comme l'érythème, par exemple, n'ont pas de symptômes spécifiques ; c'est dans l'ensemble de l'éruption, dans sa marche, et surtout dans les conditions générales du sujet qu'il faut chercher les caractères distinctifs.

Hardy, dans sa proposition, a confondu ce qui appartient à l'influence du terrain et de la cause morbide. L'âge, le tempérament, la constitution, les races, le climat modifient la durée, la gravité des maladies, et cette action s'exerce tout à la fois sur les maladies accidentelles et sur celles dont le type est le mieux accusé comme la variole. La scrofule suit également cette loi et les maladies chez les scrofuleux ont sans doute quelques traits particuliers, mais cela ne change en rien le fond, l'essence de la maladie. La syphilis du scrofuleux variera dans les manifestations individuelles, mais ce sera toujours la syphilis.

Un argument décisif est fourni par Hardy lui-même contre sa propre opinion. Dans sa description de la scrofule, on lit sans étonnement, car les erreurs du théoricien sont vite redressées par l'habileté du praticien; mais enfin on lit parmi les signes caractéristiques de la scrofule, la kératite, l'otite, le coryza, etc. Pourquoi ne plus voir ici de simples modifications dépendant du terrain, du malade? Le pus de l'otite, du coryza, de la kératite auraient-ils quelque chose de plus spécifique que le flux purulent de l'impétigo scrofuleux?

Hardy invoque la rareté des transformations des scrofulides superficielles en scrofulides profondes. Ce fait est rare, il est vrai, mais il n'est pas impossible et les cas observés ne s'expliquent pas par une erreur de diagnostic, ainsi qu'on a voulu le dire. Bazin en a cité des exemples, et pour ma part j'en ai observé plusieurs. Un des plus remarquables est celui d'une jeune fille de douze ans, atteinte d'un impétigo de la face et du cuir chevelu, sur laquelle j'ai pu suivre pas à pas la transformation de l'impétigo en une scrofulide profonde. La lèvre se tuméfia, devint dure, épaisse, s'ulcéra en plusieurs points, des végétations s'élevèrent au-dessus des ulcères, et un lupus scrofuleux type remplaça sur ce point l'affection partout ailleurs superficielle.

Si cette transformation sur place n'est pas fréquente, il n'est pas rare de constater la coexistence d'éruptions superficielles et profondes sur le même sujet, et la scrofulide ulcéreuse du nez chez l'enfant n'exclut pas l'impétigo, l'eczéma de la face et du cuir chevelu. Comment méconnaître la relation d'origine entre ces affections? Des faits identiques s'observent dans la syphilis; on constate également la transformation sur place de syphilides simples en syphilides ulcéreuses et la coexistence sur le même sujet d'affections différentes par le processus morbide.

Quant au traitement, si les antiscrofuleux guérissent, ce résultat ne serait pas dû à l'action spéciale de la médication, mais à une modification du terrain qui permettrait ensuite à la nature médicatrice d'expulser le germe morbide. Cette explication ingénieuse et inventée pour soutenir une théorie infidèle à son principe est en contradiction formelle avec les lois ordinaires de la thérapeutique. Les dartres sont, d'après Hardy, des affections difficilement curables et qui exigent un traitement énergique et longtemps continué. Les scrofulides hypérémiques guérissent au contraire assez facilement et la maladie générale elle-même dans les formes bénignes se modifie assez rapidement. Si l'on considère ces affections comme des dartres chez des scrofuleux, n'est-on pas étonné de cette différence sous le rapport du pronostic et du traitement? La complication toujours défavorable de la scrofule avec une autre maladie, syphilis, rhumatisme, etc., serait au contraire, chez le dartreux, une circonstance heureuse. Il est impossible d'admettre une semblable proposition.

En résumé, les scrofulides hypérémiques ont des caractères cliniques qui autorisent à en faire une classe spéciale.

Leur existence chez des sujets scrofuleux; leur apparition pendant l'évolution de la maladie scrofuleuse; leur coïncidence avec d'autres affections des muqueuses, des ganglions, des os, dépendantes de la même diathèse, leur guérison par la médication anti-scrofuleuse justifient cette interprétation.

Diagnostic. — Le diagnostic se fonde principalement sur les signes tirés de l'état général du sujet; les commémoratifs, les symptômes actuels, la pluralité des affections portant sur différents tissus, peau, muqueuses, ganglions lymphatiques, etc., révèlent la présence de la scrofule. Les symptômes locaux pris isolément n'ont rien de spécifique, mais, ainsi qu'on l'a vu, l'âge du sujet, le siége et la marche de l'affection impriment à l'éruption un caractère particulier.

Les scrofulides hypérémiques se distinguent : 1° *Des éruptions de cause externe*, par leur siége de prédilection aux parties supérieures, par l'engorgement ganglionnaire qui les accompagne presque toujours et par une réaction inflammatoire peu accusée. On n'oubliera pas la coïncidence possible de ces deux ordres d'affections. Chez les enfants, les poux sont une cause fréquente de développement des scrofulides de la tête; 2° *Des éruptions dartreuses*, par l'état général du sujet, par l'étendue en général plus limitée de l'affection, par un prurit modéré contrastant avec le prurit dartreux qui est intense, par l'engorgement des ganglions de la région, par la forme composée de l'éruption (eczéma impétigineux, lichen vésico-pustuleux) opposée à la forme simple des dartres.

Quant aux affections d'un autre ordre, leurs caractères sont trop différents pour qu'il soit nécessaire de les mentionner ici.

Pronostic. — Les scrofulides hypérémiques guérissent facilement, et le pronostic de la lésion est peu grave, mais les récidives sont fréquentes et ne cessent qu'après la disparition de la maladie principale.

On a attribué aux scrofulides une vertu dépuratoire, et certains faits paraissent d'abord appuyer cette opinion. On voit en effet des ophthalmies, des bronchites chez des enfants scrofuleux s'améliorer ou disparaître après la naissance d'un impétigo du cuir chevelu ou d'un eczéma des membres. D'autres fois, après la disparition d'une maladie cutanée, il survient des affections catarrhales des muqueuses. Ces faits ne sont pas rares et doivent être étudiés avec soin. La scrofule en puissance frappe suivant la cause provocatrice tel ou tel systéme; si par une circonstance accidentelle, cette localisation est empêchée sur un point, elle se portera sur une autre partie de l'organisme. Ce n'est pas là un véritable phénomène critique, dépuratoire, mais une déviation de la marche de la maladie; il serait illogique d'en conclure qu'il soit utile, suivant une opinion trop accréditée, d'abandonner ces affections à elles-mêmes et tout attendre des progrès de l'âge, car la maladie s'aggrave fatalement et l'on arriverait à un résultat bien différent de celui qu'on attend. Ces exemples montrent le danger de tarir brusquement une source purulente chronique sans avoir au préalable modifié la constitution; ils ne prouvent pas l'utilité de ces actes morbides et encore moins celle de les favoriser.

Les scrofulides devront au contraire être combattues énergiquement dès leurs premières manifestations; elles sont en effet un des premiers indices d'une diathèse qui tend à envahir l'économie et qu'il faut se hâter de modifier par un traitement approprié.

Scrofulides néoplasiques (profondes, malignes). — CARACTÈRES GÉNÉRIQUES. — Les scrofulides néoplasiques tubéreuses et ulcéreuses siégent dans l'épaisseur même du derme qu'elles envahissent en partie ou en totalité; elles sont suivies de la désorganisation de ce tissu, d'ulcérations et de cicatrices.

Origine. — Elles surviennent rarement d'emblée et ont été précédées par d'autres manifestations scrofuleuses, conjonctivite, engorgements ganglionnaires, éruptions hypérémiques, etc. Elles apparaissent dans la deuxième période de la scrofule et coïncident ordinairement avec d'autres affections des muqueuses ou des os.

Les scrofulides profondes sont rares dans la première enfance; elles sont plus communes à l'âge de quinze à vingt-cinq ans; on les rencontre également dans l'âge adulte et la vieillesse.

Marche. — La marche des affections est lente, chronique; leur durée persiste pendant des mois ou des années; une fois apparues, elles ne reculent pas et dans leur marche progressive ne sont pas sujettes à ces disparitions spontanées qui caractérisent les scrofulides superficielles et les dartres.

Symptômes. — La couleur des éruptions est violacée, livide; les parties sous-jacentes sont gonflées, tuméfiées. Les ulcérations fournissent en abondance du pus sanieux, séreux, d'autres fois grumeleux et plus épais.

Les éruptions sont en général limitées et n'ont pas de tendance à un agrandissement continu. Bazin a insisté sur la valeur de ce caractère, mais les scrofulides profondes ne sont pas toujours circonscrites et occupent parfois de grandes surfaces. Ce fait s'explique par la fusion de plaques disséminées qui produisent ainsi ces vastes éruptions qui envahissent alors la plus grande partie d'un membre ou du tronc.

Genres morbides. — Les scrofulides profondes comprennent :

1° Le pemphigus et le rupia ;

2° La dermite scrofuleuse néoplasique.

L'ecthyma et le pemphigus forment la transition entre les scrofulides hypérémiques simples et les scrofulides néoplasiques. Ces affections se rencontrent dans d'autres maladies générales et notamment dans la syphilis, le diabète, la goutte. Leurs rapports avec la scrofule ont été indiqués par Rayer, Baumès, Cazenave, Veiel. On les observe dans l'âge adulte et la première enfance ; chez le nouveau-né, elles ont été souvent confondues avec la syphilis. Les symptômes locaux ne permettent pas toujours d'établir le diagnostic, et ce sont surtout les antécédents et les symptômes actuels qu'il faut rechercher avec soin.

La dermite scrofuleuse néoplasique débute par un point rouge, violacé, qui grandit peu à peu, acquiert un diamètre de 2 à 3 centimètres et dépasse rarement les dimensions d'une pièce de 5 francs. La peau, sillonnée par de fins capillaires, est infiltrée. Lorsque l'exsudation est le symptôme prédominant au début, on observe un gonflement œdémateux se laissant déprimer par le doigt. La partie malade double ou triple de volume, en conservant sa couleur normale ou en prenant une teinte violacée ; c'est le premier degré du lupus scrofuleux.

Quel que soit le symptôme dominant, rougeur érythémateuse ou gonflement tubéreux, après une période variable, la peau tend à s'ulcérer. Le produit néoplasique constitué par un tissu de granulations s'infiltre rapidement de molécules graisseuses et subit la fonte purulente. Il se forme de petits foyers disséminés d'abord qui se font jour au dehors isolément ou se réunissent en collections plus étendues (abcès dermiques).

Le processus ulcératif commence par la superficie ou par le centre ; dans le premier cas, des vésico-pustules ou des bulles phlycténoïdes soulèvent l'épiderme, se rompent et laissent à nu des surfaces érodées. L'ulcération envahit peu à peu les parties sous-jacentes et il s'écoule un liquide sanieux, abondant, qui se concrète en croûtes épaisses, adhérentes.

L'épiderme peut d'ailleurs se fendiller sans la formation préalable de vésicules, et ce sont les fissures linéaires qui marquent le premier degré de l'ulcération.

Lorsque le processus commence par la partie profonde, un ou plusieurs points deviennent durs, saillants, puis se ramollissent et l'ulcération se forme.

L'ulcération une fois produite a une marche indolente qui ne s'accompagne pas de douleur et de réaction générale. Les surfaces blafardes, taillées à pic, saignent au moindre attouchement ; elles sont envahies par des fongosités qui pullulent et végètent rapidement. Les bords sont décollés, amincis ; la base de l'ulcération est dure, infiltrée, et les parties environnantes d'un rouge violacé ont le même caractère.

Les ganglions voisins sont tuméfiés.

Les cicatrices qui succèdent à ces ulcérations sont d'une couleur violacée, lie-de-vin, qui persiste pendant fort longtemps. Elles sont inégales, rugueuses, parcourues par des brides, des languettes saillantes, adhérentes ou libres dans une certaine étendue. Ces saillie affectent quelquefois la forme de nervures bien distinctes. Le centre est déprimé, enfoncé en cul de poule ; il existe des adhérences avec les parties voisines et surtout avec les os. D'autres fois, ce centre est élevé, surmonté d'inégalités : ces particularités dépendent de la profondeur de l'ulcération, de l'état des parties sous-jacentes, du bourgeonnement des surfaces, etc.

Les affections profondes qui dépendent de la scrofule sont donc de deux ordres ; les unes proviennent d'une inflammation ulcéreuse simple, les autres d'une inflammation spécifique, caséeuse, qui se traduit par des rougeurs érythémateuses, des tuméfactions diffuses et plus tard par un processus suppuratif et ulcératif. Les différentes affections décrites par les auteurs rentrent dans ces deux catégories et ne doivent pas former des genres particuliers.

Hardy (1) décrit les scrofulides *erythémateuse*, *cornée ou acnéique*, *pustuleuse*, *tuberculeuse*, *phlegmoneuse*. Il fait rentrer le *lupus* dans les formes érythémateuse et tuberculeuse.

Bazin (2) divise les scrofulides malignes en :

ÉRYTHÉMATEUSE......	Lupus érythémateux. Lupus acnéique.
TUBERCULEUSE.......	Lupus tuberculeux. Scrofuleuse, tuberculeuse, inflammatoire. Molluscum (variétés de).
CRUSTACÉE ULCÉREUSE.	Ulcéreuse inflammatoire. Ulcéreuse fibro-plastique.

Ces deux auteurs admettent complétement l'identité du lupus et des

(1) Hárdy, *Leçons sur les scrofulides*, p. 66.

(2) Bazin, *Leçons sur la scrofule*, p. 213.

autres scrofulides. La confusion qui règne au sujet des affections décrites sous le nom de lupus, est l'origine de cette croyance. On a décrit en effet sous le nom de lupus (voyez le chapitre Lupus) 1° la scrofulide inflammatoire tuberculeuse et ulcéreuse; 2° certaines variétés de cancroïde des glandes sébacées et du derme; 3° le lupus vrai, constitué par une néoplasie spéciale. La première de ces formes appartient à la scrofule, les deux autres doivent en être séparées. Le lupus vrai diffère des scrofulides par le processus morbide qui est tout autre, par sa marche, par les caractères de l'ulcération lorsqu'elle existe, par les effets consécutifs sur les ganglions, par l'absence des manifestations internes de la scrofule. Le lupus existe souvent chez des sujets complétement indemnes de scrofule et qui n'ont jamais présenté aucune trace de cette maladie. Enfin, le lupus exige avant tout un traitement local, destructif de la néoplasie; le traitement interne n'a qu'une importance secondaire, tandis que pour les scrofulides il en est tout autrement.

Les variétés érythémateuses, pustuleuses, phlegmoneuses, tuberculeuses ou tubéreuses pourraient être multipliées encore sans aucun profit; ce ne sont pas des affections différentes, mais simplement des périodes dans l'évolution du produit morbide; elles n'ont donc pas droit à une existence distincte.

Diagnostic. — Les scrofulides néoplasiques à forme érythémateuse peuvent être confondues avec les syphilides squamo-ulcéreuses et les taches lépreuses.

Les syphilides squamo-ulcéreuses ont une couleur cuivre qui diffère sensiblement de la rougeur violacée des scrofulides; leur forme est arrondie ou ovalaire, le centre déprimé est d'une couleur moins foncée; les bords sont relevés, saillants et couverts d'une croûte noirâtre, adhérente, au-dessous de laquelle est une ulcération superficielle. Dans les scrofulides, les parties voisines sont infiltrées, œdématiées et se fondent insensiblement avec la plaque malade.

Les taches lépreuses sont rouges ou blanches, l'altération de la peau est bien moindre au début; une perversion de la sensibilité existe dès leur apparition (hyperesthésie ou anesthésie).

Dans ces deux maladies, l'état général et les commémoratifs fournissent de précieux renseignements.

Les tumeurs scrofuleuses doivent être distinguées des syphilides tuberculeuses et gommeuses, du lupus, des fibromes.

Les tubercules syphilitiques ont une couleur cuivre, sont groupés en cercle ou en arc de cercle; les gommes sous-cutanées font corps avec le derme; elles sont d'abord dures, puis se ramollissent par le centre; la coloration de la peau ne change pas au début, ce n'est que plus tard qu'elle devient violacée.

Les tubérosités du lupus sont en général petites, livides, luisantes, recouvertes de squames, en général groupées en plaques séparées par une peau indurée, d'un rouge brun.

Dans la lèpre, ce sont des tubercules larges, irréguliers, bosselés, séparés par des sillons profonds, disséminés sur la face et différentes parties du corps, avec anesthésie, etc.

Les fibromes, par leur consistance dure, ligneuse, diffèrent notablement des tumeurs scrofuleuses.

Les ulcérations scrofuleuses, d'une couleur violacée à la périphérie, ont leurs surfaces couvertes de bourgeons fongueux mous, fournissant une sérosité sanieuse, abondante; leurs bords sont déchiquetés, décollés; elles sont creusées de sinus plus ou moins profonds.

Les ulcérations syphilitiques sont recouvertes d'une couche grisâtre, putrilagineuse; leurs bords sont irréguliers, festonnés, leur forme est arrondie.

Dans le lupus, l'ulcération est entourée de tubercules durs, recouverte d'une croûte noire, très-adhérente sans bourgeons vasculaires, sécrétant peu, à bords plus réguliers.

Pronostic. — Le pronostic des scrofulides profondes est grave; ces affections sont la preuve d'une manifestation diathésique puissante, et un traitement continué pendant longtemps peut seul combattre les accidents.

Traitement. — Le traitement des scrofulides comprend deux ordres d'agents thérapeutiques, les uns dirigés contre la maladie, les autres contre les symptômes cutanés.

Médication générale. — *Moyens hygiéniques.* — Une habitation salubre, un air pur, une nourriture suffisamment animalisée et surtout bien digérée, l'exercice en plein air sont les moyens thérapeutiques les plus sûrs et les plus nécessaires.

La diététique doit être en rapport avec les conditions spéciales du sujet. Chez le nouveau-né, toutes les fois surtout qu'on a lieu de supposer une prédisposition héréditaire, l'allaitement par une bonne nourrice sera continué longtemps; on signalera aux parents les dangers d'un sevrage prématuré, pratique funeste trop souvent suivie dans les grandes villes. Les enfants nourris avec des aliments mal élaborés perdent l'appétit, prennent la diarrhée, s'affaiblissent, et les premiers symptômes de la scrofule apparaissent à la moindre cause occasionnelle. A un âge plus avancé, toutes les causes qui troublent la nutrition et empêchent l'assimilation, la misère physique et physiologique conduisent au même résultat. Ce fait explique l'apparition de la scrofule chez des enfants placés dans les conditions sociales les plus opposées. Dans les hôpitaux d'enfants, on voit tous les jours des sujets scrofuleux renvoyés en bon état, revenir après quelques jours passés chez leurs parents. Le changement de régime a suffi pour amener une nouvelle recrudescence.

L'alimentation proportionnée à l'état du tube digestif sera réparatrice sans être trop excitante. On attache peut-être trop d'importance à une nourriture exclusivement animale. Il importe que la viande soit bien digérée, ce qui n'arrive pas toujours lorsque l'estomac est soumis sans transition et d'une façon exclusive à ce mode d'alimentation. Le lait, le beurre, la crème fraîche, les œufs, les légumes frais, le poisson seront utilisés avec fruit pour varier l'alimentation.

On emploie comme boissons ordinaires, le vin généreux coupé avec de l'eau, la bière.

Les *climats* tempérés, les régions abondamment pourvues de soleil et de lumière, les bords de la Méditerranée et de l'Océan sont aussi favorables aux scrofuleux que leur sont nuisibles les climats extrêmes, le séjour des grandes villes.

L'*exercice* en plein air, les longues promenades, les jeux en commun, la gymnastique sont de puissants auxiliaires des moyens précédents.

L'importance de ces préceptes est confirmée par les résultats obtenus par les administrations hospitalières qui placent leurs malades dans de bonnes conditions hygiéniques. L'assistance publique de Paris a dirigé d'abord les enfants scrofuleux à Forges, puis à Berk-sur-Mer, et de nombreux succès ont couronné ces tentatives. A Lyon, la situation salubre de l'Antiquaille entre pour une large part dans la guérison de la scrofule. Le docteur Perrin (1), en 1867, signalait une proportion notable d'améliorations et de guérisons sur les enfants admis à l'hospice de Saint-Alban en qualité d'*incurables*. C'est qu'aux scrofuleux il faut avant tout de l'air, de la lumière et une bonne alimentation ; la pharmacie ne vient qu'en seconde ligne.

(1) *Gazette médicale de Lyon*, 1867.

Préparations pharmaceutiques. — Les préparations le plus habituellement employées contre la scrofule sont : les huiles de poisson, morue, raie, etc.; les corps gras, beurre, crème fraîche; les préparations ferrugineuses et iodurées; les phosphates et hypophosphites de chaux, de soude; l'arsenic, le quinquina, les plantes amères, feuilles de noyer, fumeterre, pensée sauvage, etc.

Les sels d'or, de platine, d'argent, de baryte préconisés par différents auteurs sont en général et avec raison abandonnés.

L'huile de morue est principalement indiquée dans le jeune âge, les enfants la supportent et la digèrent très-bien; on l'administre à la dose de 2 à 4 cuillerées, dose suffisante. Dans la scrofule grave et chez l'adulte, quelques auteurs prescrivent des doses considérables. Devergie va jusqu'à 10 et 12 cuillerées; Bazin, dans le traitement du lupus, prescrit également de fortes doses. Cette pratique ne doit être employée que dans des cas exceptionnels. Le premier inconvénient de ces doses exagérées est leur parfaite inutilité; le plus souvent l'huile non digérée est rendue par les selles. De plus, cette proportion anormale de corps gras trouble la digestion, qui ne s'opère qu'incomplétement; il survient des coliques, de la diarrhée. L'absorption même de fortes quantités d'huile ne serait pas sans inconvénients. Des lapins qui absorbaient par jour 2 à 4 cuillerées d'huile d'olives ou de morue étaient pris rapidement de diarrhée, dépérissaient et ne tardaient pas à succomber. A l'autopsie, on constatait un état gras du foie et des foyers apoplectiques du poumon. Ces effets étaient provoqués bien plus vite par l'huile de morue que par les huiles ordinaires. Rien de semblable n'a été observé chez l'homme, mais ces expériences doivent inspirer une certaine réserve dans l'administration de ces doses énormes, et je ne crois pas qu'il soit utile de dépasser la dose maximum de 6 cuillerées à bouche. On suspend de temps en temps la médication pour ne pas trop fatiguer l'estomac, et l'on remplace l'huile par une préparation ferrugineuse ou iodurée.

Bazin pense que l'indication spéciale de l'huile de morue existe dans la scrofule grave et que les manifestations de la première période réclament plutôt l'iodure de fer. Rien ne confirme une opinion aussi exclusive, et l'huile rend de très-bons services dans la première et dans la deuxième période. L'huile n'est pas un médicament proprement dit, on doit la considérer plutôt comme un aliment reconstituant d'une puissante énergie.

Les composés iodiques se prescrivent comme reconstituants à dose faible et longtemps continuée ; les préparations les plus assimilables, l'alimentation iodée de Boinet rendent alors de très-bons services. Lorsqu'on veut agir plus rapidement, on prescrit l'iodure de fer en pilules, sirops, le café iodé. Les iodures de potassium, de sodium, sont en général réservés pour le traitement des tumeurs ganglionnaires, des néoplasmes à faire résoudre.

Les phosphates de chaux, de fer, les hypophosphites de soude, de chaux, le sirop de chaux, etc., agissent également comme reconstituants et ont été employés avec succès contre la scrofule. Le phosphate de chaux a été surtout préconisé par Küss contre l'eczéma en général (1). J'ai obtenu de bons résultats de la formule suivante :

Phosphate de chaux..	0,40 à 80	centigrammes.
Fer réduit..........	0,20 à 30	centigrammes.
Magnésie	0,10	centigrammes.

Une prise par jour, à prendre au moment du repas.

Les cas dans lesquels j'ai réussi étaient des eczémas fluents, à forme impétigineuse. Les sujets étaient jeunes, d'un tempérament lymphatique ; il est permis de se demander en présence de ces conditions si ce n'est pas plutôt par son action reconstituante que par une propriété spéciale contre l'eczéma que la préparation a agi. D'autres fois, j'ai employé le phosphate de chaux isolément ; les effets m'ont paru moins prononcés.

Les purgatifs sont un auxiliaire des plus utiles dans le traitement des scrofulides exsudatives avec sécrétion abondante ; ils sont indiqués spécialement chez les sujets à chairs molles, bouffies. Au début du traitement, on répète leur emploi tous les deux ou trois jours (voyez *Thérapeutique générale*, p. 90).

Eaux minérales. — Les eaux minérales, par les conditions hygiéniques nouvelles qu'elles imposent aux malades et par l'absorption de leurs principes médicamenteux constituent un des meilleurs modes du traitement général de la scrofule.

Au premier rang de cette médication se placent les bains de mer qui agissent tout à la fois par l'eau et par l'atmosphère marine. Les eaux-mères, les chlorurées sodiques fortes, Salins, Balaruc, Kreuznach, Nauheim, se rapprochent beaucoup des bains de mer par leur action reconstituante.

(1) Bédoin. Thèse de Strasbourg, 1867, p. 15.

La Bourboule, tout à la fois chlorurée sodique, bicarbonatée et arsenicale, est une des sources les mieux indiquées.

Les eaux sulfureuses de Schinznach (1) et de Lavey (2), près desquelles est institué un traitement mixte avec l'eau de Wildegg pour la première et les sources de Bex pour la seconde, doivent à cette association la plus grande part de leur succès.

Parmi les eaux chlorurées sodiques moyennes, Uriage, Wiesbaden, Saint-Gervais, sont les principales.

Les eaux sulfureuses proprement dites sont inférieures aux précédentes ; leur action, plus fugitive, atteint moins sûrement la disposition morbide.

Les eaux ferrugineuses rendent quelques services dans la première période de la maladie.

Entraînement. — Dans des cas rebelles et chez des scrofuleux atteints de cet état de bouffissure et de tendance aux exsudations purulentes, j'ai obtenu de bons résultats de l'entraînement pratiqué suivant la méthode suivante :

1° Tous les matins, administrer un à deux verres d'eau de Sedlitz ou de Pullna, pour obtenir trois selles par jour.

2° Faire dans la journée un exercice aussi prolongé que le permettent les forces et l'âge du malade. Les longues courses sont un des meilleurs modes d'exercice.

3° Provoquer une transpiration assez abondante pendant la nuit, en donnant 20 à 50 centigrammes de poudre de Dower et en couvrant le malade.

4° Nourriture peu abondante, composée de viandes rôties, de vin pur ou très-légèrement coupé; supprimer les boissons aqueuses, les potages, les aliments féculents. Manger très-peu de pain.

Sous l'influence de ce régime, le malade perd rapidement de son poids ; la bouffissure disparaît ; les suppurations se tarissent ; il survient un changement considérable dans l'état des forces. J'ai appliqué avec succès ce traitement dans les ulcères scrofuleux rebelles, dans les engorgements ganglionnaires anciens, etc.

Médication locale. — Le traitement local des scrofulides hypérémiques ne présente pas d'indications particulières. La médication

(1) Amsler, *Les bains de Schinznach*, 1868.

(2) Lebert, *Traité pratique des maladies scrofuleuses*, p. 104 et 256. — Cossy, *Bulletin clinique des eaux de Lavey*, 1848.

résolutive est celle qui est le plus souvent indiquée. Dans les formes suppuratives, les poudres absorbantes pendant la période aiguë ou subaiguë, les résolutifs et les excitants légers, l'huile de cade, le calomel sont les principaux agents de la médication. Si l'éruption est rebelle, ancienne, on a recours à des cathérétiques faibles, azotate d'argent, sulfate et chlorure de zinc, perchlorure de fer en solutions étendues (voyez Médication résolutive, excitante). Les scrofulides hypérémiques sont très-favorablement influencées par les bains sulfureux et par les eaux sulfureuses naturelles.

Les manifestations de la scrofulide néoplasique, rougeurs, tubérosités, ulcères, réclament les médications excitante et caustique.

CHAPITRE III.

DE L'ARTHRITIS ET DES ARTHRITIDES.

BIBLIOGRAPHIE. — BAILLOU. De Rheumatismo liber. 1762.

MUSGRAVE. De arthritide symptomatica. Excester, 1703. — De arthritide anomala. Excester, 1710. — Les mêmes, à la suite de l'édition de Sydenham, 1749. Genève, t. II.

LUDWIG. Adversaria medico-practica, obs. de materiæ arthriticiæ evolutione, t. II, 1769.

VOGEL. Academicæ prælectiones, etc. Gœttingue, 1772.

HAYGARTH (J.). A clinical history of the acute Rheumatism or Rheumatick fever, 1813.

GUILBERT. De la goutte et des maladies goutteuses. 1820 (extrait du *Dictionnaire en 60 vol.*).

FRANK. Traité de pathologie interne; traduit par Bayle, t. II.

FUCHS. Bulletin des sciences médicales de Férussac, t. XVIII. 1829.

FUCHS. Die Krankhaften Veraenderungen der Haut, etc. 1840.

MONNERET. Thèse de concours. 1851.

BEGBIE. Erythema nodosum in connexion with Rheumatism. Edinburgh Monthly journal, 1849, et *Arch. gén. de méd.* 1850.

LEGROUX. *Bulletin de la Société médicale des hôpitaux.* 1859.

PIDOUX. Discours sur le traitement du rhumatisme par les eaux minérales (*Annales de la Société d'hydrologie*, 1860, t. VII et X).

BAZIN. Leçons théoriques et cliniques sur les affections cutanées de nature arthritique et dartreuse, etc. 1860 ; 2e édition, 1868.

AUDOIN. Études sur les liaisons cliniques des hémorrhoïdes et de la goutte. Thèse de Paris, 1861.

FOURNIER (L.). De la synthèse pathologique; considérations de pathologie générale à propos de dermatologie. Thèse de Paris, 1861.

GERIN-ROZE. De la dartre et de l'arthritis. Thèse de Paris, 1861.

FERRAND. Des exanthèmes du rhumatisme. Thèse de Paris, 1862.

DRIVON. Des éruptions rhumatismales. Thèse de Montpellier, 1862.

CORNIL. De l'arthritis et des arthritides (*Archives de médecine*, juin 1862).

GAILLETON. Examen clinique des doctrines sur la dartre, etc. (*Mémoires de la Société des sciences médicales de Lyon*, 1862).

HARDY. Leçons sur les maladies de la peau, 1864, et *Gazette médico-chirurgicale de Toulouse*, avril 1867.

ORSI. Analisi critica sulla doctrina del Erpetismo (*Ann. univ. di med.*, juillet et août 1865).

DUCASTEL. Des rapports de l'arthritis et de la dartre, tirés des symptômes. Thèse de Paris, 1867.

BAZIN. Examen critique de la divergence des opinions actuelles en pathologie cutanée. 1866.

DURAND-FARDEL. Traité pratique des maladies chroniques, t. I. 1868.

On désigne sous le nom d'*arthritides* les affections cutanées qui reconnaissent pour origine la maladie arthritique. Nulle question doctrinale n'a soulevé de plus vives discussions : les uns accordent à l'arthritis une influence considérable sur la genèse des dermatoses; les autres refusent à cette maladie toute action et même nient son existence comme entité morbide. Il est donc nécessaire d'étudier successivement les points suivants :

1° L'arthritis existe-t-elle comme maladie, et quelles sont les affections qui la caractérisent?

2° Existe-t-il des éruptions cutanées de nature arthritique ?

3° Ces éruptions ont-elles des caractères spéciaux ?

Les anciens désignaient par le mot de *maladie articulaire, arthritique* les affections qui dépendent du rhumatisme et de la goutte, et en première ligne les manifestations du côté des jointures. Baillou le premier établit une distinction entre ces deux maladies. Ce principe de la non-identité a été discuté depuis cette époque jusqu'à nos jours, mais l'expression même d'arthritis avait perdu faveur ; ceux qui l'employaient encore, Frank, Gintrac, etc., la réservaient exclusivement pour les affections goutteuses. Chomel, Requin, Grisolle, partisans de l'identité, décrivent la goutte comme une simple variété de rhumatisme. Dans ces dernières années, Bazin et Pidoux ont de nouveau désigné sous le nom d'arthritis une maladie constitutionnelle qui comprend toute la série des affections qui dépendent du rhumatisme et de la goutte. Ces auteurs, comprenant l'arthritis d'une manière bien différente, j'exposerai leurs idées sur ce point avant toute discussion.

De l'arthritis d'après Pidoux. — Il n'existe, suivant Pidoux, « que trois *maladies chroniques capitales*, la scrofule, l'arthritisme et la syphilis. Toutes les autres maladies chroniques en sortent par dégénération directe ou par abâtardissement ou métissage. A l'autre extrémité de l'échelle se placent les *maladies chroniques ultimes*, assez peu nombreuses qui minent l'économie par la base et dans lesquelles s'éteignent les générations ; ce sont la phthisie pulmonaire, les cancers, les atrophies, les hypertrophies, les différents *tabes* et les hydropisies qui s'y rattachent, les névroses graves et organiques.

» Entre ce premier et ce troisième degré existe une série très-nombreuse et très-variée de *maladies chroniques mixtes*. Ce vaste champ appartient tout entier à l'herpétisme.

» Les dartres n'en constituent qu'une partie minime; elles sont du même ordre que les phlegmasies chroniques des membranes muqueuses, les névralgies externes et viscérales, les névroses, les catarrhes, les flux et leurs cachexies correspondantes.

» Les dartres scrofuleuses et les dartres arthritiques, l'asthme, les catarrhes scrofuleux et les catarrhes arthritiques, les angines granuleuses, les dyspepsies, les ophthalmies, etc., sont des exemples d'affections herpétiques qui conservent encore visiblement de nombreuses affinités avec les deux maladies capitales : l'arthritisme et la scrofule dont elles sont issues par altération directe ou par métissage (1) ».

En laissant de côté la syphilis qui est une maladie accidentelle, on voit par cette citation de Pidoux que cet auteur n'admet que deux maladies chroniques réellement primitives : la scrofule et l'arthritisme. Mais les faits, les observations qui doivent justifier cette part immense et exclusive manquent à l'appui de cette doctrine; cette théorie est une systématisation hardie qui ne s'appuie pas sur un fondement plus solide que la triade d'Hahnemann, *psore*, *sycose*, *syphilis*. J'ai cité cette théorie à cause de la valeur scientifique de son auteur, esprit élevé et toujours original, mais qui s'est ici laissé entraîner par son imagination. Si l'on revient maintenant à la clinique, de quelle utilité peuvent être pour la médecine de semblables systèmes?

De l'arthritis, suivant Bazin. — « L'arthritis est une maladie constitutionnelle, non contagieuse, caractérisée par des manifestations variées sur divers systèmes organiques, et spécialement par des affections de la peau, des manifestations articulaires et la tendance à la formation d'un produit morbide particulier, le tophus (2) ». Comme toutes les maladies constitutionnelles, l'arthritis a quatre périodes précédées par des prodromes.

Prodromes. — L'arthritis se rencontre chez les sujets forts, vigoureux, et la constitution arthritique est caractérisée principalement par le développement du système musculaire.

Les premiers phénomènes qui indiquent l'invasion prochaine du mal sont : l'exagération des fonctions cutanées, une transpiration abondante, la chute des cheveux, une tendance à l'obésité ; les hémorrhoïdes, les migraines et congestions du côté de la tête, l'épistaxis, des fluxions et caries dentaires, des troubles de la vue et de l'ouïe, éblouissements, tintements d'oreilles.

1re *Période.* — Une attaque de rhumatisme articulaire aigu com-

(1) Pidoux, *Annales de la Société d'hydrologie*, t. X, p. 75.

(2) Bazin, *Leçons cliniques citées*, p. 92, 2e édition.

mence en général la série des symptômes, le rhumatisme, toutefois, ne se montre guère avant la puberté. En son absence, il est remplacé, surtout chez les enfants, par des eczémas du cuir chevelu, l'acné, des angines aphtheuses. L'érythème noueux est une affection spécialement arthritique. Après la puberté, on observe : l'érythème des parties sexuelles, l'érythème œdémateux des articulations, l'urticaire, le zona, l'herpès, la fièvre bulleuse, les furoncles et l'anthrax.

Du côté des muqueuses, l'arthritis produit des coryzas, bronchites, ophthalmies, migraines, dyspepsies. Ces affections alternent avec les manifestations cutanées et se remplacent mutuellement.

2e *Période.* — Elle est caractérisée par les attaques de goutte et de rhumatisme et des affections cutanées plus persistantes (p. 37 et 38). Ces manifestations coexistent ou alternent; ainsi les accidents violents du côté des articulations arrêtent l'évolution des symptômes cutanés, et ces derniers, en général, sont d'autant plus accusés que la fluxion articulaire est plus faible. Dans l'intervalle de ces manifestations ou pendant leur durée, le malade présente des douleurs vagues, crampes, contractures, formications dans les membres, congestions cérébrales, troubles de la vue, angines et coryzas avec sécrétion abondante, prurit général, quelquefois localisé à l'anus, aux parties génitales, aux ailes du nez. La fissure anale coïncide avec le prurit de la région.

C'est dans cette période principalement qu'on rencontre les arthritides cutanées, communes et circonscrites, et une affection propre, l'hydroa vacciniforme.

3e *Période.* — Les affections se généralisent, se fixent, des lésions graves envahissent les articulations. Les accidents cutanés tendent à disparaître; d'autres fois, au contraire, les articulations sont indemnes et la peau est profondément atteinte. Cette troisième période peut manquer, et les lésions viscérales apparaissent sans transition.

4e *Période.* — A ce moment surviennent les affections organiques du cœur, du foie, la gastrite chronique, les congestions cérébrales, l'apoplexie, les ramollissements cérébraux, de la moelle épinière, l'asthme humide, catarrhal. L'arthritique meurt souvent d'un cancer. Après avoir cherché les signes caractéristiques du cancer arthritique, Bazin les a trouvés dans le *fongus hématode*, remarquable par la vascularisation et la dilatation phlébectasique des vaisseaux.

Ce qui frappe tout d'abord dans cette description de l'arthritis, c'est la confusion des affections rhumatismales et goutteuses. L'auteur ne donne d'autres preuves de l'identité des deux maladies que son affirmation et quelque estime qu'on puisse avoir pour ses travaux, il est impossible en un pareil sujet de croire sur parole.

La présence d'un excès d'acide urique dans le sang des goutteux, mise hors de doute par les expériences de Garrod (1) et de Charcot, distingue nettement la goutte du rhumatisme. A aucune période de cette dernière maladie on ne retrouve un semblable état du sang. Les accès de goutte, la constitution des malades, l'influence des conditions hygiéniques, les complications consécutives, tout diffère entre les deux maladies. La déformation des petites articulations ne se ressemble nullement dans ces deux maladies : c'est dans la goutte seule qu'on observe les dépôts tophacés, uratiques. Bazin assigne comme produit morbide spécial à l'arthritis le tophus, mais ces concrétions ne se voient jamais dans le rhumatisme. On a pu dire, en confondant le rhumatisme et la goutte, que l'arthritis est la cause presque constante des maladies du cœur; mais en séparant les deux maladies on voit que leur influence est bien différente. Autant le rhumatisme articulaire aigu est puissant pour produire l'endocardite et les lésions consécutives, autant la goutte paraît inapte à cette forme d'affections. D'après Charcot, la goutte donnerait lieu le plus souvent à la dégénérescence du tissu musculaire du cœur (2).

Ces divers symptômes, de même que le vertige et autres troubles nerveux, seraient dus, d'après Garrod, à l'état particulier du sang.

Le rhumatisant et le goutteux accusent tous deux des douleurs articulaires, musculaires, névralgiques. Mais s'il était permis de réunir sous le même vocable toutes les maladies caractérisées par le système *douleur*, on tomberait dans une confusion extrême. Pidoux, discutant à la Société d'hydrologie les caractères spéciaux des douleurs rhumatismales, a très-bien montré les erreurs qui sont commises journellement à ce sujet. La scrofule, la dartre, la syphilis, l'intoxication saturnine, l'hystérie, l'hypochondrie et bien d'autres maladies s'accusent par des sensations douloureuses qu'il faut distinguer avec soin du rhumatisme.

La goutte est une maladie constitutionnelle type; il n'est pas plus facile, sans violenter les faits, de la démembrer que de lui attribuer des affections qui lui soient étrangères.

(1) Garrod, *La goutte, sa nature, son traitement, et le rhumatisme goutteux, etc.*, annoté par Charcot.

(2) Charcot, *Leçons cliniques sur les maladies des vieillards*, 1867, 2e fascicule, p. 84.

La plupart des affections énumérées par Bazin appartiennent soit au rhumatisme, soit à la goutte : aussi la description générale est-elle confuse, et prise dans son ensemble, elle n'est pas exacte. Ce n'est pas le type de la goutte ; ce n'est pas davantage celui du rhumatisme. S'il était permis de hasarder une pareille comparaison, je dirais que le tableau de Bazin est aussi infidèle que l'œuvre d'un peintre qui essaierait de représenter avec une seule image les traits de deux individus : tous les traits pris isolément se rapportent à l'un des deux modèles et cependant la ressemblance générale fait complétement défaut.

On ne peut donc accepter la doctrine de l'identité et confondre la goutte et le rhumatisme sous le nom d'arthritis. Pidoux, lui-même, frappé des différences cliniques, les compare à deux branches d'un même tronc qui, une fois séparées, suivent une marche parallèle sans jamais se rencontrer.

En résumé, l'identité du rhumatisme et de la goutte n'est nullement justifiée par les faits; elle est combattue par Garrod, Chauffard, Charcot, Niemeyer, Hardy, Durand-Fardel, et leurs arguments n'ont nullement été combattus par des faits et des observations contradictoires; il est donc impossible de constituer l'arthritis en réunissant artificiellement ces deux maladies. L'arthritis, telle que l'entend Bazin, est une entité morbide qui n'existe pas, et il est nécessaire d'étudier séparément la goutte et le rhumatisme. Si l'on conserve le mot ancien d'arthritis, il convient de le réserver exclusivement aux affections qui dépendent de la diathèse urique. C'est dans ce sens que je l'emploierai.

J'étudierai donc séparément la goutte et le rhumatisme au point de vue de leurs manifestations cutanées.

Diathèse urique (*Goutte et gravelle*). — **Arthritis des anciens.**

L'arthritis est une maladie constitutionnelle qui comprend toutes les affections qui sont sous la dépendance de la diathèse urique. La goutte et la gravelle sont les deux manifestations principales de cet état morbide.

Goutte. — Le symptôme capital de la goutte est la fluxion articulaire récidivant à intervalles plus ou moins rapprochés. A ce moment le sang renferme un excès d'acide urique que l'on constate par l'examen chimique du liquide sanguin et de la sérosité d'un vésicatoire appliqué à une certaine distance de la jointure malade. Il est inutile de mentionner les symptômes bien connus qui accompagnent l'attaque de goutte; mais quelque temps avant les accès ou dans leur intervalle, on observe d'autres symptômes qui ont une liaison évidente avec la maladie goutteuse, et ont été considérés à juste titre comme de nature arthritique, ce sont :

1° *La gastralgie et l'entéralgie.* — Le malade éprouve des aigreurs, de l'oppression, de la somnolence après le repas; il a des éructations fréquentes, l'épigastre est distendu, douloureux à la pression; les selles sont rares, peu colorées ou très-foncées (1); sur 336 goutteux, Durand-Fardel (2) a noté, digestions régulières, 202; dyspepsie légère, 48; dyspepsie caractérisée, 86.

2° *Douleurs musculaires.* — Ce sont des douleurs aiguës, courtes, fulgurantes; d'autres fois sourdes, pongitives, qui siégent dans les masses musculaires des membres, de la poitrine, du ventre.

3° *Névroses.* — La migraine est une des manifestations les plus habituelles de la goutte (3); elle est périodique, des plus douloureuses; sa durée est assez courte, elle s'accompagne de vomissements, d'après Trousseau; mais ce dernier caractère est loin d'être constant, et Bazin prétend que les vomissements appartiennent à la migraine dartreuse; c'est également une exagération.

4° L'*asthme* est un symptôme assez fréquent de la goutte anomale (4).

5° *Fluxions* sur les muqueuses. L'angine, la bronchite, le catarrhe uréthral, la leucorrhée, la diarrhée, etc., ont été également observés.

6° *Hémorrhoïdes.* — Les rapports entre la goutte et les hémorrhoïdes ont été décrits depuis longtemps par les auteurs anciens et en particulier par Stahl (5) et Alberti. Le plus grand nombre de goutteux que j'ai rencontrés étaient en effet atteints d'hémorrhoïdes; cette affection tient-elle à une pléthore veineuse abdominale?

7° Dans le cours de la maladie goutteuse, on rencontre soit des lésions fonctionnelles du cœur, irrégularités des battements, lipothy-

(1) Garrod, *loc. cit.*, p. 235.

(2) Durand-Fardel, *loc. cit.*, p. 63.

(3) Trousseau, *Clinique de l'Hôtel-Dieu*, t. II, p. 720.

(4) G. Sée, *Nouveau Dictionnaire de médecine et de chirurgie pratique*, t. III.

(5) Stahl, *Theoria medica vera.* Halle, 1788, t. V, et p. 191 du tome V de la trad. franç. de Blondin.

mies, etc., soit à une période plus avancée, la dégénérescence graisseuse du tissu musculaire.

8e *Diabète*. — On a rapproché le diabète de la goutte, mais il est difficile de voir là plus qu'une simple coïncidence : les deux maladies ne s'excluent pas, mais il n'existe pas d'autres relations entre elles.

Gravelle. — La gravelle est fréquemment une affection goutteuse; gravelle et goutte s'associent fréquemment; j'ai observé un très-grand nombre de faits confirmatifs de cette opinion. Stahl avait déjà montré cette alliance de la goutte, de la gravelle et des hémorrhoïdes; l'expérience a confirmé ces assertions. Durand-Fardel, si bien placé pour étudier cette question, s'exprime ainsi : « Si l'on prend la gravelle aux époques ultérieures de la vie, on la voit dans beaucoup de circonstances marcher de pair avec la goutte, et s'y lier assez étroitement pour qu'il soit impossible de ne pas voir dans l'une et l'autre maladie la manifestation solidaire d'une diathèse commune se combinant, alternant ou se substituant l'une à l'autre, et reconnaissant souvent, du moins j'en ai rencontré beaucoup trop d'exemples pour ne point l'admettre, une origine héréditaire souvent incontestable » (1).

Marchant à la suite de la gravelle, la colique néphrétique, les néphrites calculeuses consécutives sont également la conséquence de la diathèse urique.

On peut donc, en invoquant les faits précédents, conclure qu'il existe une maladie générale, l'arthritis, qui se manifeste par des affections multiples des articulations, des muqueuses, du système nerveux, etc. L'observation clinique démontre que ces affections se succèdent, alternent entre elles ou apparaissent simultanément.

Existe-t-il un ordre régulier dans la succession des symptômes propres à la maladie arthritique? Il est difficile, sans entrer dans des développements étrangers à notre sujet, d'exposer la marche assez irrégulière de la maladie. Bornons-nous à dire que les affections de la première période sont mobiles et passagères. Plus tard, lorsque la maladie est confirmée, régulière, elle suit une marche croissante, les accidents tendent à devenir fixes et permanents. Enfin, lorsque les forces sont épuisées, surviennent dans l'arthritis les symptômes de cachexie propres à toutes les maladies constitutionnelles parvenues à leur dernier degré.

(1) Durand-Fardel, *loc. cit.*, p. 118.

J'admets donc une maladie arthritique constituée par la diathèse urique et tout à fait indépendante du rhumatisme. Je décrirai les manifestations cutanées, après avoir étudié le rhumatisme pour ne pas scinder ces considérations de pathologie générale.

DE LA DIATHÈSE RHUMATISMALE ET DU RHUMATISME.

La diathèse rhumatismale, entité morbide mal définie, comprendrait, suivant quelques auteurs : Le rhumatisme articulaire aigu et chronique; l'arthrite noueuse ou goutteuse; le rhumatisme musculaire, fibreux, névralgique, viscéral; la goutte, et quelques espèces de phlegmasies déterminées par l'action du froid, *pleurésies, angines*, etc., *rhumatismales*.

On ne peut rattacher toutes ces affections à une même entité morbide; la goutte, comme on l'a vu, forme une classe tout à fait distincte, et la genèse de certaines phlegmasies, sous l'influence du froid, est un caractère trop secondaire pour servir de preuve à l'origine diathésique de l'affection. Restent donc le rhumatisme articulaire, l'arthrite noueuse et le rhumatisme musculaire. Quand on compare ces affections au point de vue des symptômes locaux et généraux, de l'état général du sujet, des complications, de la marche de la maladie, on est frappé des différences qu'elles présentent et l'identité de leur nature paraît fort contestable.

Je regarde en effet le rhumatisme articulaire aigu comme une maladie spéciale n'ayant que des rapports très-éloignés avec les autres affections dites rhumatismales. « Lorsqu'on a vieilli dans la pratique de l'art médical, dit Trousseau, on est conduit à accepter avec Sydenham, Boerhaave et Stoll, que le rhumatisme est une pyrexie spéciale qui exige certaines conditions individuelles et atmosphériques pour se développer ».

Le rhumatisme articulaire chronique est une affection assez rare en tant que succédant au rhumatisme aigu. On confond tous les jours sous ce nom des arthrites dues à la scrofule, à la syphilis, au traumatisme chez des sujets lymphatiques, etc., ainsi que des douleurs et des roideurs qui dépendent d'une affection des tissus périarticulaires. Sans nier la part du rhumatisme dans les tumeurs blanches, on peut dire que dans beaucoup d'arthrites dites rhumatismales, il serait fort difficile de faire la preuve de l'action du rhumatisme.

L'arthrite noueuse ou goutteuse est, d'après Garrod, une affection aussi éloignée de la goutte que du rhumatisme articulaire aigu ou chronique, et cette forme d'arthrite mérite aussi une place à part.

En éliminant les affections précédentes, on ne trouve plus pour constituer la diathèse rhumatismale que le rhumatisme musculaire et fibreux. Cette affection, que Durand-Fardel considère comme la manifestation vraie et la seule légitime du rhumatisme, siége sur les masses musculaires et fibreuses de la vie de relation, sur les plans fibreux et musculaires de la vie organique, sur les enveloppes du système nerveux central et périphérique. Elle se divise en rhumatisme musculaire, fibreux, névralgique, viscéral.

Quoi qu'il en soit de cette constitution du rhumatisme, et qu'on accepte ou non l'identité des affections indiquées, on observe des affections cutanées symptomatiques dans le rhumatisme articulaire aigu et dans le rhumatisme musculaire. Dans le premier cas, les éruptions sont aiguës, dans le second elles sont chroniques.

DERMATOSES RHUMATISMALES.

Les affections cutanées de nature rhumatismale se divisent en deux groupes distincts : 1° les affections aiguës, fébriles, *exanthèmes* de quelques auteurs, *fièvres rhumatismales* (Rayer), *pseudo-exanthèmes*, *arthritides aiguës* (Bazin); 2° les affections chroniques, *arthritides chroniques* (Bazin).

Dermatoses rhumatismales aiguës.

Les éruptions cutanées aiguës accompagnant le rhumatisme sont mentionnées dans la plupart des auteurs anciens; mais on ne trouve dans leurs ouvrages que des indications très-sommaires sans aucuns détails.

Dans le siècle dernier, Baillou parle de la gale, des phlyctènes, des petits ulcères, des pustules inflammatoires d'origine rhumatique. Vogel cite des éruptions furonculeuses et pustuleuses survenant vers la fin du rhumatisme; Hoffmann, Huxham, Stoll, décrivent dans le rhumatisme des exanthèmes critiques, des fièvres rhumatismales, miliaires, ortiées, pétéchiales. Frank, dans son *Histoire de la fièvre rhumatismale*, n'a oublié aucune des éruptions cutanées qu'on observe dans cette maladie. Mais l'étude approfondie de ces affections date de Schœnlein, qui a décrit l'érythème noueux sous le nom de *péliose rhumatismale ;* depuis cet auteur, ont paru de nombreux travaux dans lesquels est discutée la nature rhumatismale d'un groupe particulier d'exanthèmes fébriles.

GENRES MORBIDES. — Les genres morbides auxquels se rapportent les arthritides aiguës sont : 1° l'érythème, 2° l'urticaire, 3° le purpura, 4° l'herpès, 5° l'érysipèle.

Érythème. — L'érythème est la forme la plus fréquente des éruptions rhumatismales. Je l'ai observé 24 fois sur 35 ; Ferrand, 13 fois sur 22 ; Drivon, 9 fois sur 10. Les diverses variétés d'érythème ont été signalées dans les observations ; la plus commune est l'érythème noueux ; viennent ensuite l'érythème papuleux et le papulo-tuberculeux ; les érythèmes centrifuge, scarlatiniforme, sont beaucoup plus rares. On peut rapprocher de ces derniers la roséole, qu'on peut considérer dans ce cas comme une variété d'érythème sans saillie, caractérisée seulement par de la rougeur. Ces éruptions ont une tendance marquée à la suffusion séreuse ou séro-sanguine, ce qui explique la prédominance des formes élevées, tubéreuses, livides.

Purpura. — Le purpura rhumatismal a été bien étudié dans ces dernières années ; les observations de Worms (1), Ferrand (2), Blachez (3), Perroud (4) ne permettent pas de mettre en doute sa nature.

Il ne s'agit pas, dans ces cas, de purpura avec douleurs contuses pouvant simuler le rhumatisme ou de purpura cachectique, mais d'une éruption liée à la fièvre rhumatismale et s'accompagnant de gonflements articulaires et des symptômes ordinaires du rhumatisme aigu. La disposition aux suffusions sanguines est évidente déjà dans l'érythème noueux ; on voit également à la période de résolution de l'érythème papuleux de larges ecchymoses envahir quelquefois le siége de l'éruption : il n'est donc pas étonnant de voir le purpura compliquer le rhumatisme.

Urticaire. — Les anciens parlent fréquemment de fièvres rhumatismales ortiées, mais on manque de détails précis pour apprécier la valeur de ces faits. Quoi qu'il en soit, l'urticaire est notée souvent dans les observations modernes, et vient par ordre de fréquence immédia-

(1) Worms, *Gazette hebdomadaire*, 1860.

(2) Ferrand, thèse citée.

(3) Blachez, *Gazette hebdomadaire*, 3 mars 1865.

(4) Perroud, *Journal de médecine de Lyon*, 1867.

tement après l'érythème. Legroux, en 1859, a cité trois observations à la Société médicale des hôpitaux ; Ferrand en rapporte quatre observations ; je l'ai rencontrée cinq fois, et un grand nombre d'auteurs en font mention.

L'urticaire existe seule ou est associée à la roséole, à l'érythème ; ce n'est ici qu'un degré dans l'évolution du processus morbide.

Éruptions vésiculeuses. — Les éruptions vésiculeuses, plus rares que les précédentes, affectent ordinairement la forme miliaire ; ce sont celles qui peuvent être le plus facilement confondues avec des exanthèmes sudoraux. Elles s'en distinguent par la réunion des vésicules agglomérées en plaques circonscrites, reposant sur un fond rouge, hypérémié. Leur évolution se rapproche de celle de l'érythème vésiculeux provoqué par une cause externe. L'exsudation est-elle plus abondante, plusieurs vésicules se confondent-elles en une bulle plus volumineuse, on a l'herpès bulleux.

Érysipèle. — L'érysipèle n'a été observé que très-rarement, et son admission dans la classe des dermatoses rhumatismales ne doit être acceptée qu'avec réserve.

Symptomatologie. — Une période prodromique variant entre un et huit jours, précède en général l'éruption cutanée ; le malade a de la fièvre, des frissons ; il se plaint de douleurs vagues, de courbatures, de céphalalgie, d'embarras gastrique. Ces symptômes diminuent ordinairement après l'apparition de l'exanthème ; d'autres fois, surtout dans le cas de rhumatisme articulaire, la fièvre persiste, conservant le type continu ou rémittent. Si l'éruption survient vers la fin du rhumatisme, elle a pu être quelquefois considérée comme critique et a précédé une terminaison favorable. Dans l'érythème papuleux et noueux, l'éruption se montre d'abord sur la partie antérieure des jambes ou sur les avant-bras, elle gagne ensuite les cuisses, les bras, le tronc et atteint plus rarement la face. Dans les autres formes, elle commence plutôt par le tronc. L'éruption, dans le plus grand nombre des cas, se montre sous forme de taches rouges vineuses qui s'élargissent et font une saillie en rapport avec l'hypérémie et l'infiltration séreuse du derme. Le tissu cutané paraît quelquefois imbibé de sang, et l'on a constaté de véritables ecchymoses répandues en nappe dans le tissu cellulaire. Cette disposition aux fluxions séreuses et hémorrhagiques explique la présence de taches de purpura, d'œdèmes aigus, séreux, au voisinage des points malades. Dans les formes miliaires et pemphigoïdes, des vésicules et des bulles s'élèvent sur une surface érythémateuse; après une courte durée, les vésicules se rompent et sont suivies d'une desquamation furfuracée ou en larges plaques de l'épiderme.

Les points occupés par l'éruption sont le siége de douleurs avec élancements, de picotements; ce symptôme est parfois si pénible que le malade se déchire la peau avec les ongles, préférant remplacer la sensation énervante qu'il éprouve par une douleur plus aiguë. En même temps, les jointures voisines, celles du poignet et du pied en particulier, sont tuméfiées et du liquide s'épanche dans la synoviale. Dans d'autres cas, les jointures sont respectées et le mal se limite aux muscles et aux gaînes tendineuses.

Marche. — L'éruption a une marche rapide, sa durée moyenne est de dix à vingt jours, elle dépasse rarement cinq à six semaines; il se produit souvent des poussées successives sur les points primitivement affectés ou sur d'autres parties plus éloignées. On a vu les accidents cesser complétement, puis reparaître après dix ou quinze jours; pendant cet intervalle, l'état fébrile a disparu ou bien l'éruption a été remplacée par des douleurs articulaires.

Complications. — Les complications sont peu fréquentes; on a cependant noté assez souvent la conjonctivite, l'angine, la bronchite, la pneumonie, la pleurésie, la chorée, des troubles cardiaques. L'observation XI de la thèse de Ferrand est remarquable sous ce rapport. Une jeune fille de treize ans entre dans le service de Rayer, le 26 août 1862; les symptômes sont : anémie, chorée, bruit du cœur anormal, presque musical, court, purpura des jambes; du 14 au 22 septembre, trois poussées de purpura sur les jambes et les bras; le 22 septembre, douleurs articulaires très-fortes autour du genou gauche, gonflement de l'articulation; le 29 octobre, la malade qui n'avait rien eu et conservait seulement des bruits cardiaques et un peu de chorée, est prise de fièvre avec pleuro-pneumonie, en même temps qu'une éruption roséolique apparaît sur les bras et sur le dos; le 31 octobre, l'éruption avait disparu, et le 1er novembre on ne constatait plus rien dans le poumon. Dans plusieurs observations, on retrouve également des symptômes cardiaques. Une malade de Drivon (obs. X), atteinte d'érythème papuleux, avait en même temps une insuffisance mitrale; Blachez (1), Ollivier (2), etc., ont vu l'endocardite.

(1) Blachez, *loc. cit.*, obs. II.

(2) Ollivier, *Société médicale des hôpitaux*, 1868.

Les complications pulmonaires ont été la bronchite (obs. III, V, XIV de la thèse de Mauriceau); la pleurésie.

D'autres fois, on a vu l'angine, la diarrhée, et de véritables accès fébriles à type intermittent ou rémittent qui ont cédé à l'emploi du sulfate de quinine.

Pronostic. — Le pronostic est en général favorable; les éruptions rhumatismales aiguës sont par nature essentiellement passagères. Le pronostic ne doit être réservé qu'en présence des complications citées plus haut; quelques-unes d'entre elles offrent en effet une certaine gravité. Les éruptions doivent faire craindre dans l'avenir de nouvelles attaques de rhumatisme et doivent être utilisées au point de vue de l'hygiène du malade.

De la nature rhumatismale des arthritides aigues. — La nature rhumatismale des éruptions qui viennent d'être décrites est démontrée par les faits suivants :

1° Coexistence du rhumatisme et de l'éruption;

2° Alternance des symptômes articulaires et cutanés;

3° Récidive simultanée des deux ordres de symptômes.

Les arthritides aiguës s'observent chez des malades souffrants de rhumatisme ou qui ont éprouvé antérieurement des symptômes de cette maladie. Sur 93 rhumatisants pris au hasard dans les hôpitaux de Lyon, Drivon a trouvé 10 éruptions : érythème papuleux, 9; urticaire, 1. L'éruption s'accompagne de douleurs dans les articulations, dans les muscles et les gaînes tendineuses, assez souvent même d'épanchements dans les jointures.

Les symptômes articulaires et cutanés se remplacent et alternent entre eux; une observation de Watson montre la maladie passant à plusieurs reprises de la peau aux jointures et réciproquement; l'observation II de Blachez est des plus remarquables : la maladie débute par des douleurs vagues dans les membres inférieurs qui se dissipent à l'apparition d'une éruption de purpura; six jours après, rhumatisme articulaire aigu du cou-de-pied gauche, puis des deux poignets avec bruit de souffle à la pointe; les symptômes du rhumatisme disparaissent rapidement et sont remplacés par une seconde éruption de purpura aux cuisses et aux mollets. Il est difficile de trouver un exemple plus concluant.

Le rhumatisme et l'affection cutanée ont récidivé simultanément.

Une jeune fille avait eu, quatre ans auparavant, après s'être exposée à la pluie, un rhumatisme des genoux et des pieds; elle entra à l'hôpital pour des douleurs rhumatoïdes généralisées avec embarras gastrique et lassitudes extrêmes; elle présente dix à quinze plaques d'urticaire accompagnées de vives démangeaisons; la malade, en grattant la peau, en faisait naître à volonté de nouvelles; ces plaques s'étendirent plus tard sur les membres. Mais le point capital consiste dans les antécédents; à son premier rhumatisme, cette jeune fille eut une éruption tout à fait semblable à celle qu'on voit actuellement; elle ressentit à plusieurs reprises de nouvelles douleurs articulaires, et chaque fois elle vit reparaître des plaques ortiées (1).

On a contesté la signification des faits précédents en les rapportant : 1° à une simple coïncidence; 2° à des exanthèmes sudoraux; 3° à une arthralgie spéciale compliquée d'érythèmes et de papules.

Lorsque les observations se multiplient, les faits méritent un autre nom que celui de simple coïncidence, ainsi que Bouillaud l'a dit avec tant d'autorité pour l'endocardite rhumatismale.

Les exanthèmes sudoraux ont une physionomie bien différente; ils siégent sur les parties habituellement recouvertes de sueurs, à la base du cou, à l'aisselle, à l'hypogastre; ils sont en rapport avec l'abondance de la transpiration; ils ne surviennent pas au début du mal; ils n'offrent aucun caractère critique et leur apparition n'est pas suivie de rémission dans les accidents. Ils ne se présentent pas sous forme d'érythèmes élevés, de purpura.

L'arthralgie spéciale invoquée par G. Sée (2) ne pourrait être acceptée que dans les cas où manque le rhumatisme articulaire aigu. Sans doute, il existe beaucoup d'observations où les douleurs siégent exclusivement dans les muscles et les tendons, mais rien ne prouve que ces douleurs ne puissent appartenir légitimement au rhumatisme, et les lésions articulaires ont été notées trop souvent pour ne pas démontrer l'existence du rhumatisme dans ces cas.

Enfin on a considéré l'éruption comme une variété de fièvre éruptive ayant pour caractère cette tendance aux fluxions articulaires et aux douleurs musculaires. Cette opinion, qui se rapproche plus de la vérité, n'est pas complétement juste, et les faits de récidives, d'alternance déjà signalés, la coexistence de l'endocardite surtout, impriment à ces éruptions une nature rhumatismale incontestable. Ajoutons que

(1) Drivon, obs. XIII, thèse citée.

(2) G. Sée, *Société médicale des hôpitaux*. 1859.

ce n'est pas seulement l'érythème qui présente ces symptômes, mais le purpura, l'urticaire, l'herpès, etc., et que la fixité du genre morbide, principal signe d'une fièvre éruptive, fait ici complétement défaut.

D'un autre côté, quelques auteurs, Bazin entre autres, ont soutenu que l'érythème papulo-tuberculeux et l'érythème noueux étaient toujours arthritiques. Cette opinion n'est pas exacte, et dans les cas où manquent complétement les signes du rhumatisme, il est impossible de l'affirmer par l'éruption elle-même. Ce sont ces faits qu'invoquent ses adversaires pour nier la nature rhumatismale de ces éruptions. Il faut donc distinguer avec soin et de même que le purpura, l'herpès, l'urticaire ne sont pas toujours arthritiques, les érythèmes noueux et papuleux peuvent aussi tenir à d'autres causes.

Diagnostic. — Les commémoratifs, les accidents concomitants, la marche et les caractères objectifs de l'éruption servent à établir le diagnostic.

La coexistence au moment de l'éruption de douleurs articulaires ou musculaires, des atteintes antérieures de rhumatisme, une prédisposition héréditaire sont autant de circonstances qui révèlent la nature de l'affection. La maladie elle-même a une marche spéciale, elle s'accompagne de fièvre, de céphalalgie avec exacerbations, de frissons, de sueurs; l'éruption se fait par poussées successives; les plaques malades sont le siége de picotements, de douleurs lancinantes compliquées parfois d'une sensation de chaleur avec prurit intolérable. L'affection se déplace facilement, gagne différents points du corps; elle peut être remplacée par une éruption de forme différente.

Quant aux caractères objectifs tirés du siége, de la coloration, de la disposition symétrique ou irrégulière, ils ont une minime importance. La multiplicité des formes, la tendance aux suffusions sanguines ont une valeur plus réelle : ainsi, on observe fréquemment le mélange de plaques d'érythème et d'urticaire; d'autres fois, ce sont des éruptions roséoliques, ortiées, qui alternent et se remplacent; souvent les plaques prennent une couleur livide due à de petites hémorrhagies cutanées.

Traitement. — Le traitement est simple, les moyens généraux se résument dans l'emploi de boissons émollientes ou légèrement alcalines, des eaux de Vals à la dose de un à deux verres par jour, de quelques légers purgatifs s'il existe de l'embarras gastrique. Les complications du côté du poumon et du cœur seront combattues par une médication appropriée et surtout par l'application de vésicatoires sur la poitrine et sur la région cardiaque.

La médication locale consiste en onctions avec la glycérine pure ou le glycéré d'amidon, en applications de poudre de riz, de cataplasmes de fécule. On devra s'abstenir du bain, à part quelques circonstances tout à fait exceptionnelles.

Dermatoses rhumatismales chroniques.

Chez les sujets atteints de rhumatisme chronique, et par ce mot j'entends spécialement le rhumatisme musculaire et fibreux, on observe, mais assez rarement, des affections cutanées. Le nombre de mes observations est fort restreint (50), et encore plusieurs d'entre elles ne présentent pas une certitude absolue. Il est en effet fort difficile, dans certains cas, de faire le diagnostic différentiel entre la goutte et le rhumatisme chronique, chez les femmes surtout. Néanmoins, j'ai recueilli chez des sujets rhumatisants des observations non douteuses d'éruptions revêtant le type de l'eczéma, de l'herpès chronique et limité, de l'érythème chronique, de l'acné, du lichen. Ces affections ne présentaient aucun caractère particulier et n'avaient rien de plus spécial que la bronchite, l'angine, les névralgies que j'ai observées chez les mêmes sujets. Je ne suis arrivé à reconnaître leur nature que par la connaissance des antécédents du sujet, par les symptômes actuels, par la marche de la maladie et ses rapports avec les autres manifestations du rhumatisme. Je discuterai, à propos des éruptions goutteuses, la nature spéciale de ces affections.

ARTHRITIDES OU DERMATOSES GOUTTEUSES.

Les éruptions goutteuses sont signalées par les auteurs anciens; ainsi, d'après Galien, la *lèpre*, la *psore*, l'*impetigo agrestis* et *simplex*, l'*alphé*, la *leucé*, peuvent provenir de la podagre et de la maladie articulaire; mais c'est seulement à partir du XVIIe siècle que les auteurs remplacent ces mentions par trop sommaires par des descriptions plus précises. Musgrave rapporte une observation remarquable : Un enfant né de parents goutteux fut dans son bas âge atteint d'achores des oreilles qui persistèrent jusqu'à l'époque de la puberté; l'éruption disparut alors pendant plusieurs années; à l'âge de trente ans, attaque de goutte et réapparition de l'eczéma; cette concordance des deux affections persista pendant toute leur durée. L'auteur est très-précis sur la nature de la maladie, pour lui c'est la même matière qui était expulsée par les achores et par les jointures. Ludwig a signalé un fait semblable. Lorry (1) cite l'observation d'un homme célèbre dans les lettres qui, après avoir souffert pendant longtemps de la goutte, fut pris d'un gonflement considérable des membres inférieurs, de petits ulcères fluents apparurent ensuite et les douleurs étaient tellement vives, que le malade en perdit pendant deux ans le sommeil et l'espérance; il fut heureusement guéri des deux maladies qui disparurent ensemble.

Dans les observations précédentes, il est fait une simple mention des rapports existants entre la maladie générale et l'éruption cutanée; Frank va plus loin, il crée une classe d'impétigines qui se perpétuent par une sorte d'héritage dans les familles arthritiques.

D'après lui, les signes des impétigines arthritiques sont les suivants: « le retour périodique de la maladie, l'influence qu'exercent sur elle les différentes saisons de l'année, le prurit, l'ardeur et la douleur dont les malades sont tourmentés, le soulagement des douleurs internes, à l'occasion de l'éruption; l'inflammation de la peau se terminant par des écailles furfuracées, et le siége inconstant de la maladie ». Du reste, ajoute-t-il, le diagnostic doit être tiré surtout des maladies antérieures et de l'étiologie (2).

Depuis cet auteur jusqu'à Bazin, plusieurs observateurs, surtout en Allemagne, ont admis des dermatoses arthritiques; les pathologistes qui ont écrit sur les maladies goutteuses ont signalé des éruptions particulières; mais Bazin a vulgarisé ces idées, les a complétées, en a fait un corps de doctrine, et si son œuvre est attaquable par plus d'un point, elle n'en a pas moins le mérite d'avoir coordonné des données tout à fait imparfaites jusqu'alors.

Arthritides aiguës.

Des affections cutanées à marche aiguë s'observent dans la goutte de même que dans le rhumatisme; mais ces affections, communes

(1) Lorry, *loc. cit.*, p. 64.

(2) Frank, *Traité de pathologie*, trad. de Bayle, t. II, p. 16.

pendant le rhumatisme articulaire aigu, sont au contraire fort rares dans l'accès de goutte ou de gravelle; elles se montrent surtout pendant les périodes de rémission du mal, et souvent avant la première attaque. J'ai connu plusieurs goutteux qui avaient eu comme accidents prodromiques, plusieurs mois et même plusieurs années avant l'accès franc, les uns de l'urticaire, les autres de l'érythème papuleux ou roséolique; une de mes malades avait des atteintes, périodiques pour ainsi dire, d'érythème papuleux; deux ans après, elle eut une crise de gravelle qui mit fin aux accidents du côté de la peau.

Les arthritides aiguës comprennent l'érythème *papuleux*, *roséolique*, *érysipélateux*, l'urticaire, l'herpès. Ces affections ressemblent, par la marche et la physionomie, aux dermatoses rhumatismales aiguës, et les considérations exposées à propos de ces dernières sont ici tout à fait applicables.

Des arthritides chroniques.

Les affections cutanées appartenant à la classe des arthritides sont assez nombreuses; elles se rapportent aux genres suivants :

Erythème, *urticaire*, *pityriasis*.
Lichen, *psoriasis*.
Eczéma, *herpès*, *pemphigus*, *acné*, *sycosis*.
Ecthyma, *furoncles*.

Érythème. — L'érythème chronique de nature arthritique se présente sous la forme d'*intertrigo*, d'érythème *simple*, *fendillé*. Il s'observe presque exclusivement à la face, à la partie postérieure des oreilles, aux parties génitales, à l'anus; dans cette dernière région, il est souvent entretenu par la fluxion hémorrhoïdaire.

Urticaire. — L'urticaire arthritique survient principalement sous l'influence du froid, du bain frais; je l'ai vu, chez certains sujets, apparaître à la face, chaque fois qu'ils s'exposaient au froid après s'être rasés. Cette affection n'est pas chronique dans le sens littéral du mot, la durée des plaques ortiées ne dépassant guère quarante-huit heures; mais elles récidivent avec une grande facilité; d'autres fois l'éruption se compose d'une série de poussées successives, et la durée totale peut être ainsi fort longue.

Pityriasis. — Le pityriasis vulgaire, ou desquamation de l'épiderme sous forme d'écailles de son, est une des manifestations les plus habituelles de l'arthritis. Il siége ordinairement au cuir chevelu et à la barbe, et s'accompagne d'alopécie temporaire plus ou moins complète.

Lichen. — Les fonctions de la peau dans la goutte sont rarement normales; quelques goutteux ont la peau fine, humide et transpirent abondamment; d'autres ont la peau sèche, une transpiration huileuse et peu abondante. Ces derniers, sous l'influence d'une irritation cutanée, sont prédisposés surtout au lichen, à la sclérose de la peau de certaines régions. C'est à la région génito-anale, aux extrémités, à la nuque, que se montre surtout cette variété.

Psoriasis. — Cette affection, le plus souvent dartreuse, se rapporte rarement à l'arthritis; cette dernière espèce a cependant été observée par Alibert, Garrod, Bazin. Dans une famille de goutteux, j'ai observé quatre cas de psoriasis transmis héréditairement avec la goutte elle-même.

Eczéma. — L'eczéma est une des formes les plus communes des éruptions arthritiques. Les variétés *lichénoïde* et *vésiculeuse* sont les plus fréquentes; la première s'accompagne de petites élevures, de rudesse de la peau, de fendillements, de crevasses; elle siége surtout sur les parties génitales, la face : la seconde se fixe de préférence sur la main et les avant-bras.

Herpès. — L'herpès génital est fréquemment l'apanage des arthritiques. Il s'associe fréquemment à des affections de la gorge et des bronches.

Acné. — L'arthritis prédispose surtout à la couperose érythémateuse et pustuleuse; ces deux variétés d'acné existent également chez les sujets qui font abus de boissons alcooliques; quelquefois l'alcoolisme et l'arthritisme associent leur action. J'ai observé aussi l'acné verruqueuse ou végétante, variété de cancroïde assez commune chez les vignerons du Beaujolais atteints souvent de diathèse urique. L'acné indurée, indique le plus souvent l'alliance du lymphatisme et de l'arthritisme.

Sycosis. — Le sycosis arthritique siége ordinairement à la lèvre supérieure; c'est une affection assez commune.

Pemphigus. — *Ecthyma.* — Ces affections sont rares dans le cours régulier de l'arthritis; elles apparaissent plutôt sur la fin de la maladie, à titre de complications, et peuvent être le plus souvent considérées comme une éruption cachectique.

Furoncles. — Les furoncles accompagnent souvent la maladie arthritique; ils apparaissent par poussées successives qui se prolongent quelquefois pendant plusieurs mois.

L'anthrax proprement dit est, comme le pemphigus et l'ecthyma, plutôt un signe de cachexie qu'une éruption vulgaire.

Parmi les dermatologistes modernes, Bazin étant le seul qui ait décrit les arthritides, j'indiquerai brièvement ses idées sur la composition et les caractères de cette classe.

Bazin admet les genres suivants dans les arthritides chroniques, et les divise ainsi :

I. Arthritides communes, vulgaires.

ÉRYTHÉMATEUSES	Acné rosée ou couperose.	
	Intertrigo.	
PUSTULEUSES	Acné	miliaire.
		pilaris.
		indurata.
	Sycosis.	
VÉSICO-SQUAMEUSES	Eczéma circonscrit	circonscrit.
		orbiculaire.
		centrifuge.
	Hydrosadénite exulcérative.	
	Herpès successif et chronique	labialis.
		præputialis.
		vulvaris.
	Hydroa vacciniforme.	
SQUAMEUSES	Pityriasis chronique et circonscrit.	
	Psoriasis	scarlatiniforme.
		nummulaire.
PAPULEUSES	Prurigo.	
	Lichen	circonscrit.
		pilaris.
		lividus.

II. Arthritides irrégulières et malignes.

ÉRYTHÉMATEUSES	Urticaire chronique ou cnidosis	tuberosa.
		simplex.
VÉSICULEUSES	Eczéma	nummulaire.
		suintant généralisé.
BULLEUSES	Hydroa bulleux.	
	Pemphigus chronique.	
PHLEGMONEUSES	Hydrosadénite.	
	Ecthyma, furoncle.	

La nature des arthritides chroniques se reconnaît, d'après Bazin, aux caractères suivants (1) :

(1) Bazin, *loc. cit.*, 1re édit., p. 90 à 95 ; 2e édit., p. 157 et suiv.

1° Elles *siégent sur les parties découvertes*, de préférence sur les régions couvertes de poils; elles sont limitées.

2° Elles ont une *forme nummulaire;* elles ne se propagent pas par envahissement successif; les plaques ont des contours réguliers.

3° Les plaques malades sont d'une *couleur d'un rouge vineux,* due à la congestion, à la dilatation des capillaires ou à de petits épanchements sanguins dans l'épaisseur du derme.

4° Les *sécrétions* sont peu considérables, quelquefois nulles; surfaces sèches, croûtes minces.

5° Les éruptions sont *disposées en groupes* séparés par des intervalles de peau saine.

6° Les éruptions sont en général *composées.*

7° Au début de la maladie, les affections sont assez *fixes;* elles disparaissent dans les troisième et quatrième périodes.

8° Les récidives sont communes, elles se font en général sur la même région.

9° Les affections sont éparses sur le tégument, sans *régularité ni symétrie.*

10° Le prurit franc est rare; il est remplacé par des *cuissons*, des *élancements*, des *picotements*. Le prurit de la région ano-génitale en dehors de toute éruption est un symptôme ordinaire de l'arthritis.

Cet exposé dogmatique si net, si précis, lorsqu'on le soumet au contrôle de la clinique, ne concorde pas avec les faits, et en le prenant pour seul guide, on s'exposerait inévitablement à l'erreur. Ces caractères pathognomoniques n'ont pas de valeur absolue; ils se retrouvent souvent dans des éruptions de nature différente; ils peuvent manquer complétement dans des affections essentiellement arthritiques. Je discuterai d'abord ces différents signes pris isolément.

a. *Siége.*— Les parties découvertes, et spécialement les extrémités, seraient le lieu d'élection des arthritides; il suffit, pour apprécier le peu de valeur de ce signe, de rappeler que, d'après Bazin, on observe ces affections sur les régions suivantes : membres, tête, cou, poitrine, dos, abdomen, parties génitales, périnée, anus. Il n'est pas une région où, d'après Bazin lui-même, on n'ait rencontré les arthritides.

b. *Coloration.* — La coloration vineuse appartient à l'érythème papuleux, à l'eczéma variqueux, à l'eczéma lichénoïde, à la couperose, à l'acné indurata; elle dépend du siége de la lésion et non de la nature de l'affection. Cette coloration n'existe pas dans le prurigo, l'eczéma vésiculeux, le lichen vrai, l'herpès, que ces affections soient de nature herpétique ou arthritique.

c. *Multiplicité des lésions primitives.* — Ce caractère, que Bazin donne pour très-remarquable, existe dans les affections de cause externe, les scrofulides et les syphilides. L'eczéma impétigineux, l'intertrigo ulcéreux, etc., des scrofuleux, les formes composées des syphilides et des éruptions artificielles se rencontrent journellement.

Ce signe est-il suffisant pour distinguer les affections dartreuses et arthritiques; si le fait affirmé par Bazin est exact, toute difficulté est vaincue; le type simple, unique, caractérise la dartre, le type composé est réservé à l'arthritis. L'eczéma lichénoïde, squameux, le lichen suintant, etc., toutes les variétés composées, en un mot, sont éliminées de la dartre. Les faits sont en opposition formelle avec cette interprétation; j'en ai cité un grand nombre dans un mémoire lu à la Société des sciences médicales de Lyon (1). En compulsant les observations de Bazin, relatives à l'eczéma (1re et 2e édit. de ses leçons), on ne voit pas d'ailleurs ce caractère mentionné.

Sécheresse des éruptions. — Ce caractère est particulier aux éruptions humides, et encore il ne s'applique qu'à l'eczéma. Ainsi l'hydroa arthritique donne lieu dans quelques cas à une sécrétion séro-purulente très-abondante (2); le pemphigus arthritique ou dartreux ne peut se distinguer par l'abondance de l'exsudation. Ce signe n'aurait donc de valeur que pour une seule affection, et même sur ce terrain limité, il n'est pas exact. Les eczémas qui sécrètent peu sont les eczémas papuleux, et j'ai montré plus haut que ce type n'appartient pas exclusivement à l'arthritis.

Forme nummulaire. — Ce signe a peu d'importance; tant d'éruptions de toute nature ont une forme arrondie, disposée en groupe, qu'on ne peut en faire un moyen de diagnostic pour les arthritides. Le psoriasis ne débute-t-il pas souvent par des plaques nummulaires, circonscrites, isolées, peu nombreuses d'abord, qui peuvent persister longtemps à cet état avant d'envahir une plus grande partie des téguments?

Asymétrie. — Quant à l'irrégularité, à l'asymétrie des éruptions, ce sont des caractères plutôt négatifs sur lesquels il est impossible d'établir le diagnostic.

Éruptions limitées. — Les arthritides demeurent en général fixées

(1) Gailleton, *Examen clinique des nouvelles doctrines sur la dartre, etc.* 1862.

(2) Bazin, *loc. cit.*, p. 262.

sur un point unique, elles ont peu de tendance à s'étendre par progression continue. Ce caractère est un des meilleurs indiqués par Bazin, il se retrouve cependant dans les scrofulides (eczéma de la tête), dans les syphilides et même dans les dartres qui, dans quelques cas, restent longtemps confinées dans leur siége primitif. D'un autre côté, il n'est pas très-rare de voir des arthritides envahir une grande partie des téguments. Ce signe n'est donc pas absolu ; je ferai remarquer toutefois que sa présence doit éveiller l'attention et faire rechercher avec soin l'origine arthritique de l'affection.

Les signes indiqués par Bazin n'ont donc rien d'absolu, et cette conclusion pouvait être prévue en se rappelant que les arthritides sont des affections simples, communes. Deux ordres de lésions se rencontrent dans les maladies ; les unes, spéciales, pathognomoniques, révèlent par leur existence même la nature de l'affection ; les autres simples, hypérémiques, justifient de leur origine non par leurs symptômes objectifs, mais par l'ensemble de leurs caractères, la marche, le développement de l'affection, etc. Les plaques muqueuses, les gommes, les pustules vaccinales, varioliques, les tophus articulaires, sont des lésions spécifiques qui imposent le diagnostic ; l'albuminurie, l'hépatite, les névralgies de la période secondaire de la syphilis, les scrofulides bénignes, etc., exigent, avant d'être reconnues diathésiques, une preuve que les symptômes locaux seraient à eux seuls insuffisants à fournir. Il en est de même pour les arthritides qui sont des affections simples, communes. Ce sont les relations directes de ces affections avec la maladie principale qui permettent seules d'arriver à la solution du problème.

Des caractères des arthritides. — Les éruptions arthritiques surviennent chez les sujets atteints de goutte régulière ou anomale. Que cette maladie soit acquise ou héréditaire, les affections cutanées n'en constituent pas ordinairement une des premières manifestations. Le plus souvent le malade a déjà souffert de migraines, de névralgies, de douleurs musculaires vagues, d'affections des muqueuses, d'attaques franches de goutte ou de gravelle. Du côté des voies respiratoires et digestives, on trouve dans les antécédents l'angine, la bronchite, la dyspepsie goutteuses.

Les rapports des éruptions cutanées avec ces diverses affections sont les suivants :

1° La maladie se montre à la fois sur la peau et sur un autre système organique. Un de mes malades atteint de gravelle éprouvait de temps en temps de violentes douleurs dans les reins et dans les muscles des gouttières vertébrales ; ces douleurs précédaient régulièrement l'apparition d'un intertrigo des cuisses. Un autre, porteur depuis quelques années d'un lichen des avant-bras et du jarret ressentait des douleurs précordiales intenses à chaque poussée nouvelle de son éruption. Il n'est pas rare de rencontrer des sujets qui se plaignent tout à la fois de l'éruption cutanée et de douleurs à la gorge, de toux, etc.; affections qui sont survenues vers la même époque.

2° Les affections cutanées et celles des autres systèmes alternent entre elles et se remplacent. L'angine, la bronchite, la dyspepsie, qui existaient auparavant, sont améliorées ou disparaissent par le fait de l'apparition de la dermatose. Ces cas sont plus rares qu'on ne l'enseigne communément.

3° Les affections cutanées existent seules et constituent à un moment donné l'unique symptôme morbide ; il est rare cependant que pendant le cours de leur évolution, elles ne s'associent pas à d'autres affections arthritiques.

4° Dans les attaques aiguës de goutte ou de gravelle, les symptômes cutanés manquent presque constamment, c'est pendant les périodes de rémission ou dans la goutte anomale qu'ils apparaissent.

L'époque où se montrent les arthritides est la période moyenne de la maladie. Au début, les éruptions sont passagères, fugitives, et attirent peu l'attention du malade ; plus tard, elles disparaissent. Il ne faut pas confondre avec les arthritides les éruptions cachectiques, purpura, pemphigus, ecthyma, indices d'un trouble profond de la nutrition qu'on voit survenir à la période ultime des maladies chroniques.

L'arthritis n'a pas d'ailleurs une marche régulière progressive, à échéances déterminées ; les périodes de rémission sont quelquefois très-longues. Bazin a parqué d'abord les arthritides dans la première et la seconde période de la maladie ; plus tard il a créé une classe d'arthrides malignes. On ne peut rien établir encore de précis sur ce point, et plusieurs de mes malades présentaient en même temps des affections viscérales et des affections cutanées.

Les éruptions sont dues au processus inflammatoire ; leur cause prochaine réside-t-elle dans l'action de l'acide urique du sang sur le système nerveux périphérique ? Cette théorie n'est encore qu'une hypothèse. Dans quelques cas on a recueilli sur la peau de sujets arthritiques des poussières fines, brillantes, dans lesquelles l'analyse a décelé la présence de sels uratiques : il en est de même pour les nodus goutteux de la peau du pavillon de l'oreille. Mais on ne retrouve pas ces composés uratiques dans les produits des éruptions cutanées. J'ai analysé à plusieurs reprises les liquides des affections sécrétantes, les lames épidermoïdales des éruptions sèches, sans constater la présence de l'acide urique. Ce caractère, qu'on a donné pour caractéristique des arthritides, fait donc complétement défaut.

Les arthritides débutent rarement par une affection cutanée permanente ; leur évolution se fait en général en plusieurs temps, et les affections passagères d'abord ne se fixent qu'après deux ou trois poussées.

Le type initial n'est pas toujours identique dans ces poussées successives, et le malade présente tour à tour une urticaire, un eczéma, du pityriasis, etc. Cette pluralité des formes s'observe également dans une même attaque, et dans mes observations, les deux cinquièmes des cas se rapportent à ces formes multiples.

Ce caractère a donc une importance réelle. Il existe également dans d'autres classes de dermatoses, et en particulier dans les scrofulides hypérémiques ; mais il manque complétement dans les dartres, affections qu'il importe surtout de distinguer des arthritides.

Quant à la forme composée de l'éruption en elle-même, eczéma lichénoïde, squameux, psoriasis eczémateux, urticaire hémorrhagique, etc., elle n'a pas la valeur que lui ont attribuée quelques dermatologistes.

Les éruptions sont en général limitées et ne s'étendent pas à de grandes surfaces. Leur siége est fixé principalement sur les régions génito-anales, à la face, aux extrémités des membres. Les arthritides dépassent rarement les points qu'elles ont occupés primitivement et n'ont pas, comme les dartres, une tendance à envahir progressivement les parties voisines. Il ne faut pas croire cependant que ces éruptions soient toujours rigoureusement circonscrites ; nombre de fois je les ai vues, dépassant leurs points d'origine, envahir un membre entier ou de larges surfaces de la poitrine ou de l'abdomen. Souvent elles existent tout à la fois sur les mains et sur la face, aux bourses et derrière les oreilles, sur le cuir chevelu.

Les autres symptômes des arthritides ne présentent rien de spécial ; la forme arrondie ou irrégulière, la coloration plus ou moins vineuse des surfaces, la sécheresse des éruptions, la moindre quantité de l'exsudation, la cuisson et le picotement remplaçant le prurit franc des dartres, sont des caractères de peu d'importance qu'on ne peut élever au rang de signes pathognomoniques.

Nature des arthritides. — L'origine diathésique des arthritides a été l'objet de vives controverses; mais remarquons, et le fait est ici capital, que si les adversaires de l'arthritis ont le plus souvent avec raison nié les caractères locaux assignés à ces affections, ils ont très-peu discuté cette question primordiale, l'existence des éruptions goutteuses et rhumatismales.

Les maladies de peau qu'on rencontre chez les goutteux sont-elles de simples coïncidences, ainsi que l'enseigne l'école de Hardy ? Éliminons d'abord les affections cutanées accidentelles, ou appartenant à un ordre de causes bien établies. Il est évident que les syphilides, les scrofulides, les teignes parasitaires, etc., ne changent pas de nature chez un arthritique.

La discussion porte exclusivement sur ce point : Doit-on séparer des dartres proprement dites, un groupe d'affections cutanées reconnaissant pour cause unique les maladies goutteuse et rhumatismale ? Cette séparation est-elle justifiée par les différences que présentent dans les deux classes l'état général du sujet, les relations de l'affection cutanée avec la maladie principale, les symptômes, la marche, le traitement ?

L'état général diffère notablement chez le dartreux et l'arthritique. Le premier symptôme de la dartre est en général l'éruption cutanée; longtemps encore après cette première poussée, on ne constate aucune affection se rattachant directement à la maladie. Il faut en excepter toutefois les symptômes généraux provoqués par l'éruption elle-même. C'est à une période plus avancée qu'apparaissent les désordres fonctionnels, déterminés par l'extension du mal aux muqueuses ; par l'affaiblissement et la cachexie dépendant de la perte des matériaux organiques sans cesse exsudés ; par l'irritation du système nerveux engendrée par un prurit incessant. Un grand nombre d'affections des muqueuses, du système nerveux, ont bien été rapportées à la maladie dartreuse et décrites comme des phénomènes précurseurs ; mais en analysant les observations, on s'aperçoit qu'on ne peut accepter ces faits sans discussion. La plupart de ces dartres prétendues appartiennent à la scrofule, à la goutte, au rhumatisme, à des affections du système nerveux, ainsi que le prouvent les symptômes ; et c'est pour avoir englobé sous le nom de dartres toutes les maladies chroniques de la peau, qu'on est arrivé à une semblable confusion. Lorsqu'on interroge les antécédents et qu'on élimine les maladies précédentes, on reconnaît que les dartres proprement dites, à leur première période du moins, surviennent ordinairement chez des sujets jusque-là bien portants.

L'arthritis, au contraire, débute rarement par la fluxion cutanée, et le sujet a déjà présenté au moment de l'éruption des signes non équivoques de la maladie.

La dartre a une marche progressive, envahissante, que les anciens avaient justement caractérisée par le mot d'*herpès ;* elle se propage aux parties voisines, se généralise dans le plus grand nombre des cas. Les éruptions se font par poussées, souvent sur plusieurs points à la fois ; elles sont rebelles, fixées aux points d'origine ; leur disparition complète est une exception. Il est rare que l'affection arthritique ait cette extension ; elle est en général plus limitée, et surtout présente une mobilité qui fait défaut dans la dartre.

L'alternance entre les affections cutanées et muqueuses est bien plus prononcée dans l'arthritis que dans la dartre. On observe fréquemment cette substitution dans l'arthritis ; et je pourrais citer de nombreux exemples d'affections des voies respiratoires ou digestives, alternant avec des éruptions cutanées, et réciproquement. Dans la dartre de pareils faits sont exceptionnels, malgré l'affirmation de la plupart des auteurs classiques qui se répètent uniformément sur ces points.

Il existe donc de notables différences entre les deux maladies. Examinons maintenant les raisons invoquées par les partisans de l'identité.

Lorsque deux diathèses existent en même temps, elles peuvent vivre indépendantes et suivre chacune leur cours régulier ; d'autres fois, l'action fâcheuse exercée sur l'économie s'accroît par l'association des deux maladies, ainsi qu'on l'observe trop fréquemment chez les syphilitiques atteints de scrofule ; enfin l'une des deux diathèses peut être entravée dans sa marche, et paraît sommeiller pendant que l'autre parcourt régulièrement ses périodes, ou même est activée dans son évolution. Les adversaires de l'arthritis sont obligés de soutenir que la dartre et l'arthritis réunies sur le même sujet, ont une vie indépendante et conservent chacune les allures qui lui sont particulières.

Rien de semblable dans les arthritides liées par des rapports constants avec la maladie principale. Elles se montrent sur des sujets atteints actuellement des diathèses rhumatismale et goutteuse, ou qui ont éprouvé leurs atteintes à une ou plusieurs reprises ; non-seulement elles coïncident, mais elles alternent avec les manifestations générales de la maladie, les remplacent ou sont remplacées par elles. Les affections envahissent successivement les jointures, le tissu musculaire, les muqueuses et la peau. A propos des exanthèmes du rhumatisme aigu, j'ai déjà rappelé que, devant le nombre toujours croissant des faits, il était difficile de voir là simplement une coïncidence. En lisant les observations consignées dans les œuvres de Bazin, dans le Traité de l'angine glanduleuse de Gueneau de Mussy, dans les thèses de Guérin-Roze, Ferrand, Belcastel, Fournier, dans les Leçons de pathologie interne de Monneret, on ne peut méconnaître les rapports de certaines éruptions cutanées avec les diathèses rhumatismale et goutteuse. La théorie de Hardy sur la dartre aboutit d'ailleurs à des conclusions inacceptables. Cet auteur admet l'eczéma, le lichen, le pityriasis et le psoriasis comme toujours et essentiellement dartreux, à l'exclusion de toute autre affection cutanée. Un goutteux atteint à intervalles plus ou moins rapprochés, ou même simultanément, d'une maladie de peau à type multiple, eczéma et acné, lichen et urticaire, ou comme j'en ai observé un exemple, présentant à la fois un eczéma, une acné et une urticaire, sera donc condamné à être porteur de trois maladies distinctes, goutte, dartre et maladie de peau accidentelle ? Ce serait le morcellement, non justifié, d'une unité pathologique, bien authentique cependant.

L'origine diathésique des arthritides a été contestée, parce que les éruptions n'ont pas de symptômes spéciaux pathognomoniques. J'ai discuté déjà cet argument invoqué aussi contre les scrofulides, et j'ai prouvé, je crois, que dans les maladies diathésiques, il existe deux ordres d'affections, les unes, en très-petit nombre, *pathognomoniques*, les autres beaucoup plus nombreuses, et qu'on ne peut rapporter à leur véritable origine que par une analyse rigoureuse de leur marche, de leur mode de développement, etc., etc., *lésions communes*. Ces dernières sont les plus fréquentes en pathologie cutanée, et vouloir les ranger dans le cadre des maladies accidentelles, serait comprendre dans cette classe l'immense majorité des maladies de peau.

Les dartres, telles que les a décrites Hardy, ont-elles donc des symptômes pathognomoniques ? Il est impossible de leur en assigner aucun. On est obligé, pour établir leur nature, de rechercher avec soin leur genre, leurs caractères, etc. Pourquoi ne pas suivre la même marche pour les arthritides ?

DIAGNOSTIC. — **État général.** — Les considérations développées à propos de la nature des arthritides démontrent la part considérable qui revient aux symptômes généraux dans la question de diagnostic. L'existence de la maladie goutteuse est donc le premier point à établir ; on la reconnaît aux attaques franches de goutte ou de gravelle, aux douleurs vagues, erratiques, qui coïncident ou alternent avec des migraines, la dyspepsie, les hémorrhoïdes. Dans les cas obscurs, l'existence de l'arthritis chez les ascendants est un signe qu'on doit rechercher avec soin.

Cette étude des antécédents renseigne en même temps sur l'existence d'autres maladies se manifestant aussi par des éruptions cutanées. La syphilis, la scrofule, les maladies parasitaires, les éruptions professionnelles, etc., ont un ensemble de caractères, une marche qui les font reconnaître facilement. Si aucune de ces causes pathogénétiques ne peut être invoquée, le problème se simplifie et se réduit à discuter le diagnostic différentiel de la dartre et de l'arthritis, les deux seules maladies qui puissent alors être confondues. Le problème se complique-t-il de la coexistence d'une arthritide avec une affection syphilitique, parasitaire, etc., il faut alors examiner les rapports existants entre les deux affections, rechercher si l'une d'elles n'est pas apparue à une époque antérieure, si les symptômes ne sont pas différents, si le prurit, par exemple, existe ou non sur un point et manque dans l'autre.

En outre, la syphilis, la gale, la tricophytie, ont des caractères spéciaux qui distinguent nettement leurs manifestations. On arrive par cette analyse à faire la part respective de chacune des affections qui s'associent le plus fréquemment à l'arthritis, *syphilis*, *gale*, *tricophytie*, *éruptions de cause externe*.

Après cette première étude, le diagnostic différentiel comprend seulement la dartre et l'arthritis.

Diagnostic de la dartre et de l'arthritis. L'état général diffère chez les arthritiques et les dartreux : les arthritiques ont éprouvé déjà des attaques de goutte, de gravelle, souffrent de douleurs musculaires ou articulaires vagues, contuses ; ils sont sujets aux céphalées, aux congestions de la tête, aux hémorrhoïdes, à l'oppression, à la pleurodynie. Cet ensemble de symptômes manque à peu près complètement chez les dartreux. Ceux-ci, jusqu'au moment de l'éruption, sont, en général, bien portants.

Il est rare qu'ils présentent d'emblée des manifestations du côté des muqueuses. Si ces complications existent, elles se bornent à quelques hypérémies catarrhales, bronchite, diarrhée; à des névralgies non périodiques, accompagnées de douleurs aiguës térébrantes.

J'ai insisté déjà sur la mobilité plus grande, sur l'alternance des affections arthritiques comparée à la fixité plus prononcée des affections dartreuses.

État local. — Les symptômes locaux dans l'arthritis et la dartre étant dus au processus inflammatoire simple n'ont pas de signes distinctifs propres ; toutefois, les caractères tirés de la forme de la lésion, de sa marche, sont quelquefois assez accentués pour permettre de reconnaître la nature de l'éruption. Ces signes sont au nombre de trois.

Multiplicité des formes. — Les éruptions arthritiques sont fréquemment polymorphes, à type différent. On trouve, au moment de l'examen, tout à la fois de l'eczéma, du pityriasis, de l'acné, etc. D'autres fois la forme a varié pendant le cours de la maladie; la première éruption était une urticaire, un pityriasis ; celle qui lui succède est un eczéma, un lichen.

Le polymorphisme s'observe dans plusieurs maladies, et notamment dans la syphilis, la scrofule, les affections de cause externe, mais il manque complétement dans la dartre qui conserve son type initial.

L'eczéma, le psoriasis, le lichen dartreux, ne changent pas.

Mobilité de l'éruption. — L'affection primitive est souvent de courte durée, elle récidive une ou plusieurs fois avant de se fixer sur un point.

Cette mobilité est moindre dans les éruptions dartreuses, qui disparaissent rarement d'une façon complète.

Limitation de l'éruption.—Sans accorder une trop grande importance à ce signe, on doit néanmoins le signaler. Les dartres en effet s'agrandissent le plus souvent par extension vers les parties voisines et arrivent ainsi à occuper de grandes surfaces ; les arthritides sont souvent limitées à un petit nombre de points. Sont-elles multiples, elles ne dépassent guère leurs points d'origine et tendent peu à s'accroître en étendue.

DE LA FRÉQUENCE COMPARÉE DES ARTHRITIDES. — Dans une statistique de Bazin (1), on trouve les chiffres suivants : sur 837 malades, cet auteur a observé :

Arthritides	565
Scrofulides	172
Herpétides	100
Total	837

C'est-à-dire que l'on voit un peu plus de 5 arthritides pour 1 herpétide, et de 3 arthritides pour 1 scrofulide.

Les 565 arthritides se répartissent ainsi :

Eczémas	246	Prurits	13
Pityriasis	92	Psoriasis	16
Acnés	98	Furoncles	17
Sycosis	23	Ecthyma	1
Érythèmes	21	Hydrosadénite	1
Urticaires	21	Herpès	9
Lichen	20	Pemphigus	5
Prurigo	17	Hydroa	3
		Aphthes	2

L'affection occupait :

La face	47 fois.
L'anus et les parties sexuelles	46 —
Le cuir chevelu	20 —
Ongles, doigts, mains	19 —
Ensemble divers siéges d'élection	16 —
Lèvres	6 —
Seins	2 —
Membres inférieurs	6 —
Pieds	2 —
Aisselle	1 —
Nombril	1 —
Était disposé indistinctement	3 —

Il résulterait de cette statistique que le chiffre des arthritides est considérable, et que c'est la maladie la plus fréquente. Une pareille proposition n'est nullement démontrée par les travaux mêmes de Bazin. On lit, en effet, page 112 : « J'ai interrogé, au point de vue des

(1) Bazin, *Examen critique de la divergence des opinions actuelles, en pathologie cutanée*, p. 110.

antécédents, les malades affectés de psoriasis. Sur les 16 psoriasis arthritiques, 8 seulement ont été interrogés : j'ai noté chez 7 des antécédents rhumatismaux. Sur les 46 psoriasis herpétiques, 9 seulement ont été interrogés, 7 étaient sans antécédents arthritiques, 2 avaient eu des rhumatismes. »

Comment avec des matériaux de cette nature, peut-on établir solidement une doctrine ? Si les caractères des arthritides étaient pathognomoniques, démonstratifs, étaient acceptés comme tels, on comprendrait l'absence de l'interrogatoire ; mais dans des affections discutées, où c'est la maladie générale qui prime le diagnostic, se priver de cet élément, c'est volontairement se priver de son meilleur argument.

La proportion relative des affections cutanées que j'ai observées à Lyon est bien différente : il est vrai que je n'ai accepté pour arthritides que des cas dans lesquels le sujet était manifestement rhumatisant ou goutteux et avait présenté ou présentait, au moment de l'examen, les signes de la maladie. Ces affections sont au nombre de 350. 50 seulement ont été recueillies à l'hôpital ; les autres appartiennent à des malades du dehors. A l'Antiquaille, en dehors des maladies de peau de cause externe, les affections dominantes sont les scrofulides, dans la proportion de 6 à 1 ; puis viennent les dartres et enfin les arthritides en dernière ligne.

Je ferai remarquer à ce sujet que le rhumatisme sous toutes ses formes est très-commun dans notre ville, et que ses manifestations cutanées sont peu fréquentes.

La plupart des cas que j'ai vus se rapportent manifestement à la diathèse urique qui jouit, sous ce rapport, d'un privilége fâcheux. J'ai noté 58 cas d'éruptions rhumatismales aiguës, ce qui contraste avec le petit nombre de cas chroniques.

De quelques complications. — A une période assez avancée de la goutte, on observe des affections cutanées qui appartiennent moins à la maladie elle-même qu'à l'état cachectique du sujet. Les principales sont : le purpura, le pemphigus chronique, l'anthrax, qu'on retrouve également dans l'albuminurie, le diabète, etc. Ces affections dues à un état particulier du sang et du système nerveux, n'ont rien de spécial par elles-mêmes et doivent être regardées comme des complications ultimes des manifestations cachectiques.

PRONOSTIC. — Le pronostic des arthritides chroniques n'a rien de grave par lui-même ; mais l'affection cutanée est l'indice d'une maladie générale rebelle et de longue durée. Ces éruptions disparaissent même plus facilement que celles qui sont de nature dartreuse. Le pronostic *local* doit être déduit principalement de la forme de l'éruption ; les éruptions sèches sont plus opiniâtres que les éruptions humides, le lichen et le pityriasis principalement sont des plus tenaces.

TRAITEMENT. — **Médication générale.** — L'indication principale est de combattre la diathèse urique ; on prescrit, dans ce but, les alcalins, les eaux minérales alcalines, silicatées, lithinées, les préparations de colchique, etc., et une hygiène spéciale.

Alcalins.—Les alcalins recommandés par Willan, Biett, etc., contre les affections papuleuses, sont indiqués dans les dermatoses dépendant de la diathèse urique. Le *bicarbonate de soude*, agent le plus habituellement employé, se donne à la dose de 0,30 à 2 grammes par jour, dissous dans une tisane amère ou du sirop de saponaire, d'écorce d'oranges amères. Les sels de *lithine*, carbonate, citrate, sont administrés à la dose de 0,25 à 1 gramme dans de l'eau gazeuse naturelle ou artificielle. La liqueur de *potasse*, en faveur au commencement du siècle, est peu usitée.

Les eaux minérales utiles contre la diathèse urique sont nombreuses ; les principales sont : Vichy, Vals, Ems, La Preste, Royat, Néris, Sail-lès-Château-Morand, Martigny, etc. L'état général seul doit guider le médecin dans le choix de la station thermale. Les eaux alcalines fortes, Vichy, Vals, conviennent peu aux goutteux qui souffrent de la goutte aiguë et qui ont des attaques fréquentes ; elles sont plus utiles chez les graveleux. Les eaux moyennes et faibles, Royat, Néris, Sail, rendent plus de services.

Les eaux salines, purgatives, par leur action sur le tube intestinal, exercent souvent une révulsion favorable ; c'est ainsi que j'ai observé dans l'arthritis, et surtout dans l'arthritis anomale, chez des sujets pléthoriques, de bons effets de l'eau d'Uriage prise à dose purgative.

Colchique. — Les préparations de colchique ont une action puissante sur la goutte, mais leur administration ne sera ordonnée qu'avec réserve, et l'on se souviendra des dangers sérieux de cette médication longtemps continuée. L'association du colchique au sulfate de quinine et à la digitale est suivie d'assez bons résultats. J'emploie la formule suivante :

Sulfate de quinine..............	0,06 centigrammes.
Extrait de digitale.............	0,02 centigrammes.
Teinture de semences de colchique.	5 gouttes.

Pour une pilule, 2 à 4 par jour.

L'eau artificielle lithinée et oxygénée de Woehrlin, à la dose de 2 à 3 verres par jour, modifie puissamment la diathèse urique.

Hydrothérapie. — Lorsque la peau fonctionne mal, qu'elle reste sèche ou qu'elle se couvre partiellement de sueurs profuses, l'hydrothérapie, en régularisant l'exercice des fonctions cutanées, est un excellent auxiliaire.

Arsenic. — Bazin a soutenu que l'arsenic était inefficace contre les dermatoses arthritiques. Cette conclusion ne saurait être acceptée complétement ; j'ai vu des sujets véritablement arthritiques obtenir par l'arsenic une guérison vainement demandée aux alcalins. Il s'agissait dans ce cas d'inflammations chroniques de la peau, avec rugosité, sécheresse des téguments, d'eczémas lichénoïdes principalement. L'action élective de l'arsenic sur la peau explique cette influence favorable du remède dans les hypérémies chroniques.

Dérivatifs. — On prescrira, suivant les indications particulières, des purgatifs répétés à époques plus ou moins rapprochées, l'application de sangsues à l'anus ; on favorisera l'apparition d'un flux hémorrhoïdaire, etc. Je n'insiste pas sur ces préceptes de médecine générale ; je rappelle seulement que toute idée de vice dartreux et de spécifique antiherpétique doit être écartée et ne peut être ici que préjudiciable au traitement.

Hygiène. — Exercice et sobriété, résument la prophylaxie de la diathèse urique ; sans une diététique convenable, les médications les plus rationnelles échoueront toujours (1).

Médication locale. — La médication locale se borne en général à l'emploi des agents résolutifs ; et l'on n'a recours aux substitutifs que dans les arthritides rebelles et localisées.

On prescrit des *lotions* alcalines ou légèrement astringentes, des solutions très-faibles de sublimé ; dans les cas les plus rebelles, l'huile

(1) Garrod, Durand-Fardel, *ouvr. cit.* — Bouchardat, *Mém. sur la goutte* (*Annuaire de thérapeutique*, 1870).

de cade et le goudron, des *pommades* de calomel, sulfate de zinc, alun, etc. (Voy. *Médic. résolutive.*)

Les *bains* seront additionnés avec le sous-carbonate de soude à la dose de 100 à 200 grammes ; si l'éruption s'accompagne de prurit, de cuisson, etc., on rendra le bain plus sédatif en y ajoutant de la gélatine, de la colle de Flandre, de la farine de seigle. Dans les éruptions indolentes, on prescrit le bain sulfuro-alcalin :

Sulfhydrate de soude..........	15 à 30 grammes.
Sous-carbonate de soude.......	100 à 200 grammes.

CHAPITRE IV.

DES AFFECTIONS CUTANÉES DE CAUSE EXTERNE.

BIBLIOGRAPHIE. — RAYER. Traité des maladies de la peau, consacre, à la fin de chaque chapitre, un appendice dans lequel il étudie les éruptions exanthématiques, vésiculeuses, bulleuses, etc., *artificielles*.

FRANK. Traité de pathologie interne, t. II, donne une longue liste des auteurs qui ont parlé des éruptions dues à la malpropreté, aux insectes, aux parasites, etc.

BAZIN. Leçons théoriques et pratiques sur les affections cutanées artificielles, 1862.

Consultez les *Annales d'hygiène et de médecine légale* (*passim*).

Les affections cutanées de cause externe ont pour caractère essentiel de naître en dehors de toute prédisposition spéciale héréditaire ou acquise et d'être provoquées *directement* par l'action sur la peau, d'agents d'ordre physique ou chimique, de parasites végétaux et animaux.

Ces éruptions se divisent en deux classes suivant leur genèse : les premières sont contagieuses et se transmettent uniquement par le transport de sporules végétales, d'animaux parasites ; les secondes son accidentellement déterminées par le contact d'agents irritants, ou liées à l'exercice de certaines professions. Les ouvriers le plus exposés par la nature de leurs travaux sont : 1° les fabricants de produits chimiques, de fleurs artificielles, de papiers peints, les teinturiers, les maçons, les plâtriers, etc., qui manipulent des substances irritantes; 2° les débardeurs, blanchisseurs, verriers, cuisiniers, etc., exposés à des températures élevées, très-basses, ou au contact prolongé de liquides qui macèrent l'épiderme.

Processus morbide. — Les affections de cause externe sont de nature inflammatoire; tantôt elles sont limitées aux couches les plus superficielles de la peau, tantôt elles envahissent la totalité du derme; d'autres fois elles siégent principalement dans les follicules sébacés.

Les symptômes diffèrent suivant la cause particulière, l'intensité de son action, la durée du contact, l'idiosyncrasie.

La nature de la cause imprime à quelques-unes de ces affections une physionomie spéciale; c'est ainsi que les éruptions provoquées par l'ortie, le *Rhus toxicodendrum*, les cousins, le tartre stibié se reconnaissent à des signes particuliers. D'autres fois les symptômes ne diffèrent que par le degré du processus inflammatoire, et leur intensité est en rapport, non plus avec la nature de l'agent, mais dépend de la durée du contact, de l'élévation plus ou moins grande de la température, de l'état de concentration des liquides caustiques, etc..... Une friction légère avec l'huile de croton ou de moutarde est suivie d'érythème simple; continuée plus longtemps, elle fait naître des vésico-pustules discrètes ou confluentes. Le calorique détermine des brûlures plus ou moins profondes; les caustiques, dilués ou non, ont une action bien différente. Les dispositions individuelles influent puissamment à leur tour sur les manifestations cutanées. Deux sujets contractent la gale : le premier a une éruption simple, discrète, papulo-vésiculeuse; le second est couvert de pustules d'ecthyma, de furoncles. Le parasite est le même dans les deux cas, mais la réaction a été bien différente. Des résultats identiques s'observent dans les éruptions déterminées par de simples irritants; il suffira d'une onction avec l'huile de croton pour produire chez quelques sujets de véritables pustules, et plusieurs frictions seront nécessaires chez d'autres pour obtenir une éruption vésiculeuse légère.

Genres morbides. — On observe dans les dermatoses de cause externe toutes les formes élémentaires depuis l'érythème jusqu'à l'ulcération profonde. Cette variété du type dépend du degré d'intensité du processus inflammatoire et de son siége. Ces affections comprennent les groupes suivants :

Inflammations simples..........	Érythémateuses et papuleuses, *érythème*, *pomphus*, *prurigo*. Vésico-pustuleuses, *eczéma*, *herpès*, *acné*, *sycosis*, *ecthyma*. Bulleuses, *pemphigus*.
Inflammations parasitaires......	Parasites animaux, *gale*, etc. Parasites végétaux, *teignes*, etc.

Inflammation érythémateuse. — *Érythème*, *pomphus*. — Lorsque l'inflammation artificielle de la peau ne dépasse pas l'hypérémie simple ou l'exsudation séreuse se terminant par résolution, elle se présente sous les deux formes principales de l'érythème et du pomphus.

L'érythème simple ou fendillé apparaît sous l'influence d'un grand nombre d'agents physiques ou chimiques; parmi les principaux, je citerai le froid, la chaleur, l'électricité, les huiles essentielles, les corps gras, les irritants non caustiques, le frottement de deux surfaces cutanées.

La forme, l'étendue, la coloration des plaques érythémateuses sont très-variables. Les éruptions sont le plus ordinairement composées, mixtes; des papules ou des vésico-pustules compliquent souvent l'élément principal; ainsi l'érythème solaire est fréquemment vésiculeux, l'érythème *a frigore* s'accompagne de tuméfaction, de crevasses, etc.; l'intertrigo, d'une sécrétion plus ou moins abondante.

Le *pomphus*, ou plaque ortiée, est provoqué par le contact de substances végétales, telles que l'ortie, le *Rhus toxicodendrum*, etc.; il suffit même d'être exposé aux émanations du *Rhus toxicodendrum* pour voir naître une éruption. Le contact de certaines chenilles, la piqûre des cousins, des punaises, etc., sont suivis d'effets analogues.

Inflammations vésico-pustuleuses. — Les inflammations vésico-pustuleuses sont les plus fréquentes; elles comprennent les genres eczéma simple, impétigineux, papuleux, miliaire; herpès phlycténoïde; ecthyma, sycosis, acné, pemphigus, furoncles.

L'eczéma miliaire survient après les sueurs abondantes provoquées par une température élevée, après les applications de substances mercurielles, iodiques, de corps gras rances, etc. L'eczéma papuleux et phlycténoïde est commun chez les maçons, les cimentiers; les sels mercuriels, bichlorure, biiodure, iodure de chlorure mercureux, les iodures de potassium, de zinc, etc., provoquent aussi une inflammation aiguë de la peau avec vésicules, vésico-pustules et suppuration. On connaît l'éruption vésiculeuse de la gale. L'huile de croton, la résine de thapsia, etc., les cocons de ver à soie, déterminent des éruptions vésico-pustuleuses suivies de croûtes plus ou moins épaisses avec suppuration abondante.

L'ecthyma se rencontre fréquemment dans la gale; il apparaît aussi à la suite d'immersions dans les eaux croupies, après les travaux exécutés dans les marais, les égouts, etc. La friction avec une pommade stibiée produit des pustules profondes, ombiliquées. J'ai déjà cité les pustules et les ulcérations arsenicales. Le sycosis est une des formes de la tricophytie. Le goudron, l'huile de cade, l'ipécacuanha déterminent également l'inflammation du follicule pileux.

Les formes tubéreuses succèdent aux inflammations profondes provoquées par les parasites des follicules pileux (favus et tricophyton); ce sont des tumeurs molles, végétantes, qui saignent au moindre attouchement et qui s'élèvent sur la peau à la manière des condylomes syphilitiques.

Les éruptions bulleuses, pemphigoïdes sont consécutives aux brûlures par le feu, les allumettes phosphorées, soufrées, l'application sur la peau des cantharides, de la clématite, de l'euphorbe, de l'ammoniaque, etc.

La forme papuleuse est représentée par le prurigo, affection des plus répandues, rarement primitive cependant, et qui est souvent le résultat du grattage de la peau hyperesthésiée. Le prurigo se rencontre surtout dans les maladies à parasites animaux (poux, acares).

Éruptions avec types spéciaux. — Dans les maladies parasitaires, on rencontre des types particuliers dus à la présence des parasites et qui ne rentrent plus dans les classifications anatomo-pathologiques. Tels sont le godet et les masses jaunes amorphes du favus, les crasses parasitaires, le sillon du sarcopte, etc.

ASPECT EXTÉRIEUR DES ÉRUPTIONS DE CAUSE EXTERNE. — *Forme composée, polymorphisme.* — Les éruptions sont rarement simples; elles sont le plus souvent composées et polymorphes. On trouve sur la même plaque tout à la fois de l'érythème, des vésicules, des pustules (forme composée); d'autres fois, l'affection est constituée au bras par de l'eczéma, au membre inférieur par de l'ecthyma (polymorphisme). La gale, dans laquelle on peut rencontrer de l'eczéma, du prurigo, de l'ecthyma, des furoncles, est le type des éruptions polymorphes. Le favus, la tricophytie présentent aussi cette multiplicité des formes élémentaires.

Siége. — L'éruption siége primitivement sur les parties découvertes, la tête et les extrémités des membres; les autres parties du corps sont rarement atteintes, à moins de circonstances particulières.

Symptômes locaux. — Les symptômes locaux sont en rapport avec l'intensité du processus inflammatoire. Dans les affections aiguës, érythème, eczéma des blanchisseuses, mal de vers, pigeonneau des mégissiers, etc., les parties malades sont rouges, chaudes, douloureuses; après la chute de l'épiderme, il se fait un suintement plus ou moins abondant, séro-sanguinolent; l'exposition à l'air des parties malades redouble la douleur; les mains et les doigts principalement augmentent de volume, se déforment, se creusent de crevasses, et le malade est obligé de cesser tout travail.

Les éruptions chroniques ont une marche plus lente, les symptômes sont moins accusés; elles sont sujettes à des exacerbations qui coïncident avec un retour des accidents aigus provoqués par un travail continué plus longtemps que d'habitude.

Le prurit, un picotement douloureux existent fréquemment dans les maladies parasitaires. L'inflammation est modérée, mais elle peut se compliquer d'abcès cutanés, de furoncles. Cette propagation de l'inflammation aux parties profondes de la peau n'est pas rare dans la gale et le sycosis.

Étendue. — Dans les éruptions professionnelles, l'affection est ordinairement limitée aux parties exposées directement au contact; mais il y a de nombreuses exceptions. Dans les substances mises en œuvre à l'état de poussière, les molécules pénètrent facilement sur plusieurs points, et l'éruption est alors plus ou moins étendue; d'autres fois, les poussières s'amassent sous les ongles, et par leur intermédiaire sont portées sur des parties protégées par les vêtements. C'est l'origine des ulcérations du scrotum et des parties génitales chez les ouvriers qui manient les préparations arsenicales, etc.

Les parasites animaux déterminent des éruptions parfois limitées (*pediculi capitis*, *pudendi*), d'autres fois généralisées (*pediculi corporis* acares, *sarcoptes scabiei*).

Les teignes parasitaires sont d'abord assez limitées et peuvent rester à cet état (favus et tricophytie du cuir chevelu), mais elles ont en général une tendance à envahir d'autres points (tricophytie cutanée, pelade, *pityriasis versicolor*).

Symptômes généraux. — Les symptômes généraux se rencontrent dans les affections intéressant une grande partie de la peau; ils dépendent le plus souvent de l'irritation du système nerveux par suite du prurit ou de la douleur. Quelquefois ces symptômes généraux sont dus à une intoxication. Cette complication survient par la pénétration dans les voies respiratoires ou digestives d'agents toxiques existant à l'état de poussière et de vapeur. Dans plusieurs industries, la santé de l'ouvrier est menacée non-seulement par les matières qu'il manipule, mais surtout par les poussières en suspension dans l'air des ateliers.

L'industrie des verts arsenicaux, des fleurs artificielles, des papiers peints, de la fuschine, etc.; la préparation des sels de quinine, du plomb, du mercure, etc., exposent à de semblables accidents.

Marche, durée, récidives. — Ces affections naissent avec la cause qui les a provoquées et le plus souvent disparaissent avec elle. Le changement de profession, la cessation du travail, la mort du parasite sont les principales conditions de guérison.

L'éruption survit dans quelques cas à la cause qui l'a produite, mais alors il survient dans son aspect un changement très-appréciable; les caractères particuliers aux affections de cause externe s'effacent graduellement et sont remplacés par ceux qui appartiennent aux affections diathésiques.

La maladie accidentelle a été la cause occasionnelle qui a réveillé une prédisposition latente jusque-là. Les poux de la tête sont ainsi le point de départ des gourmes scrofuleuses de l'enfance, et la gale si fréquemment mise en cause par les malades dans leurs antécédents morbides, exerce réellement une influence fâcheuse sur les sujets prédisposés.

Les affections de cause externe peuvent frapper plusieurs fois le même sujet. Une première atteinte de gale, d'herpès circiné ne met pas à l'abri d'une nouvelle attaque si l'on s'expose de nouveau à la contagion.

Dans les éruptions professionnelles, il se produit peu à peu une certaine tolérance par l'effet de l'habitude et surtout de l'épaississement du tissu cutané; mais cette préservation incomplète ne garantit pas d'une nouvelle poussée, si la cause devient accidentellement plus active.

Diagnostic. — L'interrogatoire du malade, en faisant connaître sa profession, la possibilité d'une contagion directe ou indirecte, le contact accidentel de substances irritantes peuvent mettre directement sur la voie du diagnostic; cette étude des antécédents ne sera donc jamais négligée.

Les éruptions de cause externe doivent être distinguées des affections aiguës exanthématiques et des affections chroniques.

Diagnostic différentiel des éruptions aiguës artificielles et des exanthèmes fébriles. — Les éruptions artificielles aiguës et généralisées diffèrent des exanthèmes fébriles par les caractères suivants :

Elles sont rarement généralisées, et malgré leur étendue respectent ordinairement quelques régions.

Elles ont une marche moins régulière; elles envahissent d'emblée une grande étendue; mais cette poussée se fait en une fois, elle est le fait d'un agent irritant qui a pu agir sur une grande surface; d'autres fois, la marche est plus lente et l'affection s'irradie progressivement dans tous les sens; le point d'origine est alors très-variable; il peut exister au membre supérieur, au membre inférieur, au ventre, etc. J'ai vu dernièrement un eczéma miliaire déterminé par une friction mercurielle localisée au pli de l'aine, gagner successivement les membres inférieurs, le tronc et les membres supérieurs.

Les exanthèmes fébriles ont une marche spéciale, et se généralisent suivant un ordre régulier, ainsi qu'on le voit dans les fièvres éruptives.

L'éruption cutanée artificielle s'accompagne de douleurs, de picotements, de tension, souvent de prurit, symptômes qui sont en rapport avec le degré de l'inflammation. Dans les exanthèmes fébriles, spécifiques ou non, l'éruption est suivie d'une rémission marquée dans les symptômes cutanés.

L'éruption artificielle généralisée est le plus ordinairement polymorphe ; la forme papuleuse est très-commune. L'éruption exanthématique a une physionomie particulière, toujours identique.

Les conditions générales diffèrent dans les deux classes de maladies. Les éruptions artificielles s'accompagnent d'une simple fièvre inflammatoire; les exanthèmes fébriles sont caractérisés par un ensemble de symptômes qui les distinguent nettement.

Un aspect particulier fait reconnaître les éruptions artificielles généralisées de nature parasitaire; l'étude des antécédents met bientôt sur la voie du diagnostic pour celles qui sont dues à un agent irritant. L'action de ce dernier passe dans ces cas difficilement inaperçue.

Diagnostic des éruptions artificielles aiguës et des éruptions toxiques, médicamenteuses. — Les éruptions provoquées par l'ingestion de substances alimentaires, telles que l'urticaire des moules, des fraises, etc., par l'absorption de médicaments ou de poisons, se reconnaissent par les antécédents et par les symptômes spéciaux. L'opium, la belladone, l'iode, l'arsenic, etc., ont des effets physiologiques qui révèlent leur présence.

Diagnostic des éruptions artificielles chroniques. — Le diagnostic différentiel de ces éruptions est souvent fort difficile. Il est nécessaire ici d'étudier avec soin chaque symptôme pour lui assigner sa valeur. J'indiquerai seulement les caractères généraux, en renvoyant au diagnostic des affections pour le diagnostic des cas particuliers.

Éruptions chroniques parasitaires. — Le principal élément du diagnostic des affections parasitaires est la constatation du parasite. La découverte du sarcopte et de son sillon, des acares, des poux, etc., qui habitent sur la peau est un signe pathognomonique. Les éruptions provoquées par ces parasites sont plus ou moins étendues, polymorphes, s'accompagnent de prurit intense et presque toujours de prurigo. Au cuir chevelu, les pediculi font naître l'eczéma impétigineux, etc. Il est important dans cette région de distinguer les éruptions parasitaires des scrofulides exsudatives; les caractères sont à peu près semblables et souvent les deux ordres d'affections coexistent. On tiendra compte du début de l'éruption, du prurit, de la santé de l'enfant. L'éruption parasitaire naît au moment du transport de l'animal ou de l'éclosion des œufs; le moment est indifférent, elle se fait à toute époque, sans prodromes. La scrofulide s'accompagne souvent de malaise, de trouble général; elle est précédée ou suivie d'autres affections de la peau et des muqueuses. Les enfants vigoureux atteints de gourmes ont contracté leur affection par contagion. Enfin le prurit déterminé par les parasites animaux est violent, les enfants se grattent avec fureur; il est beaucoup moins accusé dans les scrofulides.

Les éruptions dues aux parasites végétaux ont une physionomie bien distincte : la germination du cryptogame est suivie de la formation pour chaque espèce d'un produit particulier qui le fait reconnaître.

Les éruptions professionnelles et accidentelles sont limitées ordinairement aux parties découvertes et aux extrémités des membres, à la tête : cette localisation est d'une grande importance pour le diagnostic.

Elles sont polymorphes, composées, lorsqu'elles sont le résultat d'une inflammation simple, plus ou moins intense; elles ont d'autres fois un aspect spécial, vésiculeux, bulleux, etc., qui les fait reconnaître.

Leur siége et la forme de l'éruption sont parfois insolites, et cette dérogation insolite éveille l'attention. Une femme présente une éruption pustuleuse ou bulleuse autour du cou, immédiatement on songe à une affection de cause externe, provoquée par un collier, par une coiffure de fleurs artificielles. L'ecthyma, limité à la main, à l'avant-bras, l'acné sycosique de la jambe ou de la cuisse, sont des affections le plus souvent artificielles.

En comparant ces caractères à ceux des affections chroniques de cause interne, on trouve de notables dissemblances. Les *dartres* sévissent surtout dans l'âge mûr et la vieillesse; les éruptions ne sont pas localisées, mais s'étendent par progression continue; le type est simple et n'a pas de tendance au polymorphisme, le prurit se fait ressentir souvent loin du siége de l'affection. Les arthritides peuvent être limitées, mais l'éruption est circonscrite assez exactement, n'a pas la forme irrégulière habituelle aux éruptions de cause externe. L'état général, dans l'arthritis et dans la dartre, doit être également pris en considération.

PRONOSTIC. — Le pronostic des affections de cause externe est favorable, les éruptions ne présentent plus la ténacité des manifestations diathésiques et guérissent en général avec rapidité. Lorsqu'il existe en même temps des symptômes d'intoxication, le pronostic sera plus réservé et en rapport avec l'agent toxique.

TRAITEMENT. — La thérapeutique des affections de cause externe comprend deux indications principales : *Supprimer la cause morbide, faire disparaître les symptômes.*

Dans les éruptions professionnelles, l'activité de la cause peut être telle que l'individu soit obligé d'abandonner, au moins temporairement, l'exercice de sa profession. Si cette mesure ne peut être adoptée, on insiste sur les moyens prophylactiques qui doivent varier suivant les professions. On recommandera avant tout les soins de propreté, les lavages fréquents des parties exposées, l'usage des bains, les onctions avec la glycérine sur les points soumis à l'action des corps irritants, etc. Les ateliers seront convenablement aérés et ventilés.

Dans les maladies parasitaires, la mort du parasite ou son expulsion est la condition de la guérison. Les agents parasiticides, préparations mercurielles, plombiques, sulfureuses, huiles empyreumatiques, etc., sont des plus nombreux et des plus efficaces. Une condition essentielle à la réussite de leur emploi est de les mettre en contact avec le parasite, et leur action est souvent paralysée par la difficulté de l'atteindre lorsqu'il est dans la profondeur de l'épiderme ou des follicules pileux. De là, cette précaution de faire, dans le traitement de la gale, précéder les lotions ou les pommades d'une friction rude au savon noir ; et dans le traitement de la teigne, de commencer par l'épilation des parties couvertes de poils.

Cette première indication remplie, le traitement des affections de cause externe est des plus simples. Les médications émollientes, lotions, bains de son, etc.; résolutives, pommades à l'oxyde de zinc, au calomel, bains légèrement alcalins ou sulfureux sur la fin de l'éruption, suffisent pour dissiper les lésions symptomatiques.

Une médication plus active ne doit intervenir que lorsqu'à la suite de l'irritation première, il s'est développé une affection consécutive.

Dans la tricophytie de la barbe, le développement du parasite produit le sycosis ou inflammation du follicule pileux, qui exige un traitement spécial. Nous renvoyons au chapitre *Inflammation de la peau* et à celui des *Parasites* pour les détails relatifs à chacune des affections de cause externe en particulier.

CHAPITRE V.

DES DARTRES.

Au commencement de ce siècle, on comprenait sous le nom de *dartres* toutes les affections chroniques de la peau, et l'on distinguait les espèces et les variétés par des dénominations basées sur l'aspect physique, la marche, la nature des éruptions. — Dartres *miliaire, pustuleuse;* dartres *rongeante*, *sèche, humide;* dartres *scorbutique, vénérienne.* — Le mot *dartre*, pris dans ce sens général, ne prête pas plus à l'équivoque que celui des mots *névrose*, *ophthalmie*, qui indiquent l'état morbide d'un tissu, d'un organe, sans préjuger de la nature de l'affection. Mais cette expression fut peu à peu détournée de ce sens générique, et la dartre devint une individualité morbide, parfaitement caractérisée, maladie *une*, se manifestant par des affections aussi nombreuses que variées. Cette identité d'affections, n'ayant pour la plupart d'autre caractère commun que de siéger dans le même tissu, n'eût pas été acceptée un instant pour les maladies du système nerveux ou osseux ; indiquons brièvement comment une pareille théorie s'est introduite dans la science.

Les anciens ne parlent pas du vice dartreux ; ils regardaient les maladies de la peau comme de simples difformités et les attribuaient à une altération des humeurs. Hippocrate accuse les qualités vicieuses du phlegme; Galien, celles de la bile, de l'atrabile, de la pituite. Les affections décrites dans les traités de Celse et de Galien sont très-nombreuses et ont chacune leur histoire particulière; leur traitement consistait surtout dans l'emploi des topiques. En lisant les formules des deux auteurs cités, on est étonné du nombre et de l'énergie des remèdes usités. Les sels de plomb, le soufre, le vinaigre, l'ellébore, la cantharide, etc., figurent au premier rang; Galien emploie bien quelques remèdes généraux, mais le traitement interne commence à l'époque d'Oribase qui proscrit la médication locale.

Les auteurs du moyen âge, simples copistes des anciens, transcrivent fidèlement leurs recettes, qui sont longuement énumérées dans les traités qu'ils ont laissés.

Il n'est pas question jusque-là de la dartre, ce mot apparaît un peu plus tard dans les livres composés en langue vulgaire pour les barbiers et les chirurgiens, il sert à désigner les éruptions décrites par les anciens sous les noms d'herpès, d'impétigo, de papule, etc. Dans la première traduction de Gui de Chauliac, les éruptions sont comprises dans un chapitre qui a pour titre : *De la* MORPHÉE, *des* DARTRES, *de la rogne, de la démangeaison, des cirons, des poux et des autres saletez de la peau.* Les mêmes errements sont suivis dans la plupart des livres de chirurgie jusqu'à la fin du siècle dernier, et le mot *dartre* passa peu à peu dans le langage usuel.

La tradition se conserva plus fidèlement dans les livres de médecine, et les papules, les lichens, les herpès, etc., sont décrits séparément; mais l'absence de caractères suffisants pour distinguer ces éruptions devait devenir une source de confusion extrême, et la nosographie resta tout à fait incomplète.

Les auteurs ont bien voulu distinguer ces affections en les distribuant d'après leur origine présumée, mais ils ont complétement échoué dans leurs tentatives. Lorry, ce classique du XVIIIe siècle, dans son livre, résumé le plus complet et le plus doctrinal des idées de son temps, admet pour la plus grande partie des maladies de la peau, un vice interne ; mais l'herpétisme n'absorbe pas pour lui la pathologie cutanée. Dans le chapitre consacré aux affections cutanées, dépuratoires, non aigües, cet auteur étudie successivement les papules, les macules, les lichens, la psore et la gale, l'impétigo, les pustules inflammatoires, les croûtes de lait, etc. Il invoque, pour expliquer l'origine de ces maladies, des causes plus ou moins hypothétiques.

C'est seulement à propos des *herpès* qu'il étudie le vice herpétique et ses diverses transformations :

Or l'herpès de Lorry comprend seulement l'eczéma et l'impétigo des modernes, et peut-être quelques variétés d'ecthyma et de pemphigus. Le vice herpétique est donc, pour cet auteur, limité à un petit nombre d'affections, et encore Lorry n'a-t-il pas une opinion bien arrêtée sur sa doctrine. C'est ainsi qu'il donne le nom d'*herpès arthritique* à une éruption goutteuse survenue chez un vieillard que la sobriété, la chasteté de ses mœurs et une vie passée dans l'étude n'avait pu préserver de la goutte héréditaire. « *Hic illico, silente arthritide, herpetibus vexatus phagœdenicis quos per biennium integrum fluentes tabo et late serpentes cum pruritu enormi servavit.* (Lorry, *loc. cit.*, p. 303.) »

La tradition ne nous a donc rien légué de précis sur le vice dartreux et à l'époque de Plenk et Willan, dartre ou herpès signifiaient simplement, maladie de peau plus ou moins invétérée.

Willan et son disciple Bateman décrivent chaque affection comme une entité morbide et ne font nulle mention de la dartre. Biett, Cazenave et Schedel ont suivi cette doctrine.

Le dermatologiste le plus célèbre de notre époque, Hebra, ne parle qu'incidemment de la dartre et la relègue au rang des hypothèses.

La diathèse, ou maladie dartreuse, est au contraire admise par les dermatologistes qui ont pris l'étiologie pour base de leur classification. Mais, à part la question de principe, ces auteurs diffèrent complétement dans leurs doctrines sur la maladie en elle-même, sur ses manifestations générales, et même sur les éruptions dartreuses.

Ces opinions se résument dans les théories suivantes :

1° La dartre est une dyscrasie, une disposition morbide, qui crée pour l'individu une aptitude spéciale à contracter des maladies de peau.

Toutes les maladies chroniques, à l'exception des maladies parasitaires et de quelques maladies virulentes et endémiques, dépendraient donc de ce vice inconnu dans sa nature.

2° La dartre est une maladie générale caractérisée par des éruptions particulières de nature toujours herpétique.

Alibert a composé sa classe des dartres de sept genres :

Ces genres morbides n'existent pas dans les teignes, les scrofulides, les syphilides, les pians, etc. Les maladies herpétiques et non herpétiques diffèrent donc tout à la fois par leurs caractères généraux et par les affections qui les constituent.

Hardy a suivi la doctrine d'Alibert; les éruptions dartreuses sont pour cet auteur l'eczéma, le lichen, le pityriasis, le psoriasis. La diathèse se révèle par une de ces quatre affections, et toutes les fois qu'on les rencontre on est en droit d'affirmer son existence. Les autres maladies de peau varient dans leur origine, mais ne sont pas de nature herpétique.

3° Les éruptions dartreuses se présentent sous différentes formes ou types ; aucun genre morbide ne peut être considéré comme spécial à la maladie herpétique.

Bazin, le principal soutien de cette théorie, ne limite pas les affections dartreuses à l'eczéma, au lichen, au pityriasis, au psoriasis; il comprend encore dans cette classe l'érythème, l'acné, l'urticaire, le pemphigus, etc.

Les deux doctrines diffèrent complétement par la valeur respective qu'elles attribuent à l'éruption cutanée. L'eczéma est toujours dartreux pour Hardy; il l'est souvent aussi pour Bazin, mais ce dernier admet que l'arthritis, la scrofule, etc., peuvent en être également la cause. Par contre, Bazin rattache à la dartre des éruptions, pemphigus, urticaire, etc., qui en sont toujours distinctes, d'après Hardy.

Deux principes opposés ont donc inspiré les dermatologistes dans leurs recherches sur les caractères distinctifs de la nature des affections. Les uns ont limité les dartres à un nombre plus ou moins considérable d'affections, essentiellement herpétiques et l'étant toujours; les autres admettent, au contraire, la non essentialité des genres morbides; pour eux, la question de nature n'est pas subordonnée à telle ou telle affection. L'eczéma et le prurigo, par exemple, peuvent être dartreux, arthritiques ou parasitaires, etc.

L'exposé des symptômes qui caractérisent les différentes classes étudiées dans les chapitres précédents permet de conclure en faveur de cette dernière opinion. On retrouve en effet l'eczéma, l'impétigo, le prurigo, l'érythème, etc., dans l'histoire des éruptions scrofuleuses, arthritiques, parasitaires, etc.

La croyance à une diathèse unique, comprenant sous sa dépendance toutes les maladies chroniques de la peau, est contredite par les notions étiologiques qui ont remplacé par des connaissances positives l'inconnu dartreux.

C'est ainsi qu'on a séparé d'abord des dartres, les maladies endémiques et les syphilides; plus tard, les scrofulides ont formé à leur tour un groupe distinct.

Dans ces dernières années, on a étudié plus spécialement les éruptions de cause externe, parasitaires ou non; les affections dues à la présence dans le sang d'un principe particulier, éruptions alcooliques, copahiques, etc. Enfin, la classe des affections nerveuses, rhumatismales, goutteuses, a limité de plus en plus le domaine de la diathèse herpétique.

Il existe donc, parmi les affections cutanées, deux groupes distincts: les unes se rapportent à une origine connue, à une filiation bien établie; la naissance des autres ne s'explique au contraire par aucune altération appréciable des solides et des liquides : elles restent encore inconnues dans leur nature.

Ces affections sont néoplasiques ou hypérémiques. Les premières comprennent les verrues, les tumeurs papillaires, les fibromes de la peau, etc., certains lupus, etc. Ces affections n'ont jamais été rangées dans les dartres proprement dites. Les secondes renferment des affections caractérisées anatomiquement par une inflammation superficielle du derme et de l'épiderme, ce sont les seules qui aient été appelées dartreuses.

Dans l'état actuel de la science, on n'est même autorisé à les nommer dartres que dans les cas où l'on ne trouve pas de cause originelle suffisante pour expliquer leur apparition.

Les dartres sont des maladies de la peau et des muqueuses, essentielles, non contagieuses, dues à une prédisposition spéciale, héréditaire ou acquise, à marche chronique, récidivant à intervalles irréguliers avec persistance du type initial. Le processus morbide est une inflammation du corps muqueux et de la couche papillaire du chorion.

Genres morbides. — Le groupe des dartres comprend des affections de forme élémentaire très-variée :

Érythémateuses...	Érythème et urticaire chroniques.
Papuleuses.......	Lichen, prurigo.
Squameuses......	Psoriasis, pityriasis, ichthyose.
Vésiculeuses	Eczéma, herpès.
Pustuleuses.......	Sycosis, acné.
Bulleuses.........	Pemphigus.

Les principaux auteurs qui ont admis des maladies dartreuses ne sont pas d'accord sur les affections qui rentrent dans cette classe. Alibert décrit dans la classe des dartres : la *dartre furfuracée*, *squammeuse*, *crustacée*, *rongeante*, *pustuleuse*, *phlycténoïde*, *érythénoïde* (1).

Hardy les limite à quatre affections : l'eczéma, le pityriasis, le lichen, le psoriasis, les affections dartreuses.

Bazin admet un nombre bien plus considérable de genres morbides (2). Dans la deuxième édition, il divise les herpétides en trois sections :

1° Herpétides pseudo-exanthématiques ou primitives.

2° Herpétides vulgaires ou secondaires.

3° Herpétides irrégulières et malignes ou tardives.

La première section comprend la *roséole* et l'*eczéma rubrum aigu*

(1) Alibert, *Précis des maladies de la peau*, t. I, p. 188 et suiv.

(2) Bazin, *Leçons théoriques et cliniques sur les affections cutanées de nature arthritique et dartreuse*, 2e édit., 1868, p. 328 et suiv.

généralisé. L'auteur en a éliminé l'*urticaire fébrile*, le *pityriasis rubra aigü*, l'*herpès phlycténoïde*, *l'herpès zona*, le *pemphigus aigu*, qu'il regarde actuellement comme idiopathiques. La deuxième section, *herpétides vulgaires*, comprend la mélitagre où *impétigo herpétique*, l'*eczéma symétrique*, le *pityriasis*, le *psoriasis*, le *prurigo*, le *lichen*.

Les *herpétides irrégulières*, *malignes*, sont : le *cnidosis* ou *urticaire chronique*, l'*épinyctide* (1), le *pemphigus chronique*, et une affection à forme mixte mal définie, que Bazin nomme *herpétide exfoliatrice*. Ce dernier genre morbide est caractérisé par une abondance extrême des produits épidermiques, et l'on ne reconnaît plus l'élément primitif qui a existé au début de l'affection.

Caractères génériques des dartres. — Les dartres ont pour caractères communs : la transmission par hérédité, la chronicité de la marche, les poussées successives, les récidives, le siége superficiel de la lésion. Elles ont aussi des caractères différentiels importants. Elles ne se transforment pas entre elles, ne se succèdent pas, comme le font les affections scrofuleuses ou syphilitiques ; leur gravité est bien différente suivant les formes de l'éruption : l'acné, le psoriasis sont des affections légères ; le pemphigus, le pityriasis nigra, ont une gravité incontestable. Les unes apparaissent indifféremment à toutes les époques de la vie, d'autres sont l'apanage de la vieillesse ou de l'âge adulte. La marche est lente, chronique, d'autres fois se rapproche de celle des maladies aiguës. Enfin, le traitement, tout en présentant quelques indications communes, varie cependant beaucoup suivant les formes éruptives. La théorie d'une diathèse commune aboutissant à une médication identique exposerait à de nombreux mécomptes.

Pluralité, essentialité. — Les genres morbides qui composent la classe des darrtes ne se confondent pas et n'alternent pas entre eux ; le type est fixe, constant, et les récidives reproduisent la forme primitive. Un dartreux atteint de psoriasis ou de lichen, aura une récidive de psoriaris ou de lichen ; le mal peut pendant de longues années s'étendre ou rester stationnaire, cesser et reparaître, le psoriasis ne change pas de type et ne deviendra pas un impétigo. Interrogez des malades dartreux depuis quinze ou vingt ans, ils répondent toujours ; *c'est le*

(1) Sous le nom d'*épinyctide* (ἐπί, sur, et νύξ, nuit), Bazin désigne une affection prurigineuse caractérisée par des démangeaisons survenant la nuit, disparaissant le jour, et qui s'accompagnent d'une éruption érythémateuse très-fugace. (*Loc. cit.*, p. 426.)

même mal qui est revenu. Ce caractère manque dans les affections étrangères au groupe des dartres. Les éruptions de cause externe sont polymorphes (vésicules, pustules, papules de la gale) ; les affections diathésiques ou cachectiques ont des manifestations cutanées en rapport avec la gravité et l'ancienneté de la maladie; dans la syphilis et la scrofule par exemple, les éruptions sont superficielles ou profondes et se succèdent suivant les périodes de la maladie. Les éruptions rhumatismales et goutteuses se succèdent, alternent entre elles, coexistent souvent. C'est ainsi qu'on voit chez le même sujet l'eczéma, l'urticaire, l'acné. On n'observe rien d'analogue dans les affections dartreuses : le type primitif de l'éruption est fixe, constant, la maladie a des périodes d'apaisement ou d'exacerbation, mais la forme initiale demeure invariable.

Cette régularité du type dans certaines maladies de peau avait de tout temps frappé l'attention, mais l'importance de ce caractère fut méconnue par suite de la confusion qu'avait amenée en dermatologie la réunion, sous le nom de dartres, des affections les plus dissemblables.

La coïncidence des dartres avec des éruptions d'une autre nature, les modifications survenues dans le cours du traitement, certaines formes composées peuvent induire en erreur sur la valeur du signe indiqué. La syphilis et les maladies parasitaires peuvent exister en même temps que les dartres. Dans le premier cas, les symptômes sont en général assez accusés pour ne pas prêter à la confusion. Dans les éruptions parasitaires, il est nécessaire quelquefois d'un examen approfondi pour faire la part de chaque affection.

Ajoutons aussi, que les éruptions accidentelles éveillent la susceptibilité de la peau et deviennent la cause occasionnelle d'éruptions dartreuses chez les sujets prédisposés. On est donc exposé, dans ces cas, à trouver des lésions multiples qu'il ne faut pas rapporter à une seule maladie.

Le traitement local, des circonstances accidentelles modifient quelquefois l'aspect des lésions. Des pommades et des lotions irritantes font naître des rougeurs érythémateuses, des papules, des pustules étrangères à l'éruption primitive. L'absence de soins hygiéniques, la marche prolongée, donnent lieu aux mêmes complications dans l'eczéma des jambes.

Des papules de prurigo, un épaississement lichénoïde de la peau accompagnent souvent les affections caractérisées par un prurit intense.

Ces lésions méritent le nom de *consécutives*, et elles cessent bientôt si le malade résiste à l'ardeur prurigineuse.

La variété des causes pathogénétiques des maladies de la peau, leur activité spéciale à certaines périodes de la vie sont à leur tour des causes d'erreur. Un malade est atteint d'eczéma scrofuleux pendant l'enfance : il pourra dans l'âge adulte être affecté de psoriasis ou de lichen, sans qu'il y ait aucune corrélation entre les deux éruptions et sans que ces faits soient contraires au principe de la fixité des espèces morbides.

Les formes composées (eczéma lichénoïde, psoriasis herpétiforme) ne contredisent pas cette doctrine. Ces variétés ne sont pas des transformations progressives d'une maladie en une autre, ainsi que paraissent le croire quelques auteurs; elles existent le plus ordinairement d'emblée, au début du mal, et persistent jusqu'à la fin. Elles sont dues à des complications anatomo-pathologiques qui ont modifié légèrement le type normal, mais qui ne l'ont pas dénaturé, remplacé par un autre. Sur le déclin de l'eczéma, on ne constate plus, après la disparition des principaux symptômes, que la desquamation de l'épiderme; quel ques auteurs en ont conclu que l'eczéma et le pityriasis sont deux maladies semblables; c'est une erreur, la desquamation furfuracée de l'épiderme n'est pas le pityriasis, c'est un symptôme de cette maladie, rien de plus.

Les genres morbides ont une existence indépendante et ne se prêtent pas à ces transformations; ils se remplacent ou alternent entre eux dans quelques maladies constitutionnelles, mais à l'exception des néoplasies, ils ne subissent jamais sur place de véritables métamorphoses.

État de la peau. — Sur les points malades, la peau est ordinairement épaissie, rugueuse, un peu inégale, et cela indépendamment du type sec ou humide de l'affection. Dans cet état, les fonctions de la peau s'exécutent mal. Lorsque les éruptions sont anciennes et occupent d'assez grandes surfaces, la peau prend un aspect chagriné, rugueux, comparé par Alibert à la mousse qui tapisse les vieux troncs d'arbres. La comparaison est un peu forcée; mais dans quelques cas, le malade semble enveloppé dans un étui rigide qui se plie difficilement aux mouvements. La peau subit d'autres fois un travail atrophique; elle devient mince, lisse, mate ou luisante, les plis épidermiques s'accusent nettement, et la surface ressemble à la peau d'oie.

Ces lésions consécutives s'observent surtout dans les formes papuleuses.

Il est rare que les points respectés par la maladie subissent des transformations semblables; ordinairement les fonctions de la peau s'y exécutent comme à l'ordinaire et sans nul changement dans l'aspec extérieur.

On a donné comme caractères distinctifs de la diathèse herpétique, la *sécheresse* et la *rugosité* de la peau (1). Ce symptôme a une grande valeur sans doute, mais il ne faut pas en exagérer l'importance; il manque assez souvent, et même si l'on admet, avec Hardy, les quatre maladies dartreuses, on peut affirmer que ce symptôme manque dans les deux tiers des cas. Dans l'eczéma en général, sans distinction de nature, j'ai trouvé 80 fois sur 100 l'intégrité de la peau en dehors des points malades; dans l'eczéma dartreux, la proportion change complétement, et 60 malades sur 100 présentent des troubles du côté du système cutané.

Symptômes locaux. — La *coloration* des éruptions dartreuses varie du rose clair au rouge livide; tout dépend du type de l'éruption, du siége, etc. La coloration rosée est type, d'après Bazin; mais le psoriasis, la séborrhée, l'eczéma lichénoïde, etc., ont une couleur différente dans des cas essentiellement dartreux. La couleur violacée, qui indiquerait une éruption arthritique, fait complétement défaut. La sécrétion épidermique ou séro-purulente se fait fort irrégulièrement suivant les formes éruptives; très-abondante dans le pemphigus, l'eczéma rubrum, elle est beaucoup moindre dans le lichen, l'eczéma lichénoïde, vésiculeux. Cette abondance de l'exsudation a été signalée par le même auteur, comme caractéristique de la dartre. On rencontre sans doute des éruptions dartreuses qui sont le siége d'une sécrétion abondante ou d'une exfoliation épidermique continue; mais combien d'autres qui manquent de ce caractère! Les faits ne sont plus à compter. On ne peut donc accepter de semblables conceptions basées sur une simple affirmation.

J'ai déjà discuté, à propos de l'arthritis, la valeur des éruptions *composées.* Le type simple eczéma vulgaire ou composé, eczéma squameux, lichénoïde, s'observent également dans la dartre et l'arthritis.

Des troubles de l'innervation, prurit, cuissons, picotements, chaleur, douleur, existent presque toujours dans les dartres; quelques cas de psoriasis et d'acné font seuls exception.

Tourmenté par le prurit, le malade ne résiste pas longtemps à cette

(1) Hardy, *loc. cit.*, chap. DARTRES, et *Nouv. Dict. de médecine et de chirurgie*, art. DARTRE, t. X.

sensation énervante; il se gratte d'abord avec modération, puis avec fureur, et quand la douleur ou la fatigue arrêtent sa main, l'ardeur prurigineuse est loin d'être calmée. C'est le soir surtout, et pendant la nuit, que le prurit redouble d'intensité; ces mouvements de grattage s'exécutent même pendant le sommeil, et le malade, à son réveil, porte les traces sanglantes qu'ont laissées les ongles.

Quelquefois, le prurit s'accompagne d'une chaleur âcre, mordicante : les vêtements, les couvertures, un simple drap, paraissent encore un poids trop lourd à certains malades atteints de pemphigus et d'eczéma généralisés. Cette sensation de chaleur est en rapport avec une élévation réelle de la température, et chez une femme atteinte d'un pemphigus généralisé, le thermomètre, au moment des poussées éruptives, montait jusqu'à 41 degrés centigrades.

D'autres malades se plaignent, au contraire, d'une sensation de froid; ils sont frileux et sensibles aux moindres variations de température.

Le prurit est remplacé, dans quelques cas, par des picotements, des élancements douloureux; dans les éruptions aiguës, on voit prédominer des symptômes inflammatoires, douleurs, cuissons, tensions.

Ces troubles de l'innervation sont plus ou moins accusés, suivant les individus, suivant les formes de l'éruption; ils s'observent dans les affections dartreuses et dans les arthritides. Bazin a cru trouver dans ces modifications de la sensibilité un caractère distinctif de la nature des éruptions. D'après lui, le *prurit franc* est essentiellement dartreux; les *picotements*, les *douleurs lancinantes*, appartiennent à l'arthritis. Cette assertion est purement hypothétique, et ces troubles de l'innervation s'observent indifféremment dans les deux maladies. Une importance plus grande ne doit pas être attribuée à l'*heure* du prurit. Que la démangeaison soit diurne ou nocturne, on ne peut en conclure à l'arthritis dans le premier cas, à la dartre dans le second. Tant de causes accidentelles, froid, chaleur, veilles prolongées, préoccupations, etc., éveillent les exacerbations, sans qu'on puisse accuser autre chose que l'idiosyncrasie du sujet, qu'il est impossible de retrouver là une marque distinctive de la diathèse.

La *coloration*, l'*abondance de l'exsudation* ou de l'*exfoliation épidermique*, la *forme simple* ou *composée*, sont très-variables suivant les éruptions et la période à laquelle on les observe. Bazin assigne cependant à chacun de ces symptômes une valeur particulière; ainsi, dans la dartre, les éruptions ont une coloration rosée; les squames, lorsqu'elles existent, sont blanches et nacrées; la sécrétion est abondante, l'exfoliation épidermique continue ; la forme se rapporte au type simple, pur de tout mélange. Par contre, les éruptions arthritiques sont violacées, sécrètent peu ; leur forme est composée.

Il est impossible d'accepter de semblables distinctions ; sans doute, ces signes se retrouvent dans beaucoup d'affections dartreuses ; mais ils n'existent pas toujours et ils se rencontrent dans des éruptions de nature différente. De toutes parts on a protesté contre cette symptomatologie arbitraire et, dans l'examen des doctrines sur la dartre, j'ai depuis longtemps montré le désaccord de cette doctrine avec les faits cliniques. Hardy, Orsi ont également nié la valeur de ces caractères. Toutes les affirmations dogmatiques ne valent pas un tableau statistique comparé, et les observations peu nombreuses publiées par Bazin ne sont même pas toujours en accord avec sa théorie.

Mobilité. — D'après Bazin, les dartres se reproduisent et disparaissent avec une grande facilité, elles sont *mobiles.* En prenant pour terme de comparaison les syphilides et les éruptions cachectiques, ce signe est vrai ; mais en prenant les arthritides ou même les scrofulides hypérémiques, il perd toute importance.

A la période de début, les éruptions sont toutes plus ou moins fugitives, mais bientôt elles perdent cette mobilité. Le psoriasis et le lichen rétrogradent difficilement.

L'eczéma est plus sujet à des phases successives ; mais est-il possible de distinguer par un semblable caractère l'eczéma dartreux de l'eczéma arthritique ? Ce dernier est au contraire le plus mobile, et c'est à lui que devrait s'appliquer l'épithète caractéristique.

Symptômes généraux. — Les éruptions dartreuses s'accompagnent rarement de réaction inflammatoire.

Quelques affections ont exceptionnellement une marche aiguë : le malade accuse alors de la fièvre, de la céphalalgie, de l'embarras gastrique, etc. ; mais ces symptômes sont de courte durée. Les ganglions correspondants ne sont pas tuméfiés.

Les symptômes généraux n'existent habituellement que dans les affections dartreuses qui par leur durée, l'abondance de l'exsudation, ont conduit le malade à un état cachectique plus ou moins avancé.

Marche. — La marche des dartres est chronique, leur évolution s'accomplit par poussées successives qui reviennent à intervalles irréguliers. Le printemps et l'automne, chez les uns, l'hiver et l'été, chez les autres, sont les saisons qui favorisent les poussées.

Il est rare que les dartres envahissent d'emblée une grande partie du corps; la peau se prend sur quelques points, le mal grandit peu à peu, les îlots malades se réunissent et la maladie recouvre ainsi de grandes surfaces, par extension progressive, d'où le nom d'*herpès* (je rampe) qui lui avait été donné par les anciens. D'autrefois, après une première apparition, les dartres plus ou moins apparentes suivant les sujets et les précautions hygiéniques, n'abandonnent plus les téguments; elles sont fixes, persistantes. Les récidives sont moins fréquentes qu'on ne le suppose; les principaux symptômes diminuent sensiblement, le malade croit à la disparition du mal, mais les fonctions cutanées s'exécutent incomplétement, les surfaces n'ont pas recouvré leur souplesse, leur poli, les démangeaisons se font encore ressentir, la trêve n'est que momentanée, et la récidive n'est en réalité alors qu'une simple exacerbation.

Récidives. — La récidive est la règle pour les affections dartreuses, et une seule attaque est un fait exceptionnel. Avec le temps, les rémissions sont de plus en plus courtes, et les éruptions demeurent fixes et permanentes.

Durée. — Les maladies dartreuses persistent longtemps; les affections sèches, le psoriasis en particulier, durent un grand nombre d'années. J'ai vu dernièrement un malade qui était atteint de psoriasis diffus depuis cinquante ans. Les malades porteurs d'affections cutanées depuis quinze ou vingt ans se rencontrent assez fréquemment dans les hôpitaux.

Hérédité. — L'hérédité joue un rôle capital dans la production des dartres, et tous les auteurs sont unanimes pour reconnaître son importance. Les dartres se transmettent directement dans leur genre primitif ou dans un genre différent. Elles sont sur ce point analogues à d'autres maladies essentielles, l'épilepsie par exemple; l'enfant né de parents épileptiques n'est pas fatalement voué à cette maladie, l'influence héréditaire peut se traduire chez lui par d'autres maladies du système nerveux.

Prédisposition. — Les dartres sont le produit d'une prédisposition spéciale originelle ou acquise qui a pour résultat une altération organique dont nous ignorons la nature et qui se révèle par ses effets. L'action toute-puissante de la prédisposition explique l'apparition des dartres chez des malades soumis à des causes occasionnelles de nulle importance pour d'autres personnes.

Terminaison. — Les dartres se terminent rarement par guérison spontanée, et un traitement longtemps continué est nécessaire pour les faire disparaître. Les dartres ont exceptionnellement une terminaison funeste, et lorsque la mort arrive, elle est due à l'adynamie, à l'état cachectique provoqué par la surabondance des produits exsudés. Les affections cutanées à forme maligne, rupia généralisé, pemphigus chronique, ne sont pas ordinairement des maladies dartreuses, mais des cachexies.

Pronostic. — Les dartres n'ont pas de gravité par elles-mêmes, puisqu'elles ne sont compliquées d'accidents et n'amènent la mort que dans des cas exceptionnels. Mais ces éruptions, par leur durée, les récidives fréquentes, les répulsions qu'elles inspirent, sont une source de tourments pour les malades. Le prurit qui force les sujets à se gratter sans cesse, le siége de l'éruption sur les parties découvertes à la face, aux mains, rendent les relations sociales difficiles, quelquefois même impossibles.

Enfin, la ténacité de ces affections exige un traitement longtemps continué, des soins de tous les jours, et contribue encore à faire des dartres une maladie des plus sérieuses parmi les maladies chroniques.

Diagnostic. — Le diagnostic des dartres est un diagnostic par élimination. Ce sont des affections hypérémiques qui ne se rattachent à aucune maladie interne (scrofule, syphilis, etc.), et qui ne dépendent pas davantage d'une irritation de cause externe : elles sont *idiopathiques*.

Leurs caractères les plus saillants sont la transmission héréditaire, la marche chronique, l'extension continue, et la conservation du type initial pendant le cours de leur évolution.

Quant aux symptômes différentiels tirés des éruptions elles-mêmes, de la sécrétion plus ou moins abondante, de la coloration des surfaces, de la sensation de prurit ou de cuissons, etc., ce sont des subtilités que nous avons déjà combattues à propos des arthritides.

Des dartres internes. — Les maladies dartreuses ne sont pas limitées à la peau, elles siégent également sur les muqueuses et présentent toutes les formes élémentaires légèrement modifiées par les différences anatomiques des deux tissus. Cette extension de la maladie aux muqueuses n'est pas spéciale aux dartres ; elle se retrouve dans les affections parasitaires, dans les scrofulides, les arthritides, etc.

Parmi ces manifestations internes des dartres, les unes sont d'une observation facile et ne prêtent pas à l'équivoque, les autres sont entourées encore d'une grande obscurité.

La maladie peut se propager directement de la peau aux muqueuses; ainsi les éruptions de la face, de la région génito-anale, s'étendent par continuité aux muqueuses de l'œil, du nez, de la bouche, de l'oreille, de l'anus, du vagin. L'interprétation de ces faits ne soulève aucune contestation : il en est de même de ceux dans lesquels la maladie se montre au même moment ou à courts intervalles tout à la fois sur la peau et sur les muqueuses. Une plaque de psoriasis cutané coexiste avec un psoriasis buccal, un herpès du prépuce avec un herpès de la gorge, un pemphigus avec une affection bulleuse de la bouche. La participation des muqueuses externes au processus morbide est donc un fait acquis.

L'histoire des maladies dartreuses du larynx, des bronches, du tube digestif, de l'utérus, est encore peu avancée; mais l'existence même de ces maladies est démontrée par l'analogie, l'examen direct, la marche de l'affection.

La scrofule, l'arthritis, la syphilis, qui ont avec les dartres beaucoup de points communs, siégent également sur la peau, sur les muqueuses externes et viscérales; les dartres occupent aussi la peau et les muqueuses externes; on comprend donc leur extension sur des parties plus profondément situées.

L'examen direct est dans la plupart des cas impossible, mais le laryngoscope a permis, dans ces dernières années, d'étudier *de visu* l'état du larynx. J'ai pu, dans quelques cas, apercevoir très-nettement des symptômes d'hypérémie de la muqueuse avec léger épaississement, chez des sujets atteints en même temps d'éruption dartreuse de la peau.

Quant aux signes fournis par les nécropsies, ils manquent complétement. Dans les premières périodes des dartres, la mort est toujours accidentelle et par conséquent les autopsies sont très-rares; d'un autre côté, le peu de gravité des lésions et leur caractère hypérémique expliquent l'absence de caractères distinctifs; plus tard, la mort survient à la suite de lésions cachectiques, les lésions ultimes persistent seules et n'apprennent rien sur le processus initial. Dans quelques cas de pemphigus, on a pu cependant retrouver des vestiges de l'éruption sur le tube digestif, et à défaut des bulles qui manquent le plus ordinairement, on a signalé le soulèvement de l'épithélium et l'érosion consécutive.

Les signes tirés des symptômes et la marche de la maladie sont suffisants pour admettre l'existence des affections internes de nature dartreuse. Une de mes malade, atteinte d'un pemphigus, avait la bouche envahie par une éruption aphtheuse avec desquamation incessante de l'épithélium ; cette lésion s'étendait beaucoup plus loin, car elle éprouvait, après l'ingestion des liquides les plus émollients, des douleurs atroces le long de l'œsophage et au creux épigastrique. Une diarrhée continue indiquait à son tour la phlogose de l'intestin. Un malade, atteint de psoriasis, était pris à chaque poussée de toux opiniâtre et de bronchite ; un autre se plaignait de diarrhée et de colique, qui coïncidaient presque constamment avec les exacerbations d'un eczéma généralisé. Il est difficile de ne pas admettre, dans ces cas, une atteinte simultanée des tissus cutanés et muqueux.

Le pemphigus, l'eczéma, le psoriasis, le lichen, donnent lieu le plus souvent à ces complications.

Existe-t-il des caractères différentiels entre les maladies des muqueuses de nature herpétique et celles qui appartiennent à une autre cause ?

Dans l'état actuel de la science, il est impossible de répondre à cette question.

Les antécédents, l'hérédité, l'apparition de la maladie interne coïncidant avec une éruption cutanée, son alternance avec cette dernière, l'examen attentif du malade qui révèle une prédisposition aux efflorescences cutanées, sont les seules données qui puissent servir à résoudre cette question de nature. Les symptômes physiques ou physiologiques de la maladie elle-même sont insuffisants. Lorsque les caractères des éruptions cutanées ne sont pas eux-mêmes assez tranchés pour permettre de distinguer toujours sûrement la nature de l'affection, comment accorder une valeur plus grande aux signes plus incertains encore des affections internes ?

Si nous abordons maintenant l'étude des manifestations dartreuses en dehors de toute éruption cutanée, il sera facile de se convaincre que, sur ce terrain, les affirmations si doctrinales de certains auteurs sont absolument hypothétiques. Bazin, qui a fait une si large part à la dartre interne, a du moins fixé quelques bornes à son domaine, en décrivant la dartre comme une maladie régulière qui commence par l'éruption cutanée et finit par des lésions organiques plus graves.

Cette marche progressive élimine les affections débutant d'emblée par les viscères.

Hardy est encore plus réservé sur ce point. Pidoux supprime la difficulté et renferme toute la pathologie des maladies chroniques dans une seule maladie, la dartre, intermédiaire obligé entre les maladies capitales et les maladies ultimes. L'extension démesurée donnée à l'herpétisme détruit par cela même toute son argumentation; car la médecine ne se prête pas à de pareilles simplifications.

On peut présumer la dartre dans certaines conditions énumérées plus haut; aller plus loin, c'est abandonner le terrain scientifique pour celui de l'imagination.

Névroses dartreuses. — L'asthme, la migraine, les névralgies, la chorée, l'hystérie, les convulsions, l'épilepsie, la folie, ont été dans quelques cas considérés comme des manifestations herpétiques; on invoque à l'appui de cette interprétation : 1° l'existence antérieure d'une affection cutanée; 2° l'apparition de névrose après la cessation de l'éruption ou sa guérison par le retour d'une éruption supprimée. Mais les observations sont tellement incomplètes et les causes d'erreur sont si nombreuses, qu'on est tenu à la plus grande réserve sur ce point.

Il importe d'abord de dégager les éléments goutteux et rhumatismal de la genèse de ces affections. L'asthme, la migraine, les névralgies peuvent être d'origine goutteuse ou rhumatismale; la chorée est le plus ordinairement liée au rhumatisme : il ne suffit donc pas d'établir la corrélation de ces maladies avec une dermatose, il est nécessaire de s'assurer que l'éruption n'est pas elle-même de nature arthritique.

Les faits de cette nature éliminés, on se trouve en présence d'un très-petit nombre d'observations qui n'ont pas la valeur doctrinale qui leur a été accordée.

Ces observations se divisent en trois catégories, d'après l'époque d'apparition de la névrose et de l'éruption.

1° *Névrose suivie d'éruption cutanée.* — La névrose apparaît d'abord, et plus tard survient une éruption cutanée; ce fait seul ne démontre pas l'existence de l'herpétisme, et ce que nous savons de l'action du système nerveux sur le tissu cutané conduit plutôt à considérer l'éruption comme symptomatique. Les observations de zona et d'herpès consécutifs à des névralgies, à des lésions de la moelle, de pemphigus succédant à des attaques d'apoplexie et d'épilepsie, d'érythème et d'urticaire accompagnant l'ataxie locomotrice, viennent à l'appui de cette manière de voir. Ambrosoli a vu fréquemment chez les aliénés des affections de la peau et spécialement des altérations du pigment; il a noté dans plusieurs cas une exacerbation portant tout à la fois sur la maladie mentale et sur la maladie de la peau. Cet auteur a conclu que l'herpétisme avait un rôle important dans les affections nerveuses; mais les faits qu'il a cités, s'ils prouvent incontestablement l'influence du ramollissement cérébral et de la folie sur le tissu cutané, ne préjugent rien de la nature dartreuse de ces affections.

2° *Névroses guéries par éruptions cutanées.* — Un grand nombre des faits invoqués en faveur des névroses herpétiques se rapportent à ce groupe. L'apparition de dartres furfuracées guérit un hypochondriaque, celle d'une dartre au pied gauche amena le même résultat chez un maniaque; des névralgies, etc., se sont dissipées dans les mêmes conditions. Peut-on, dans ces cas, conclure de la guérison à la nature herpétique de l'affection? Il ne s'agit ici que d'un phénomène critique; et ce qui confirme cette proposition, c'est qu'on a observé les mêmes faits à la suite de maladies parasitaires. Guldner (1) a vu la mélancolie, l'imbécillité disparaître après la gale; Esquirol (2) rapporte également des observations dans lesquelles la gale, des furoncles, des engelures, ont jugé des maladies cérébrales.

3° *Existence d'une dartre, disparition de celle-ci; apparition d'une névrose.* — Les faits de cette nature rentrent dans les métastases dartreuses qui ont tant préoccupé les auteurs anciens. Lorsqu'une maladie se compose de plusieurs actes morbides, se passant sur différents systèmes, et que la lésion abandonne brusquement un tissu pour se fixer sur un autre, on a la rétrocession vraie. C'est ce qui a lieu dans la méningite, l'endocardite remplaçant le rhumatisme articulaire; dans la bronchite, l'otite succédant à l'eczéma scrofuleux.

Mais ces affections ne sont pas étrangères à la maladie constitutionnelle; elles peuvent apparaître régulièrement sans rétrocession. La suppression brusque des menstrues, d'un ulcère ancien, d'un cautère, donne lieu parfois à des accidents très-sérieux, qui n'ont rien de commun par leur nature avec les faits précédents; l'organisme, dans ces cas, a été troublé par la suppression brusque d'une fonction physiologique ou pathologique à laquelle il était habitué. C'est à ce dernier mécanisme qu'il faut rapporter les rétrocessions dartreuses citées dans les auteurs; rien ne démontre en effet l'action directe sur le système nerveux du vice herpétique, et dans la marche régulière de la maladie aucun phénomène semblable n'est observé.

(1) Guldner, *Bibl. germanic.*, t. I.
(2) Esquirol, *Des maladies mentales*, t. I.

4° *Apparition simultanée de la dartre et de la névrose.* — « La folie paraît tellement dépendante du vice psorique, qu'elle se produit en même temps que les dartres se manifestent. » (Esquirol, *Maladies mentales*, t. I, p. 367.) Cette opinion n'est pas appuyée sur des faits bien probants et n'est encore qu'une assertion.

La chorée, les convulsions, la migraine, coïncident plus fréquemment avec les dermatoses; mais ce sont des affections le plus souvent arthritiques, rhumatismales.

L'asthme est la seule névrose qui puisse être réellement rapportée à l'herpétisme dans quelques cas; mais l'asthme dartreux n'est-il pas déterminé par une éruption spéciale des bronches, ne peut-il être le résultat d'une action réflexe? Cette interprétation paraît plus rationnelle, si l'on remarque l'absence à peu près complète d'accidents nerveux dans l'herpétisme régulier.

Si l'existence des névroses dartreuses n'est pas démontrée, on ne veut cependant refuser aux maladies de peau une influence sur la production de certains troubles nerveux.

Les observations, en petit nombre il est vrai, ne sont pas contestables, et moi-même j'en ai rencontré plusieurs.

J'appellerai l'attention sur ce point capital, que ces faits n'appartiennent pas seulement à la classe des dartres, mais à des affections cutanées de toute nature ; qu'elles existent également dans les maladies parasitaires, où l'on ne peut invoquer le principe dartreux ou une dyscrasie : le prurigo pédiculaire, la gale, sont quelquefois compliqués de pareils accidents.

Étant connues les relations du système nerveux central avec les nerfs périphériques, n'est-il pas rationnel d'expliquer ces faits par une irritation partant de la périphérie et agissant sur le système nerveux central.

Les convulsions épileptiformes, choréiques provoquées par les maladies vermineuses, les convulsions, la diarrhée qui compliquent l'évolution dentaire, ne sont-elles pas des faits du même ordre? En résumé, les névroses qui apparaissent dans le cours de quelques maladies de peau, ne sont pas déterminées par l'action directe sur le système nerveux d'un principe dartreux ; elles s'expliquent par action réflexe, elles constituent une complication, un accident de la maladie, elles n'en sont pas un des symptômes. Elles peuvent être comparées aux névroses syphilitique, alcoolique, plombique, etc.

Maladies organiques, viscérales. — On a décrit parmi les affections dartreuses, l'anasarque, les hydropisies, l'albuminurie, la phthisie, le ramollissement du cerveau, le cancer de l'estomac, du foie et autres maladies organiques des viscères. Ces affections n'appartiennent pas essentiellement à la dartre : les unes sont de simples coïncidences, les autres sont des états cachectiques, résultat de la dégradation de l'organisme épuisé par une déperdition incessante de matériaux exsudés. La mort en effet survient rarement par le fait d'une dartre ; cette maladie est compatible avec une longue existence, ainsi que le prouve la durée moyenne de la vie chez les dartreux. Gintrac et Hardy s'accordent pour admettre l'innocuité à peu près complète de la diathèse herpétique. Au point de vue de la mortalité, les affections cutanées se répartissent fort inégalement, la plupart sont des plus bénignes; d'autres, qui sont généralisées et s'accompagnent d'une abondante exsudation séreuse, purulente, ou d'une exfoliation épidermique continue, ont une gravité incontestable.

Le pemphigus chronique, le pityriasis rubra et nigra sont fréquemment suivis de mort ; l'eczéma suintant et généralisé est parfois d'un pronostic très-fâcheux.

L'anémie consécutive, la diarrhée, l'irritation du système nerveux, épuisent graduellement les forces du malade, qui succombe dans le marasme. Pendant les derniers jours, on constate de l'anasarque, de l'œdème pulmonaire, la broncho-pneumonie ; et à l'autopsie, on trouve des lésions sub-inflammatoires du poumon, de la plèvre, l'infiltration graisseuse du foie et des reins. Ces lésions n'ont rien de spécial ; elles s'observent dans toutes les maladies générales et dans les maladies accidentelles, brulûres, traumatismes, chez les sujets exposés à de longues et abondantes suppurations.

Traitement. — On a préconisé contre les dartres un grand nombre de remèdes; aucun d'eux ne mérite le nom de spécifique. Le traitement doit être basé sur les indications tirées de la maladie, de la période de l'affection, de sa forme, de son étendue, etc.

Traitement des dartres à l'état aigu. — Tant que persistent les accidents inflammatoires, douleur, rougeur, tension et gonflement, qui compliquent les dartres à certains moments de leur existence, les médications antiphlogistique, dérivative, révulsive, sont seules indiquées. On prescrit des boissons émollientes, légèrement acidules ou alcalines, des diurétiques, des purgatifs répétés tous les deux ou trois jours, suivant l'état du tube digestif ; des bains avec addition de gélatine, de son, de farines. Dans quelques cas particuliers, on applique des sangsues à l'anus; plus rarement encore, il est bon de pratiquer la saignée générale. Le malade doit s'abstenir de vin pur, de liqueurs alcooliques, de café. Les topiques employés dans les éruptions aiguës, sèches ou sécrétant peu sont : les cataplasmes de fécule, la crème fraîche, la glycérine, les huiles d'olives, d'amandes douces, les lotions émollientes ou légèrement résolutives.

Dans les éruptions avec exsudation abondante, on remplace ces topiques par des poudres absorbantes et légèrement résolutives, amidon, sous-nitrate de bismuth, vieux bois, oxyde de zinc. (Voy. *Médication locale antiphlogistique.*) Le traitement proprement dit des dartres ne commence qu'après la disparition de l'état aigu.

Traitement des dartres à l'état chronique. — Ce traitement comprend : 1° une médication générale; 2° des moyens locaux.

MÉDICATION GÉNÉRALE. — *Hygiène.* — Les conditions hygiéniques exercent une influence incontestable sur les éruptions dartreuses; il suffit d'un écart de régime pour raviver une affection à son déclin ou pour provoquer une récidive. D'une manière générale, les aliments fortement épicés, les viandes faisandées, le poisson de mer et en particulier les coquillages, les moules; les vins généreux, les liqueurs, le café, les bières fortes doivent être proscrits.

Il est essentiel de surveiller le régime et de s'enquérir auprès de chaque sujet de l'influence de certains aliments. Des substances ordinairement inoffensives, le miel, les fraises, les fruits ont une action parfois très-nuisible et qu'il est impossible de prévoir. Les longues marches, les veilles prolongées s'opposent à la guérison, et Rayer a depuis longtemps signalé les bons effets du séjour au lit, dans le traitement des maladies de peau. Signalons également la difficulté de la guérison chez les sujets exposés par leur profession à des irritations répétées.

L'eczéma des mains, par exemple, a une durée indéfinie chez les personnes obligées de vaquer aux soins du ménage, de manier l'eau, etc. Les éruptions des membres inférieurs sont tout aussi rebelles chez les malades qui marchent beaucoup ou qui exercent une profession qui nécessite constamment le mouvement des jambes (métiers d'ouvriers en soie, machines à coudre, etc.).

Médication interne. — Les principaux médicaments employés contre les dartres sont : l'arsenic, le soufre, l'acide phénique, les alcalins, les eaux minérales, les purgatifs, etc.

Les effets physiologiques et thérapeutiques de ces médicaments ont été déjà étudiés (voyez *Thérapeutique générale*, p. 66 et suiv.); leur action spéciale dans les maladies dartreuses s'adresse plutôt aux manifestations symptomatiques de la maladie qu'à la diathèse elle-même. Les maladies dartreuses ont une marche assez régulière, mais qui comprend une série de poussées échelonnées à intervalles successifs.

Il ne faut donc pas se faire illusion sur la valeur absolue des remèdes, et croire qu'ils arrêteront à coup sûr la maladie dans son évolution. De même qu'il n'existe pas de moyens thérapeutiques qui préservent d'une nouvelle atteinte de rhumatisme, de goutte, etc., on ne doit pas demander aux remèdes antiherpétiques une guérison radicale. — Mais s'ils ne préservent pas toujours des récidives, l'utilité de ces agents n'en est pas moins incontestable; ils font disparaître les symptômes au moins pour un temps, et cette trève momentanée place les malades dans les meilleures conditions.

Ces médicaments provoquent ordinairement une excitation temporaire, des éruptions : aussi ne doit-on les administrer que dans l'état chronique, et avec une certaine réserve dans la période subaiguë des éruptions. On s'exposerait sans cela à des recrudescences intempestives, et le processus morbide n'aurait nulle tendance à la guérison spontanée.

Eaux minérales. — Les eaux minérales les plus renommées contre les dartres appartiennent à des groupes bien différents par leur composition chimique; ce sont des eaux sulfureuses sodiques ou calciques, chlorurées sodiques, alcalines, silicatées, sulfatées, arsenicales, etc. (voyez p. 120 et suiv.)

Les indications se rapportent : 1° *A la période de la maladie.* — Dans les affections subaiguës, chez les sujets à peau irritable, les eaux faibles, sédatives, peu excitantes, doivent être préférées. (Néris, Plombières, Royat, Sail-lès-Château.) Les eaux sulfureuses exigent beaucoup de réserve dans leur emploi, et l'on commencera la cure par Moligt, Saint-Sauveur, Saint-Gervais, les sources faibles d'Ax.

Ce n'est que dans les éruptions franchement chroniques, qu'on s'adresse aux sources moyennes et fortes, Luchon, Baréges, Schinznach, Enghien, Uriage, La Bourboule, Loësche.

2° *Complications.* — Les affections dartreuses des voies respiratoires indiquent deux groupes principaux : les eaux sulfureuses des Pyrénées, Eaux-Bonnes, Cauterets, etc. ; Allevard, et les eaux arsenicales du Mont-Dore et de la Bourboule. Les premières sont peut-être mieux appropriées aux formes humides, catarrhales ; les secondes à l'asthme, et aux névroses.

Les flux muqueux abondants, passifs, du vagin, de l'utérus, etc., réclament aussi les eaux sulfureuses. Les affections utérines avec prédominance de symptômes nerveux sont plutôt du domaine des eaux alcalines douces silicatées, Néris, Royat, Sail, etc.

Les eaux sulfureuses moyennes et fortes, Baréges, Enghien, Luchon, Schinznach, Uriage, etc., conviennent surtout dans les dartres chroniques lorsqu'on ne craint pas de provoquer une réaction un peu vive.

Les eaux salines de Loësche, alcalines et arsenicales de la Bourboule, sont indiquées dans la même période.

Quant au choix spécial à faire entre ces différentes stations, il est un peu arbitraire, et le succès dépend surtout de la façon dont les eaux sont administrées.

Lorsqu'on désire obtenir une dérivation puissante sur le tube intestinal, on a recours spécialement aux eaux sulfureuses chlorurées, et à Uriage en particulier.

Médication externe. — La médication externe a, dans le traitement des dartres, une valeur au moins égale à celle des remèdes internes ; cette médication a cependant été, par la plupart des auteurs, reléguée au second plan. En vertu d'idées théoriques fort contestables, on conclut à l'impuissance contre une maladie diathésique d'une médication à laquelle on n'accorde qu'une action purement locale.

Le traitement externe n'agit pas seulement sur les symptômes cutanés, son action est plus profonde et porte plus loin : il exerce sur l'ensemble de l'organisme des modifications puissantes, dues à l'absorption des principes mis en contact avec la peau et surtout à l'impression exercée sur le système nerveux périphérique. L'absorption des topiques se fait activement pour quelques substances, dans de très-minimes proportions pour d'autres ; mais elle est indubitable pour les préparations de mercure, d'iode, de plomb, de goudron, d'huile de cade, qui sont des agents fréquemment employés avec succès : que l'absorption ait lieu pour certaines substances volatiles par la muqueuse pulmonaire, cela importe peu ici.

Ce qu'il est utile de constater, c'est la différence des résultats obtenus par les deux modes d'administration. Les remèdes précédents pris à l'intérieur sont peu efficaces, leur action est à peu près nulle; employés au contraire sous forme de bains, de pommades, de lotions, ils rendent de précieux services. Quelle que soit la théorie qu'on adopte, ce fait clinique est incontestable.

Dans les cas où l'absorption ne peut être invoquée, on explique le résultat par une action réflexe partant du système nerveux; partie de la périphérie, cette action est transmise aux centres nerveux; ceux-ci réagissent à leur tour et déterminent ainsi des modifications de la nutrition. Cette intervention du système nerveux permet seule de comprendre les effets généraux de l'hydrothérapie et des eaux minérales. Dans ce mode de traitement, l'absorption ne remplit certainement qu'un rôle secondaire.

Les éruptions sub-aiguës guérissent par résolution graduelle, et une irritation substitutive serait le plus souvent intempestive. La médication locale se borne à l'emploi des résolutifs, sous forme de poudres, pommades, glycérés, lotions, bains. Les principaux topiques sont les préparations de bismuth, calomel, oxyde de zinc, etc.

Les solutions très-étendues de sublimé, sulfate de zinc, alun, plomb, etc.; les décoctions végétales astringentes; le goudron, l'huile de cade, l'acide phénique, à dose faible; les bains frais, tièdes, avec addition de 30 grammes de sulfure de potasse, 80 à 100 grammes de sous-carbonate de soude.

Une irritation substitutive est en général nécessaire pour modifier les éruptions chroniques et préparer la guérison, on a recours dans ce but aux agents excitants et substitutifs.

On gradue l'énergie de la médication selon la chronicité de l'éruption, sa forme, son étendue, etc.

Le nombre des médicaments de cet ordre est très-étendu, ils rendent tous de bons services, il importe surtout d'obtenir une excitation franche, de la maintenir dans de justes limites et d'arrêter à temps la médication. (Voyez *Médication locale excitante et substitutive*.)

Parmi les principaux agents de cet ordre, citons les préparations sulfureuses, mercurielles, iodurées, empyreumatiques, etc., et les bains sulfureux et alcalins. L'usage des bains fréquemment répétés est une des plus importantes conditions de la guérison.

Du traitement au point de vue des rédicives. — Il est nécessaire de continuer le traitement jusqu'à guérison complète de l'affection cutanée. Il ne suffit pas que l'éruption soit disparue, il faut que la peau ait recouvré ses propriétés normales, qu'il ne reste plus de trace de rugosités, de sécheresse, que le prurit ait entièrement disparu, autrement la récidive est imminente.

Lors même que tous les accidents ont cessé, il importe d'entretenir les fonctions de la peau en bon état par l'usage régulier des bains, des frictions à l'huile d'amandes douces ou avec la brosse de flanelle. Ces précautions continuées pendant très-longtemps sont nécessaires pour assurer la solidité de la guérison. La cause principale de ces récidives qui se répètent aussi fréquemment, est certainement l'oubli de ces mesures hygiéniques.

Les malades devront éviter toutes les causes occasionnelles qui éveillent la suceptibilité de la peau. Leur profession les expose-t-elle à des contacts irritants, il faudra redoubler de précautions, faire des ablutions fréquentes ; enduire de temps en temps les mains avec de la glycérine, etc.

Je ne parle pas du régime alimentaire, dont l'importance a été déjà plusieurs fois signalée.

CHAPITRE VI.

TROUBLES DE NUTRITION DE LA PEAU D'ORIGINE NERVEUSE.

BIBLIOGRAPHIE. — DESCOT. Des affections locales des nerfs. Thèse, Paris, 1822.

BROWN-SÉQUARD. Sur les altérations pathologiques qui suivent la section du nerf sciatique (*Comptes rendus des séances de la Société de biologie*, t. I, 1849).

ROMBERG. Lehrbuch der Nervenkrankeiten. Berlin, 1854.

CANUET. De l'influence du système nerveux dans les maladies cutanées. Thèse, Paris, 1855.

J. PAGET. Lectures on surgical pathology, t. I.

CHARCOT. Note sur quelques cas d'affections de la peau, dépendant d'une influence du système nerveux, suivies de remarques sur le mode d'influence du système nerveux sur la nutrition, par le docteur Brown-Séquard (*Journ. de physiologie*, t. II, janv. 1859).

BAERENSPRUNG. Die Gürtelkrankeit, 1 Bd, 2 Heft, 1861. Beitraege zur Kenntniss der zoster (*In Annalen des charité krankenhauses* zu Berlin, 1863). — Beitraege zur Kenntniss des Zoster (*In arch. f. nat. und physiologie*, n° 4, 1865).

S. WEIR MITCHELL. C. A. Morehouse and W. Keen. Gunshot wounds and other injuries of nerves. Philadelphia, 1864.

GIGNOUX. Des éruptions par névrose vaso-motrice (*Mém. et comptes rendus de la Société des sciences méd. de Lyon*, 1865).

MOUGEOT. Recherches sur quelques troubles de nutrition consécutifs aux affections des nerfs. Thèse, Paris, 1867.

LOMBROSO. Le pigmentazioni e l'erpetismo nelle alienazioni mentali (*Giornale italiano delle mal. ven. et delle mal. della pelle.*, fasc. 7, 1867).

MAYET. Des troubles de nutrition de la peau et du tissu conjonctif liés aux lésions du système nerveux (*Mém. et comptes rendus de la Soc. des sc. méd. de Lyon*, 1868).

LABORDE ET LEVEN. Comptes rendus de la Société de biologie. Octobre 1869.

PERROUD. Note sur quelques troubles de la circulation et de la nutrition dans l'hémiplégie cérébrale (*Lyon médical*, juillet 1871, numéros 15 et 16).

COUYBA. Des troubles trophiques consécutifs aux lésions traumatiques de la moelle et des nerfs. Thèse, Paris, 1871.

CHARCOT. Leçons sur les maladies du système nerveux, 1872.

I. — TROUBLES DE NUTRITION DE LA PEAU CONSÉCUTIFS A DES LÉSIONS TRAUMATIQUES DU SYSTÈME NERVEUX PÉRIPHÉRIQUE.

La section complète des nerfs ne détermine pas à elle seule des troubles de nutrition dans les parties qui cessent d'être innervées. La neuro-paralysie prédispose à l'inflammation, mais ne la produit pas. Après la section du nerf sciatique, les physiologistes ont signalé la tuméfaction des extrémités, la chute des ongles, des ulcérations des orteils; mais ces accidents, comme l'a démontré Brown-Séquard, peuvent être évités en plaçant le membre paralysé dans une caisse de son. On avait également observé des troubles de la vision (ulcérations de la cornée, inflammation des milieux de l'œil) à la suite de la section du trijumeau ; en pratiquant l'occlusion de l'œil, Snellen et Buttner ont vu les symptômes se borner à l'hypérémie de la conjonctive et de l'iris. Dans les sections nerveuses, les troubles trophiques ne sont donc pas le fait de la cessation de l'influx nerveux, mais ils reconnaissent pour cause l'irritation ou l'inflammation du nerf lésé. Brown-Séquard (1) a le premier démontré l'importance de cette condition, et Charcot dans ses leçons adopte complétement cette opinion.

Aussi trouverons-nous des troubles trophiques nettement accusés dans les sections nerveuses incomplètes qui exposent davantage à l'inflammation et spécialement dans les dilacérations nerveuses par contusions, blessures par armes de guerre, etc.

Des troubles de nutrition consécutifs à une section complète ou incomplète des nerfs avec irritation et inflammation consécutives. — Dans cette seconde série de faits, la section du nerf est le plus ordinairement incomplète ; les troubles de nutrition sont la conséquence de l'irritation ou de l'inflammation consécutives. Les symptômes apparaissent presque immédiatement et sont dus à l'irritation traumatique, ou bien ils sont tardifs et dépendent d'une irritation produite par une cicatrice vicieuse. Ce sont les chirurgiens américains qui, les premiers, ont étudié avec soin ces accidents ; la guerre de la sécession leur ayant ouvert sur ce sujet un vaste champ d'investigations. Laissant de côté les troubles trophiques des muscles et des surfaces osseuses, nous limiterons cette étude aux affections cutanées. Ces troubles de nutrition sont caractérisés par des éruptions érythémateuses, vésico-bulleuses, ulcéreuses et des altérations de la sécrétion des glandes de la peau.

Érythème. — La peau d'un rouge plus ou moins foncé est lisse et

(1) Brown-Séquard, *Remarques sur le mode d'influence du système nerveux sur la* an ier 1859).

luisante, l'épiderme est enlevé sur quelques points, des ulcérations plus ou moins superficielles existent; Paget a comparé cet aspect à celui de l'engelure. D'autres fois, cette surface ressemble à une cicatrice large et lisse (Mitchell, Morehouse, Keen). La rougeur est diffuse ou circonscrite, unie ou tachetée. A la main et au pied, les doigts s'effilent, les rides s'effacent, les poils tombent. Les parties malades sont gonflées, douloureuses, et l'éruption est ordinairement précédée ou suivie de douleurs névralgiques, de sensation de brûlure.

La forme érythémateuse est fréquente, les chirurgiens américains l'ont notée 19 fois sur 54 cas de lésions partielles des nerfs (1).

Éruptions vésico-bulleuses. — L'érythème est ordinairement le premier degré du processus morbide; sur les surfaces hypérémiées se montrent des vésicules de forme, de volume et de couleur variables. Elles sont plus ou moins volumineuses, épaisses ou agglomérées, discrètes ou confluentes, situées dans la plupart des cas sur le trajet même des nerfs intéressés. Elles siégent fréquemment à la face palmaire de la main, le long des doigts, à la racine des ongles. Cette différence d'aspect explique la classification de ces éruptions dans les genres *herpès*, *zona*, *pemphigus*, *eczéma*, *ecthyma*, suivant la forme qu'elles présentaient. Après la rupture de l'enveloppe épidermique, il se forme suivant le type de l'éruption une croûte plus ou moins épaisse qui recouvre une petite ulcération.

Ces éruptions vésico-bulleuses ont paru sur les membres à la suite des blessures des nerfs, sur le tronc après des contusions. Oppolzer (2) a observé le zona du tronc à la suite d'un coup sur le thorax, Thomas (3) après un effort violent pour soulever un fardeau. J'ai dans mes notes l'observation d'un zona du sixième espace intercostal survenu chez un cocher qui avait été jeté violemment à terre du haut de son siége.

Les symptômes de chaleur, sensation de brûlure, fourmillements, douleurs lancinantes se retrouvent également dans les éruptions vésico-bulleuses.

Ulcérations. — Des ulcérations plus ou moins profondes peuvent survenir; elles sont précédées de l'apparition de taches rouges, d'une

(1) Mougeot, *Thèse citée*, p. 12.

(2) Oppolzer, *Allgemeine Wiener medicinische Zeitung* n° 48, nov. 1866.

(3) Thomas, *Archiv. der Heilkunde*, 1866, p. 145.

durée fugitive, sans phlyctènes apparentes. Après une division incomplète du nerf médian, des ulcérations consécutives apparurent sur la face palmaire du médius, la face dorsale et l'extrémité de l'index (Gosselin). La peau était luisante, glabre, d'un rouge bleuâtre, ulcérée par places à la paume des mains et à la face palmaire des doigts chez un soldat qui avait eu le bras traversé par une balle qui, ayant pénétré au-dessus de la clavicule, était sortie à la partie moyenne du bras (Mitchell, Morehouse, Keen).

Lésions de l'épiderme et des ongles. — L'épiderme rugueux prend une couleur terreuse ou jaune foncé, il s'épaissit et tombe par plaques épaisses ou par larges lamelles. L'exfoliation épidermique suit quelquefois en lignes fines le trajet du nerf irrité (Fischer).

Les ongles deviennent crustacés, raboteux, ils se courbent, prennent la forme de griffes, se dépriment latéralement. La peau qui recouvre la matrice unguéale s'amincit et s'ulcère.

Gonflement du tissu cellulaire. — Hamilton avait déjà signalé après la blessure des nerfs du bras un empâtement du tissu cellulaire de la paume et du dos de la main. Cette tuméfaction qui simule un phlegmon sous-aponévrotique peut se montrer sur tous les points du membre, elle disparaît le plus souvent sans suppurer. Fischer a rapporté cependant plusieurs exemples de panaris profonds qui se compliquèrent presque toujours de nécrose.

Troubles de sécrétion glandulaire. — Les troubles de sécrétion glandulaire consécutifs aux lésions nerveuses portent sur toutes les glandes de la peau et plus particulièrement sur les glandes sudoripares.

On a remarqué les anomalies les plus diverses dans la sécrétion de la sueur ; abolition de la sécrétion, hypersécrétion notable ; enfin perversion de la fonction, sueur aigre, ascescente.

La rudesse de la peau, sa sécheresse notées dans un grand nombre d'observations semblent prouver que les fonctions des glandes sébacées ont été troublées à leur tour.

Des modifications importantes surviennent également dans le système pileux. La sécrétion pileuse est abolie, le poil devient caduc, terne, et tombe ; d'autrefois l'activité physiologique est surexcitée; les poils prennent une couleur plus foncée, croissent avec plus de rapidité, poussent plus abondants, plus forts, se hérissent et sont le siége d'une sensibilité douloureuse. Ces derniers symptômes ont été observés sur les poils des membres et sur ceux du cuir chevelu et de la barbe par Pouteau (1), Larrey (2), Bellingeri (3), etc. Dans une observation de Crampton (4) (névralgie traumatique du musculo-cutané), le bras se couvrit de poils ; des faits analogues sont fréquemment notés dans les observations.

II. — Affections nerveuses périphériques d'origine spontanée, troubles trophiques.

Ces affections s'accompagnent quelquefois de troubles trophiques de la peau, et dans ce cas, les éruptions ont pour cause immédiate une lésion du tissu nerveux due à un processus inflammatoire siégeant soit dans les ganglions spinaux ou crâniens, soit sur le trajet des nerfs eux-mêmes.

Baerensprung (5) a, le premier, démontré l'importance du rôle des ganglions : à l'autopsie d'un enfant âgé d'un an, mort de tuberculisation et qui avait été affecté quelques jours auparavant d'un zona thoracique, commençant en arrière, de la 6e à la 8e vertèbre dorsale, et en avant, finissant sous l'appendice typhoïde, il trouva les 6e, 7e et 8e ganglions spinaux rouges et tuméfiés, ainsi que les nerfs intercostaux correspondants. Plus tard, Charcot (2), sur une femme de soixante-douze ans, morte d'un cancer de la colonne vertébrale et atteinte d'un zona situé sur le trajet des rameaux du plexus cervical, rencontra également les nerfs et les ganglions spinaux de la région cervicale rouges et tuméfiés. Dans les deux cas, la moelle épinière, les racines antérieures et postérieures étaient intactes, la lésion était limitée aux ganglions et aux nerfs spinaux, et pour ces derniers, la lésion n'existait que sur les points peu éloignés du ganglion.

Mais on ne peut, comme Baerensprung, localiser exclusivement la lésion anatomique dans les ganglions ; des faits nombreux prouvent

(1) Pouteau, *Œuvres posthumes*, t. II, p. 92, Obs. III.

(2) Larrey, *Cliniq. chirurgicale*, t. Ier, p. 200.

(3) Bellingeri, *Archiv. génér. de médecine*, 1835, t. VII.

(4) Obs. IV du mém. d'Hamilton, *Arch. génér. de méd.*, 1838, t. II.

(5) Baerensprung, *Ann. Charité Krank.* zu Berlin, 1863, vol. XI, 2e part. p. 96.

(6) Charcot et Cotard, *Sur un cas de zona du cou avec altération des nerfs du plexus cervical et des ganglions correspondants des racines spinales postérieures* (*Mém. de la Société de biologie*, 1865, p. 41).

que les troubles trophiques apparaissent quel que soit le point où le cordon nerveux ait subi une irritation. Nous avons déjà indiqué les éruptions consécutives aux blessures des nerfs, nous retrouverons les mêmes symptômes dans certaines paralysies périphériques spontanées ou d'origine toxique, et dans d'autres affections du système nerveux central (cerveau et moelle épinière). La théorie qui dans l'état actuel de la science explique le mieux ces différents symptômes, est celle des nerfs trophiques qui ont sous leur dépendance les actes de la nutrition et qui prennent naissance dans les masses grises du système nerveux cérébro-spinal.

La névrite non traumatique des nerfs périphériques et des ganglions reconnaît pour causes : 1° la compression ; 2° une lésion spontanée. Des tumeurs de diverse nature, cancéreuses, sarcomateuses, tuberculeuses, etc., des maladies des os peuvent comprimer les cordons nerveux et les ganglions dans l'intérieur du crâne ou de la colonne vertébrale, dans les conduits osseux ou sur le trajet des nerfs eux-mêmes. D'autres fois le processus irritatif a été produit par un caillot sanguin dilatant outre mesure un vaisseau et comprimant ainsi le cordon nerveux. Gherardt d'Iéna explique la production de l'herpès facial dans les maladies fébriles par la dilatation des rameaux de l'artère faciale. Ces vaisseaux dilatés au moment de la période de chaleur qui suit le frisson compriment les nerfs dans les trous osseux qu'ils traversent ensemble.

Le froid, les empoisonnements peuvent également être suivis de l'irritation et de l'inflammation des nerfs périphériques.

Névrite par intoxication. — L'asphyxie par l'oxyde de carbone, lorsqu'elle n'amène pas immédiatement la mort, est fréquemment suivie de paralysie des nerfs périphériques. Cette paralysie limitée à certains points, peut devenir ascendante et dans les deux cas se complique de troubles trophiques de la peau caractérisés par l'érythème, le zona, le pemphigus, le gonflement œdémateux, la gangrène. Leudet (1) a publié plusieurs observations qui démontrent cette lésion du tissu cutané. Chez un homme mort le quatorzième jour de l'empoisonnement et qui fut atteint de paralysie ascendante, une rougeur vive et un empâ-

(1) Leudet, *Recherches sur les troubles des nerfs périphériques et surtout des vasomoteurs consécutifs à l'asphyxie par la vapeur de charbon* (*Archiv. de médecine*, mai 1865).

tement parurent au point d'émergence du sciatique droit. L'autopsie révéla une névrite manifeste du sciatique. Il est donc permis de supposer que les éruptions diverses qui furent observées chez les autres malades, et qui pour la plupart suivaient le trajet de certains cordons nerveux, étaient dues à la même cause.

Paralysies périphériques. — Duménil (1), dans une étude sur la névrite, admet que certaines paralysies périphériques et spontanées sont dues à une atrophie des nerfs, résultat d'un processus inflammatoire. Il a vu dans ce cas des troubles trophiques analogues à ceux des paralysies traumatiques, du côté des muscles, des articulations et de la peau. Dans une de ses observations (IIe), on trouve l'état lisse et luisant de la peau, une éruption eczémateuse et des taches pigmentaires.

Névralgies. — Les troubles trophiques qui surviennent dans les névralgies sont les suivants : peau rouge et luisante, comme graisseuse, rougeur en nappe, disposée par îlots distincts, ou formant des lignes fines qui suivent le trajet des cordons nerveux ; poussées pseudo-érysipélateuses, ortiées, lichénoïdes ; éruptions vésiculeuses, bulleuses, pustuleuses affectant la forme du zona, du pemphigus, de l'eczéma ; tuméfaction du tissu cutané diffuse ou circonscrite et donnant lieu à de petites intumescences. Les follicules pileux subissent parfois de profondes modifications ; le poil blanchit et tombe ; dans quelques cas rares, il devient rude et épais.

Ces symptômes se retrouvent plus ou moins nombreux dans les névralgies, quel que soit leur siége, mais c'est principalement dans celles du trijumeau qu'on les a le plus souvent observés et le mieux étudiés. La forme éruptive la plus commune est le zona. Les ophthalmologistes ont décrit avec grand soin, sous le nom de *zona ophthalmique*, une des variétés de cette névralgie. La même physionomie symptomatique s'observe dans les névralgies cervico-occipitale, brachiale, sciatique, etc.

L'observation suivante est un exemple de troubles trophiques dans une névralgie du bras et de la main.

X....., âgé de quarante-cinq ans, fondeur, souffre depuis deux ans d'une névralgie du bras gauche survenue sans cause appréciable. Il éprouve des douleurs violentes qui siégent au niveau de l'omoplate, le long de la face in-

(1) Duménil, *Contributions pour servir à l'histoire des paralysies périphériques*, etc. (*Gaz. hebd.* 1866, numéros 4, 5 et 6).

terne du bras, à la partie interne et postérieure du coude. La douleur moins vive à l'avant-bras reprend son intensité à l'index et au petit doigt. Cette douleur est continue avec des périodes de recrudescence non périodiques. Ces exacerbations s'accompagnent de douleurs excessives qui font jeter des cris au malade ; à ce moment, des lignes rouges se dessinent sur le trajet du nerf cubital. A plusieurs reprises, le malade a vu sur le bras une éruption de taches rouges élevées (érythème ortié?) ; actuellement il présente à la partie moyenne et interne de l'avant-bras deux plaques d'herpès Zoster, de la grandeur d'une pièce de 1 franc, arrondies, composées de douze à quinze pustules agglomérées. L'une des plaques est recouverte de petites croûtes noirâtres adhérentes, au-dessous desquelles la peau est légèrement ulcérée. Cette éruption qui date de huit jours a été précédée de douleurs plus vives que d'habitude le long de l'avant-bras.

Lèpre anesthétique. — Les lésions du système nerveux sont des plus accusées dans la lèpre anesthétique ; les cordons nerveux subissent des altérations remarquables : tuméfactions et nodosités, changement de couleur, métamorphose graisseuse, atrophie complète des fibres nerveuses primitives. D'après Virchow (1), les diverses affections cutanées désignées sous le nom de pemphigus lépreux, les ulcérations et les affections osseuses, seraient le fait de ces lésions du système nerveux, et il compare cet état à l'inflammation névro-paralytique de l'œil à la suite de l'anesthésie. Nous reviendrons en détail sur ce point dans le chapitre de la lèpre.

III. — Des troubles de nutrition de la peau consécutifs aux lésions traumatiques et spontanées des centres nerveux.

Lésions traumatiques de la moelle épinière. — Les troubles trophiques qui succèdent aux lésions traumatiques de la moelle épinière offrent la plus grande analogie avec ceux qui existent dans les blessures des nerfs. La condition d'une irritation consécutive à la blessure explique la rareté de ces accidents dans les sections expérimentales complètes et incomplètes, et leur manifestation à la suite des plaies contuses, des fractures et luxations de la colonne vertébrale.

L'épiderme et les ongles subissent les mêmes altérations qui ont été décrites dans le chapitre précédent ; les phlyctènes se montrent fréquemment, surtout sur les points qui sont exposés aux pressions. On a signalé également l'érythème et les taches pigmentées sur les mem-

(1) Virchow, *Pathologie des tumeurs*, t. II, trad. franç., p. 512 et suivantes.

bres. Couyba (1) a rapporté dans sa thèse un exemple remarquable d'érythème à forme noueuse apparu le quatrième jour chez un soldat qui avait eu la colonne vertébrale fracturée par un coup de feu ; mais le symptôme le plus fréquent est la production d'eschares qui siégent à la région sacrée sur la ligne médiane, s'étendant symétriquement de chaque côté, si la moelle entière a été intéressée; d'un seul côté, si la lésion est unilatérale. Ces eschares apparaissent du quatrième au cinquième jour, d'après Gurlt; mais leur production est tantôt plus hâtive, d'autres fois plus tardive. Cette affection ne doit pas être confondue avec les eschares qui sont le résultat de la débilitation, d'un séjour au lit longtemps prolongé, de pressions, etc.; elles en diffèrent par la marche rapide de leur évolution et leur apparition dans les premiers jours de la blessure.

On a signalé, en outre, des lésions graves de la nutrition dans le membre inférieur. Ainsi les membres inférieurs s'œdématient, augmentent notablement de volume et sont le siége d'ulcérations et de plaques gangréneuses. Les docteurs Gaillard et Mayet ont communiqué à la Société des sciences médicales deux observations remarquables. Dans le fait de Gaillard (2), il apparut presque immédiatement après la fracture de nombreuses phlyctènes à la jambe gauche, et pendant un mois, la température des parties paralysées fut notablement augmentée, ainsi que la sécrétion sudorale. Plus tard les membres inférieurs œdématiés augmentèrent considérablement de volume, et prirent l'aspect éléphantiasique : enfin des ulcérations profondes et une gangrène consécutive apparurent; le malade mourut trois ans après l'accident.

Dans l'observation de Mayet, presque immédiatement après l'accident, il se produisit une infiltration considérable de toutes les parties paralysées, dont le volume s'accrut assez pour devenir double ou triple de ce qu'il était à l'état normal. Elles étaient, en outre, complétement et continuellement froides. Ce symptôme persista un mois (3).

Troubles de nutrition dans les maladies spontanées de la moelle épinière. — Charcot a vu, « dans plusieurs cas de méningite spinale

(1) Couyba, *Thèse citée*, p. 53, Obs. XIII.

(2) Gaillard, *Mém. et comptes rendus de la Société des sciences médicales de Lyon*, années 1863-1864.

(3) Mayet, *Mém. de la Société des sciences médicales de Lyon*, Année 1868.

chronique avec épaississement de la dure-mère, l'inflammation concomitante des nerfs rachidiens dans leur trajet à travers les méninges, provoquer dans les parties périphériques, outre une atrophie plus ou moins prononcée des masses musculaires, des éruptions cutanées diverses, mais se rapprochant en général, quant à la forme, tantôt du zona, tantôt du pemphigus. Brown-Séquard avait déjà signalé l'existence d'éruptions cutanées spéciales, aux bras, dans les cas de méningo-névrite spinale localisée à la partie inférieure de la région cervicale (1). »

Les eschares se retrouvent également dans la myélite aiguë et dans les affections chroniques, lorsqu'une exacerbation aiguë se manifeste.

Sclérose des cordons postérieurs.—D'après Charcot, des *éruptions papuleuses* ou *lichénoïdes*, l'*urticaire*, le *zona*, des *éruptions pustuleuses* se rapprochant de l'ecthyma peuvent se montrer dans le cours de l'ataxie locomotrice, et spécialement à la suite des accès de douleurs fulgurantes. Dans un cas, il a vu des pustules d'ecthyma suivies d'ulcérations profondes et une eschare de la région sacrée. J'ai observé également chez une ataxique une urticaire qui a persisté pendant plusieurs mois.

Obs. X....., âgée de trente-deux ans, d'une bonne constitution, est atteinte d'ataxie locomotrice depuis un an. Défaut de coordination dans les mouvements, marche *sui generis*, faiblesse des bras, douleurs fulgurantes dans les membres et le long de la colonne vertébrale, douleurs en ceinture, fourmillement dans les pieds et les mains. Six mois après le début de la maladie, strabisme et paralysie du facial qui ont disparu spontanément. Au moment où paraissaient ces derniers symptômes, la malade se plaignit de douleurs très-vives à la peau et des plaques nombreuses d'urticaire envahirent les bras, les cuisses, le cou, le tronc. Ces plaques ortiées n'avaient qu'une durée de quelques heures, mais elles se reproduisaient avec une grande rapidité sur différents points et étaient accompagnées d'un prurit des plus douloureux. Cette éruption a persisté pendant près d'un an.

Un malade du docteur Mayet présentait les symptômes d'une ataxie locomotrice commençante. Un an auparavant il avait eu un érysipèle de la jambe droite ; au moment de l'examen, il était porteur d'une affection papulo-vésiculeuse assez confluente, siégeant à la partie inférieure des deux jambes (papules rouges lichénoïdes, vésicules d'herpès, quelques bulles de pemphigus) (2).

(1) Charcot, *Leçons citées*, p. 27.
(2) Mayet, *Mém. cité*, p. 210.

Les observations suivantes montrent la gravité des troubles de nutrition qui peuvent accompagner certaines maladies des centres nerveux.

X....., âgé de trente-quatre ans, a eu, il y a neuf ans, des accidents graves du côté de la poitrine; son état a même été regardé comme désespéré ; quelque temps après, il a été atteint de paraplégie, de bégayement, et il a présenté tous les signes d'une lésion des centres nerveux. Les accidents se sont peu à peu dissipés, mais lorsque le malade a voulu marcher, des phlyctènes ont paru au pied gauche sur tous les points exposés à des pressions. La rupture des bulles fut suivie d'ulcérations qui gagnèrent en profondeur et atteignirent les os. Le malade fut amputé par le docteur Ollier dans la continuité des métatarsiens. La nouvelle base de sustentation devient à son tour le siége des mêmes phénomènes.

A droite, une partie du premier métatarsien s'est à son tour nécrosée, et on constate sur le pied droit les symptômes suivants :

1° Coloration pigmentaire d'un noir foncé, distribuée par plaques et donnant un aspect particulier à la région ;

2° Épaississement notable de l'épiderme et sur quelques points végétations cornées ;

3° Épaississement considérable des ongles qui se continuent directement avec la peau en se recourbant ;

4° Sueurs profuses du pied et de la partie inférieure de la jambe. En plaçant la jambe sur le lit, on voit les gouttes de sueur perler en abondance. Cette sueur est d'ailleurs acide et rougit le papier de tournesol.

Le docteur Mayet a rapporté une observation très-intéressante d'une lésion complexe de la moelle, suivie d'éruption d'herpès, et dont voici les principaux détails.

X....., maçon, âgé de vingt-six ans, a fait, il y a huit ans, une chute d'un lieu élevé. Paralysie complète de la motilité et de la sensibilité pendant trois mois, le malade ne pouvait encore, onze mois après l'accident, marcher qu'avec des béquilles. X..... put cependant reprendre son travail, mais depuis trois ans il a commencé à s'apercevoir d'une diminution de la force musculaire dans les membres supérieurs, et surtout dans le gauche. Depuis trois mois, la faiblesse a augmenté, et des douleurs ayant le caractère fulgurant sont ressenties surtout dans le bras gauche où l'atrophie est plus marquée.

Actuellement, on constate une atrophie des muscles interosseux, des muscles de l'éminence thénar, de l'avant-bras et du triceps brachial. A droite, mêmes lésions moins marquées. Le malade accuse des crampes, des tressaillements fréquents et involontaires dans les muscles encore peu atrophiés du membre supérieur et parfois aussi dans ceux du membre inférieur.

A l'ophthalmoscope, on constate une déformation, une coloration grisâtre, nébuleuse des deux papilles et une injonction notable de la rétine.

Le malade présente un zona sur le trajet du nerf radial gauche. Une dizaine de grosses vésicules siégent sur la face externe et postérieure de l'avant-bras gauche et de la main. Elles ont persisté quatre à cinq jours et ont été remplacées par des élevures rouges. Ces vésicules ont paru à plusieurs reprises, e a chaque apparition, les douleurs fulgurantes ont été plus intenses (1).

Quel a été dans ce cas le processus morbide ? Qu'il y ait eu primitivement fracture de la colonne vertébrale ou simple contusion de la moelle, il n'est pas douteux que le traumatisme n'ait été le point de départ d'une irritation chronique qui s'est accrue sous l'influence du froid humide qu'a subie le malade en couchant quelque temps dans une cave. La lésion a envahi la moelle, car le malade présente des symptômes qui appartiennent tout à la fois à l'atrophie musculaire progressive et à l'ataxie. Quoi qu'il en soit, on peut er conclure avec le docteur Mayet que la lésion dépend du travail irritatif qu'a subi la moelle épinière.

Des troubles trophiques consécutifs aux lésions cérébrales.

Hémorrhagie cérébrale, hémiplégie. — Les troubles trophiques sont précoces ou tardifs.

Erythème. — Après l'attaque d'apoplexie, la peau prend quelquefois une coloration rouge plus ou moins foncée par places, et ce symptôme coïncide souvent avec une chaleur et une transpiration plus abondante. Une femme de soixante-quinze ans avait eu déjà plusieurs attaques, à la dernière qui fut suivie de sa mort, un érythème intense apparut au cou et à la partie supérieure de la poitrine.

Zona, phlyctènes. — Duncan (2)et Payne (3) ont vu le zona de la cuisse survenir après une attaque ; chez le malade du premier, l'éruption parut avec la paralysie et se dissipa avec elle ; chez celui du second, elle se montra le troisième jour. Un zona thoracique est survenu beaucoup plus tard chez un malade traité par Perroud (3). J'ai vu deux fois des phlyctènes après l'attaque, les bulles siégeaient dans un cas à la cuisse, dans l'autre à la nuque.

Eschares. — C'est du deuxième au quatrième jour après l'attaque, rarement plus tôt, quelquefois plus tard, que se montrent sur la fesse

(1) Mayet, *Mém. cité*, p. 212.
(2) *Journ. of cutan. med.*, etc., 1868.
(3) *British med. Journ.*, août 1871.

du côté paralysé une ou plusieurs plaques érythémateuses à contours plus ou moins irréguliers. Le lendemain ou le surlendemain une tache violacée, ecchymotique, apparaît au centre de la plaque érythémateuse. Sur ce point, l'épiderme s'érode ou est soulevé par une bulle et bientôt se forme une eschare brune, sèche et arrondie, qui peut atteindre 6 à 7 centimètres de diamètre. Ces eschares ont le même caractère que celles indiquées déjà dans les maladies de la moelle, rapidité d'évolution, genèse précoce, suivant le début de la maladie.

Épaississement de la peau et desquamation. — Ces symptômes sont plus tardifs, ils sont quelquefois assez prononcés pour que l'aspect de la peau rappelle celui du premier degré de l'ichthyose. Les ongles sont plus grossiers, striés longitudinalement ; leur accroissement dans les formes torpides de la paralysie est plus lent, mais lorsqu'il survient des symptômes irritatifs, leur poussée est au contraire plus rapide que du côté sain.

Névroses cérébro-spinales. — Jaccoud a réuni sous le nom de névroses cérébro-spinales, l'aliénation mentale, l'épilepsie, l'hystérie, la catalepsie, non que l'altération matérielle du système nerveux fasse défaut dans ces affections, mais la lésion anatomique n'est pas une lésion fixe et univoque.

On retrouve dans ces affections, des éruptions érythémateuses, vésico-bulleuses, ulcéreuses, des pigmentations anomales. De l'étude des observations publiées, il ressort que le plus souvent l'éruption coïncide avec un mouvement fébrile, une recrudescence. Ces cas rentreraient donc dans la loi générale qui a déjà été établie, mais il est prudent d'attendre des faits plus nombreux avant de rattacher ces troubles de nutrition à une inflammation ou à une irritation de la substance grise.

Aliénation mentale. — Lombroso (1) a étudié les troubles de nutrition de la peau dans la monomanie, la mélancolie, la manie, la démence aiguë, chronique et épileptique, la paralysie progressive, l'idiotie. D'après cet auteur, les anomalies pigmentaires, qu'il désigne sous le nom de taches, éphélides, chloasma, sont les affections les plus fré-

(1) Lombroso, *Mém. cité.*

quentes; elles se rencontrent surtout chez les monomaniaques et les déments dans les cas graves. Sur 90 malades, Lombroso a noté 67 fois des anomalies du pigment; sur 40 sujets qui ont guéri, l'affection a été rencontrée 18 fois; et sur 58 incurables, 49 fois. Les autres éruptions sont plus rares; celles que Lombroso a observées sont : l'eczéma et le pemphigus, 6 cas; le furoncle, 4; le prurigo, 2; le pityriasis, 2.

Les affections cutanées ont semblé dans plusieurs cas être en rapport direct avec la marche de la maladie. Deux fois, les taches parurent subitement sur le front dans une méningite qui fut suivie de manie; trois fois la pigmentation débuta au moment où la maladie marchait vers la démence et le marasme. Une seule fois, l'éruption précéda la guérison d'une maladie aiguë. Dans un cas de manie religieuse, le premier symptôme fut l'apparition du chloasma du front.

Le siége de ces pigmentations se répartit ainsi: sur les joues, 69 cas; sur le front et le nez, 54; sur le cou, 49; sur le corps, 49.

J'ai observé également dans le cours de la paralysie générale des symptômes cutanés, pigmentations, érythèmes, urticaire. Un de mes malades présentait à certaines exacerbations de véritables poussées d'urticaire qui envahissaient la moitié supérieure du corps.

Dans une discussion soutenue devant la Société de médecine de Lyon, le docteur Arthaud, médecin de l'asile départemental du Rhône, résumant les faits observés dans sa pratique, déclara que chez les aliénés, les troubles de nutrition de la peau sont fréquents et souvent très-sérieux, surtout chez les aliénés paralytiques. Les lésions de calorification sont communes, la peau est tantôt très-froide, tantôt très-chaude, sèche ou couverte de sueur. L'érythème, le pemphigus, une desquamation rouge des pieds, comme si les extrémités eussent été trempées dans l'eau bouillante, sont les lésions qu'il a le plus souvent rencontrées. Indépendamment des éruptions superficielles, on a noté encore, dans les formes chroniques de l'aliénation, des ulcérations arrondies, taillées à pic, situées dans des régions peu exposées aux coups ou à la pression (1).

La pellagre des aliénés fut, il y a quelques années, l'objet de longues discussions qui révélèrent l'influence considérable de la folie et surtout des formes paralytiques et démentes sur les troubles de nutrition de

(1) Société de médecine de Lyon, 29 janvier 1873 (in *Lyon médical*, 2 mars 1873).

la peau. L'érythème est l'affection qui attira le plus l'attention; ses symptômes sont ceux qu'on a notés dans l'érythème pellagreux : rougeur au dos des mains et au cou-de-pied avec gonflements, tension, rougeur, érosion, desquamation à la suite de laquelle le derme reste luisant, rouge d'abord, puis blanc mat (1). Dans plusieurs observations, la manchette pellagreuse est nettement indiquée. Les modifications de la pigmentation, peau sèche, brune, fendillée, ont été signalées. D'autres fois, ce sont des éruptions papuleuses, pustuleuses, avec induration de la peau. Chez une épileptique maniaque, de grosses bulles plates existaient sur le dos de la main, et l'épiderme des bulles était sur le point de se détacher par plaques (2).

Sans discuter ici la question si controversée de la nature de ces lésions, et sans rechercher si les faits cités par Billod, Bouchard, Teilleux, etc., appartiennent à la pellagre vraie, ou ne sont, comme le soutient Th. Roussel, que des pseudo-pellagres, il n'en reste pas moins acquis que des troubles variés de la nutrition de la peau sont provoqués par la folie. L'érythème observé dans ces cas présente les analogies les plus frappantes, sinon une ressemblance complète avec l'éruption pellagreuse. Ses symptômes sont identiques, et l'influence des rayons solaires indispensable au développement de l'érythème pellagreux, est également le fait principal dans l'érythème des aliénés. En repoussant même l'identité de nature des deux affections, on ne peut se refuser à penser que l'érythème n'est qu'un accident déterminé par l'insolation sur un sujet dont le système nerveux périphérique a subi une atteinte profonde.

Épilepsie. — Le docteur Arthaud, médecin des aliénés de l'Antiquaille, a observé un fait remarquable d'épilepsie accompagnée d'érythème. L'épilepsie datait de huit années, elle ne reconnaissait d'autre cause appréciable qu'une méningite survenue quelques mois auparavant. Les crises d'abord éloignées s'étaient de plus en plus rapprochées et des accès de manie furieuse suivaient les crises violentes ou répétées. Une éruption formée par de petites taches roses, sans prurit, sans

(1) Billod, *Traité de la pellagre d'après des observations recueillies en Italie et en France*, obs. XIe, Paris, 1865.

(2) Teilleux, *D'une variété de pellagre propre aux aliénés* (*Annales médico-psychologiques*, 1860).

élevure de la peau, ne disparaissant pas par la pression, se montrait un peu avant les accès furieux. Elle apparaissait fatalement à la suite de plusieurs crises rapprochées, et faisait défaut si le malade n'en prenait qu'une ou si les crises étaient distantes de quelques jours. Un jour, on eut une preuve qui faillit être trop complète. Le malade avait son éruption depuis quelques heures, il jouait paisiblement aux cartes; tout à coup, au moment où il gagne la partie, il saute à la gorge de son partenaire pour l'étrangler (1).

Le docteur Jannyot a relaté l'observation d'un pemphigus généralisé succédant à une attaque d'épilepsie. Un jeune homme de vingt ans, épileptique depuis son enfance, eut une violente attaque qui fut suivie de délire et de fièvre continue. Six jours après, nouvelle attaque, sommeil profond pendant douze heures. La crise passée, le corps tout entier, à l'exception du cou et de la face, fut couvert de vésicules grosses comme des noisettes, contenant une sérosité limpide et qui laissaient après leur rupture une excoriation qui se recouvrait d'une croûte dure, noirâtre. De nouvelles poussées se firent ensuite sur divers points et envahirent alors la peau de la face, les muqueuses oculaire, buccale et pharyngienne. Le malade mourut un mois après (2).

Hystérie. — Le docteur Gignoux a relaté une observation de pemphigus hystérique chez une religieuse de vingt-trois ans, qui éprouvait depuis huit ans tous les symptômes de l'hystérie. « Un jour, sa paraplégie avait complétement disparu, elle présente une hyperesthésie cutanée générale, mais beaucoup plus marquée aux extrémités des membres qui supportent avec peine la pression des draps. Le lendemain, éruption générale de pemphigus, assez rare sur le tronc, mais très-confluente aux pieds et aux mains où l'hyperesthésie était le plus prononcée. Une semaine après, la dessiccation était complète, la malade se croyait guérie ; retour des mêmes accidents et dans le même ordre (3). »

On peut rapprocher de ce fait l'observation de Schulze. Il s'agit d'une femme de vingt-six ans, mère de deux enfants, née de parents

(1) Chatelet, *Mémoires et Comptes rendus de la Société des sciences médicales de Lyon*, 1864.

(2) Jannyot, *Journ. des conn. méd. chirurg.*, novembre 1838.

(3) Gignoux, *Des névroses vaso-motrices* (*Mém. de la Soc. des sciences méd. de Lyon*, 1865, p. 86).

aliénés, et qui, après avoir été affectée de chlorose, d'aménorrhée, d'hémoptysie, éprouva des accès d'hystérie, de catalepsie et même de dérangement intellectuel. Puis survint, par invasions successives, un pemphigus étendu sur le tronc et sur les membres. En neuf mois, elle eut six poussées nouvelles. Chaque éruption était accompagnée de malaise général, de vertiges, de somnolence, de vomissements, de douleurs le long du rachis ; la malade éprouvait le sentiment de la boule hystérique, et de plus une chaleur brûlante à la peau ; le pouls donnait 100 battements par minute, l'urine était rare et rouge; constipation opiniâtre. Alors apparaissaient sur la poitrine, sur les mamelles, etc., des bulles plus ou moins volumineuses, distinctes et confluentes (obs. résumée par Gintrac) (1).

Dans l'observation suivante, on trouve également des lésions complexes du système nerveux cérébro-spinal.

X....., âgée de dix-sept ans, est atteinte de nervosisme au plus haut degré. Dans son bas âge, elle fut prise de convulsions ; à l'âge de sept ans, chorée des plus intenses avec poussées d'urticaire.

Actuellement, défaut d'équilibre dans la coordination des mouvements ; mouvements brusques, inconscients; strabisme. La malade délire facilement, elle crie, pleure au moindre prétexte ; elle est sujette à des insomnies opiniâtres. L'intelligence est très-nette dans les moments de calme, et la jeune fille a pleine conscience de sa douloureuse infirmité. Depuis plusieurs années, la malade est tourmentée par un prurigo généralisé qui la fait horriblement souffrir. L'arsenic et le bromure de potassium ont très-notablement amélioré son état.

Émotions morales. — On peut rattacher à une altération fonctionnelle du système nerveux central les affections cutanées qui succèdent presque immédiatement à de violentes secousses morales et en particulier à la peur. On connaît l'histoire de ce valet de chambre qui, voyant conduire son ancien maître au supplice, fut frappé d'une telle terreur, qu'une éruption furfuracée se manifesta soudain sur la plus grande partie du corps. Un manufacturier fut pris subitement d'un psoriasis herpétiforme généralisé après l'explosion d'une chaudière qui entraîna la mort de sept ouvriers. Il existe dans la science des faits incontestables de changement presque instantané de la coloration des cheveux, des poils de la barbe à la suite d'émotions morales puissantes. Il est difficile de méconnaître dans ces faits l'action du système

(1) *Obs. et disquisitiones pathologicæ et chimicæ circa pemphigum hystericum.* Berolini, 1840.

nerveux. Dans les cas qui ont été publiés, on a noté le plus souvent des éruptions sèches, psoriasis et pityriasis, prurigo et lichen.

Note additionnelle sur le mal perforant. — Dans un mémoire remarquable, publié par Duplay et Morat, sur la pathogénie du mal perforant, ces auteurs sont arrivés aux conclusions suivantes :

1° Le mal perforant est une affection ulcéreuse du pied, liée à une lésion dégénérative des nerfs de la région ;

2° La dégénération des nerfs, qui tient sous sa dépendance immédiate l'ulcération, peut elle-même reconnaître les causes les plus diverses : lésion de la moelle ou des ganglions spinaux, section, compression des gros troncs nerveux, altérations des extrémités nerveuses ;

3° L'ulcère, une fois constitué, s'accompagne d'inflammation de voisinage affectant peu à peu la totalité des tissus de la région. Ces lésions de voisinage s'étendent quelquefois très-loin du point de départ (endartérite) (1).

Parmi les symptômes qui ont plus particulièrement attiré l'attention des auteurs du mémoire, nous trouvons les troubles de la sensibilité. Constamment, au niveau de l'ulcération et parfois dans un rayon assez étendu, la sensibilité est abolie ou diminuée. Les sécrétions épidermiques sont augmentées, l'épiderme est épaissi au niveau de l'ulcération et sur des points plus éloignés, non-seulement à la face plantaire, mais à la face dorsale et même sur la jambe. Les ongles sont épaissis, incurvés ; les poils augmentent de volume ou de nombre. La peau se pigmente, prend une teinte brune au pied et à la partie inférieure de la jambe. Les sueurs, plus abondantes, sont fétides ; d'autres fois la sécrétion est abolie. On voit combien ces symptômes offrent de ressemblance avec ceux que nous avons déjà décrits.

Les mêmes observateurs ont, en outre, signalé des éruptions cutanées érythémateuses et eczémateuses du pied et de la jambe (obs. III) ; des œdèmes inflammatoires, des phlegmons qui se terminent rarement par suppuration, des gangrènes limitées.

Quant aux lésions nerveuses, elles sont de deux ordres :

1° *Dégénérescence des tubes nerveux.* — Cette lésion s'étend aussi

(1) *Recherches sur la nature et la pathogénie de l'ulcère perforant du pied*, par le docteur S. Duplay et J. P. Morat (*Archives génér. de médecine*, 1873).

haut qu'on peut examiner les tubes ; elle ne dépend pas d'une inflammation de voisinage, et Duplay et Morat la considèrent comme *primitive, en tout comparable à celle qui se produit après la section des nerfs et leur séparation des centres trophiques* (p. 33 du mémoire cité).

2° *Névrite périphérique.* — Le tissu conjonctif du nerf (névrilème, périnèvre, interstitiel) s'enflamme au voisinage de l'ulcération ; mais, ici, la lésion ne remonte jamais très-haut.

Cette altération du tissu nerveux est la cause immédiate des symptômes du mal perforant, mais elle peut elle-même dépendre de causes multiples. La section ou la compression du nerf sciatique, une maladie de la moelle ou des ganglions spinaux, peuvent la produire.

CHAPITRE VII

MANIFESTATIONS CUTANÉES DUES A UNE ALTÉRATION DU SANG

Le titre même de ce chapitre indique combien est étendu le cadre qu'il est chargé de remplir; en effet, une étude complète des affections dans lesquelles on doit admettre une altération du sang, que celle-ci soit démontrée dans sa nature ou dans ses effets, constituerait un traité étendu de pathologie générale; nous ne ferons qu'indiquer la lésion cutanée qui fait partie de l'ensemble symptomatique de ces maladies. On pourra être étonné de rencontrer côte à côte des processus pathologiques décrits le plus souvent sous des rubriques bien différentes; nous chercherons à les relier de notre mieux, tout en avouant que le peu de développement dans lequel nous voulons entrer à leur sujet est la principale raison qui nous les a fait englober dans un même chapitre. Mais d'abord une question préalable se pose : par quel mécanisme les affections dyscrasiques agissent-elles sur la peau et y provoquent-elles des manifestations variées? Avouons que dans l'état actuel de la science, cette question ne saurait être résolue avec une complète satisfaction; dans certains cas, ce mécanisme est relativement simple, ce sont ceux où la peau chargée d'éliminer des matières toxiques venues soit du dehors, soit de l'intimité des tissus, est influencée par ces substances irritantes que l'analyse y retrouve en nature; mais le plus souvent cette explication si rigoureuse ne peut plus être invoquée, et nous sommes alors réduits à admettre que la modification de la crase sanguine amène une dystrophie *totius substantiæ* dans laquelle le système cutané n'est pas plus épargné que les autres. Ici on peut quelquefois invoquer comme intermédiaire entre l'effet et la cause, soit une action du système nerveux, soit une altération vasculaire locale. Nous nous garderons d'insister davantage sur le côté hypothétique de la solution de ces questions.

Les altérations du sang que nous allons passer en revue se groupent sous les quatre chefs suivants :

1° Altérations du sang par des éléments étrangers à l'organisme;

2° Altérations du sang par modification dans la proportion de ses éléments normaux;

3° Altérations du sang par un principe virulent;

4° Altérations du sang par un principe encore inconnu dans sa nature, mais donnant lieu à des affections chroniques d'un type particulier.

I. ALTÉRATIONS DU SANG PAR DES ÉLÉMENTS ÉTRANGERS A L'ORGANISME (1). — Les principes qui donnent naissance aux affections cutanées de cette première classe peuvent être de nature organique ou inorganique ; l'action directe exercée sur la peau par quelques-uns d'entre eux (éruptions artificielles) ayant déjà été décrite, ne nous occupera point ici, nous étudierons seulement les manifestations cutanées provoquées par l'absorption de ces principes, que celle-ci s'opère par la peau ou par les différentes muqueuses.

Substances de nature organique

Aliments. — L'ingestion de certains poissons et coquillages, en particulier des huîtres, moules, homards, écrevisses, du thon, etc., provoque chez certaines personnes des effets toxiques (fièvre intense, sentiment d'angoisse, cardialgie, céphalalgie, vomissements, diarrhée, etc.), accompagnés d'une éruption qui affecte le type de l'urticaire, de l'érythème scarlatiniforme ou urticé, de la roséole (plus rarement). L'usage des fraises, du miel, de quelques autres aliments, a été suivi d'accidents analogues. Ces éruptions, qui sont loin d'être constantes, exigent pour leur production une idiosyncrasie spéciale.

L'extrait d'huile de foie de morue et les préparations de propylamine ont provoqué des éruptions érythémateuses et papuleuses.

Alcool et boissons alcooliques. — Hypérémie des capillaires de la face; couperose pustuleuse, hypertrophique; ictère simple ou grave par altération aiguë ou chronique du foie; pemphigus, rare, observé à la suite d'excès de boissons prolongés pendant quelques jours; peau sèche et terreuse dans l'alcoolisme chronique.

(1) Dans cette énumération rapide, le genre des éruptions est seul indiqué; il faudrait en effet un traité spécial pour décrire ces affections au seul point de vue des symptômes locaux et généraux; nous reprendrons d'ailleurs quelques-uns des points les plus importants de cette étude dans la description des affections en particulier.

Chloral. — Dans l'empoisonnement par le chloral, on a signalé comme un des principaux phénomènes l'*érythème cutané;* d'autres fois, il y a eu des éruptions papuleuses et pustuleuses. Dans des cas graves, en particulier chez les aliénés, on a signalé des ulcérations cutanées et muqueuses.

Térébenthines. — Ce groupe comprend les différentes térébenthines du mélèze, du sapin argenté, etc. On peut rapprocher, au point de vue de leur action, plusieurs huiles essentielles naturelles qui ont la même composition que l'essence de térébenthine : essences de cubèbe, d'orange, de citron, de genièvre, etc. Ces substances, qui s'éliminent par diverses voies, et notamment par la peau, provoquent des éruptions multiples, accompagnées en général de prurit intense; roséole, érythème papuleux, scarlatiniforme, ortié; pemphigus aigu (observé exceptionnellement après l'ingestion du copahu).

Ces différentes formes éruptives peuvent être isolées ou associées les unes aux autres; l'érythème scarlatiniforme semble être en relation plus constante avec les térébenthines des conifères; la roséole et les formes ortiées, l'urticaire avec le copahu.

Solanées. — (Opium, belladone, datura stramonium, etc.). Érythème partiel, localisé, d'autres fois très-étendu, simple ou scarlatiniforme, pouvant se compliquer de vésicules, de papules ; une angine de même nature que l'éruption cutanée a été signalée dans plusieurs cas.

La belladone et le datura donnent surtout lieu à l'érythème scarlatiniforme.

Euphorbiacées. — (Rhus toxicodendron, ruta graveolens, etc.).

Plaques ortiées, plaques érysipélateuses accompagnées de vésicules, de bulles ou de pustules. Prurit, cuissons, tuméfaction.

Ces symptômes, provoqués par le contact direct de la plante, s'observent également sur des sujets qui ont séjourné dans le voisinage ; ils sont dus à l'émanation d'un principe particulier.

Quinquina. — (Sels de quinine et surtout le sulfate.) Éruptions érythémateuses avec prurit, vésicules, bulles s'accompagnant souvent d'hypérémie des muqueuses. Ces symptômes, qui s'observent surtout chez les ouvriers qui fabriquent le sulfate de quinine, ont été vus, l'éruption vésiculeuse principalement, à la suite de l'ingestion du sulfate de quinine. On a signalé aussi le purpura après l'ingestion de doses modérées de quinine pour combattre la fièvre intermittente et d'autres affections.

Cryptogames végétaux. — L'alimentation par des céréales, seigle, blé, infectées d'ergot, est suivie des lésions de l'ergotisme gangréneux décrit dans les traités de pathologie externe ; nous ne ferons que signaler ces lésions érythémato-bulleuses et gangréneuses.

Il existe d'autres affections provoquées par des cryptogames qui croissent sur le blé, le riz, la canne de Provence et autres roseaux, et qui sont dues à l'absorption des poussières ingérées pendant la cueillette ou la mise en œuvre de ces plantes. La rougeole du blé est une éruption rubéoliforme avec catarrhe pituitaire, oculaire, céphalalgie, fièvre ; l'éruption de la canne de Provence est complexe : érythèmes, vésicules et pustules avec tuméfaction de la face, ophthalmie catarrhale, quelquefois grave, gonflement des parties génitales, fièvre, etc.

Substances de nature inorganique.

Ammoniaque. — Érythème œdémateux localisé.

Antimoine. — Les préparations antimoniales, et en première ligne le tartre stibié, éliminées par la peau, provoquent des éruptions semblables à celles déterminées par action directe. Ce sont des ulcérations pustuleuses ou herpétiformes, qui siégent principalement sur les points où la peau est fine (partie supérieure des cuisses, organes génitaux.)

Argent. — L'action la plus remarquable et qui est bien connue des préparations d'argent, est la pigmentation cutanée de la peau, probablement par dépôt métallique. Cette coloration noire se remarque surtout sur les parties découvertes, mais elle peut également se généraliser. L'érythème papuleux observé quelquefois est rare.

Arsenic. — (Acide arsénieux, sels arsenicaux, matières tinctoriales renfermant de l'arsenic.)

Érythème simple, taches pigmentaires, mélasma, éruptions ortiées, papuleuses, pustules ulcéreuses, ecchymoses (voy. p. 66).

Brome. — Les bromures provoquent des éruptions acnéiques, acné simple, ecthymateux, principalement à la face et sur les membres inférieurs. On a accusé les iodures mélangés aux sels de brome d'être la cause de ces accidents, mais j'ai vu des bromures *purs* déterminer ces accidents.

Iode. — Éruptions érythémateuses, avec ou sans œdème des parties sous-jacentes, eczémas, acné, etc. (voy. p. 78).

Mercure. — Le mercure ne produit guère que l'érythème vésiculeux, eczémateux, bulleux (eczéma mercuriel. voy. article Eczéma).

Oxyde de carbone. — Érythèmes, vésicules, bulles, probablement par altération du système nerveux. Ces affections ont été décrites dans le chapitre VI. (Lésions trophiques de la peau.)

Phosphore. — Ictère (par altération du foie). Taches pétéchiales.

Soufre. — Éruptions érythémateuses, papuleuses et papulo-vésiculeuses (voy. Eaux minérales sulfureuses, p. 119).

On pourrait augmenter de beaucoup la liste des agents minéraux qui provoquent ainsi des manifestations cutanées, mais nous n'avons pas l'intention de décrire ici l'action physiologique ou toxique de ces substances, ce qui nous entraînerait hors du cadre que nous voulons embrasser. Nous rappellerons seulement à propos de la pathologie spéciale les faits de cet ordre qui intéressent le praticien.

II. Altérations du sang par modifications dans la proportion de ses éléments normaux. — Dans cette classe comme dans la précédente, l'altération du sang est connue dans sa nature; le microscope et les agents chimiques permettent de remonter à l'agent morbide, non plus introduit du dehors dans l'organisme, mais provenant de l'intimité des tissus. Ici le processus des affections cutanées est plus difficile à expliquer; s'il est des cas où la présence du principe morbifère peut être directement constatée dans la peau (sucre dans le diabète, pigment sanguin dans la mélanémie), il en est d'autres où l'on ne peut invoquer que la cachexie qui entraîne infailliblement à la longue une modification dans la proportion des éléments du liquide sanguin.

Glycémie. — Élimination par la peau de matières sucrées donnant lieu à des dépôts de glycose et provoquant ainsi par irritation locale des érythèmes localisés surtout aux parties génitales. Éruptions eczémateuses avec prurit douloureux. Dans le cours de la maladie, on voit fréquemment l'acné pilaris, le furoncle, l'anthrax, et dans la période ultime le purpura, des rougeurs érysipélateuses précédant la gangrène de la peau et des parties profondes, sur différents points du corps et surtout aux extrémités inférieures.

Albuminurie. — Le purpura et l'anthrax se rencontrent dans l'albuminurie et surtout dans les dernières périodes de la maladie.

Oxalurie. — Furoncles, anthrax ; on a voulu voir dans l'oxalurie une des causes du psoriasis, mais le fait n'est pas démontré.

Cholémie. — Ictère plus ou moins foncé, démangeaisons, prurigo.

Leucémie. — Éruptions pétéchiales, ecthyma ; à la période ultime, éruptions furonculeuses, ulcères du sacrum, pemphigus.

Scorbut. — Éruptions pétéchiales folliculaires, ecchymoses sous-cutanées, nodosités, œdème, empâtement et tuméfaction des membres inférieurs. Ces éruptions sont-elles dues à la déminéralisation du sang ?

Urémie. — On a signalé des éruptions vésiculeuses, miliaires et d'autres affections cutanées que nous retrouverons dans la septicémie.

Mélanémie. — Dépôts pigmentaires cutanés amenant une coloration brune plus ou moins généralisée (voy. 3e partie, Maladies du pigment).

III. Altération du sang par un principe virulent ou infectieux. — Ici le principe morbide est inconnu dans sa nature, et les recherches les plus minutieuses entreprises jusqu'à ces derniers temps n'ont pu permettre de reconnaître dans les humeurs virulentes les éléments caractéristiques. Mais si la nature du principe nous échappe, nous n'en sommes pas moins forcés de reconnaître ses effets transmissibles dans certaines conditions toujours identiques et bien déterminées, et donnant lieu à des éruptions dont la marche est presque constamment pathognomonique. On sera peut-être étonné de voir réunies dans ce groupe les affections pseudo-exanthématiques qui diffèrent de toutes les autres par leur non-transmissibilité. Nous croyons, avec la plupart des pathologistes, qu'il convient néanmoins de les rapprocher des fièvres éruptives avec lesquelles elles présentent tant de caractères communs anatomiques et cliniques.

Fièvres éruptives. — Variole, rougeole, scarlatine, vaccine, fièvre aphtheuse.

Fièvres pseudo-exanthématiques. — Roséole, fièvre ortiée, herpès fébrile, pemphigus aigu, purpura. Ces affections seront décrites séparément dans les affections en particulier (voy. troisième partie).

Typhus. — L'éruption cutanée caractérise le *typhus exanthématique.* Les taches hémorrhagiques sont isolées ou confluentes, ne disparaissant pas sous la pression du doigt, de la grandeur d'une tête d'épingle à celle d'un petit pois, se montrant sur le tronc et sur les membres. On observe également des ecchymoses sous-cutanées plus larges, de couleur *jus de mûres*, des bulles sanguinolentes. L'exanthème roséolique paraît du troisième au sixième jour, il est composé généralement d'un très-grand nombre de taches. Dans le typhus bilieux, on trouve l'ictère, la roséole et le développement fréquent de l'herpès labial.

Fièvre typhoïde.—Dans la fièvre typhoïde, la peau présente des éruptions de forme différente. Les taches rosées, lenticulaires siégent sur le ventre et la base de la poitrine, exceptionnellement sur d'autres parties ; ce sont de petites saillies légèrement élevées, de couleur rose plus ou moins foncée, de 2 à 4 millimètres de diamètre, disparaissant sous la pression du doigt, et qui apparaissent après le premier septénaire, du septième au dixième jour, on les voit quelquefois plus tard ; elles peuvent récidiver. Les sudamina, vésicules transparentes, se montrent au cou, sur les épaules, à la région épigastrique ; elles n'apparaissent pas avant le douzième jour. On a signalé également les taches bleues sur le ventre, la partie supérieure des cuisses, mais cette éruption appartient plus particulièrement à la fièvre synoque. Les pétéchies sont de véritables hémorrhagies cutanées. On a noté également, dans des cas plus rares, des éruptions papuleuses, vésiculeuses, de l'ecthyma ; enfin, vers la dernière période de la maladie, les furoncles, et les abcès sous-cutanés, sont assez fréquents. Dans quelques épidémies, on a vu l'érysipèle de la face.

Fièvre intermittente. — Dans le cours de la fièvre intermittente commune, Griesinger a observé l'herpès des lèvres, de la joue et de la langue, 117 fois sur 390 cas, soit 50 pour 100. L'urticaire, le zona, l'érysypèle, sont moins communs, à part quelques épidémies particulières. Le même auteur a noté les pétéchies, surtout chez les enfants, le purpura, et sur la fin des accès, des furoncles et des abcès sous-cutanés (*Traité des maladies infectieuses*, trad. Lemattre, p. 46). On connaît la coloration particulière de la peau qui devient pâle, terreuse, ardoisée, grise, chez les sujets atteints depuis longtemps de fièvres intermittentes.

Fièvre jaune. — Coloration ictérique de la peau, acajou, jaune plus ou moins foncé. On a signalé quelquefois des éruptions roséoliques, plus rarement pustuleuses, et dans la période de collapsus des pétéchies, des marbrures violacées, des hémorrhagies cutanées.

Peste. — Les charbons de la peste sont des plaques gangréneuses débutant par des taches violacées devenant rapidement vésiculeuses, phlycténoïdes et gangréneuses. Pétéchies plus ou moins nombreuses.

Choléra. — Les éruptions du choléra apparaissent pendant la période de réaction ; la plus commune est la roséole, mais on a observé un grand nombre de formes sèches, papules, lichen, urticaire, des papules vésico-pustuleuses. Leur durée est de 2 à 8 jours.

Morve. — Éruptions polymorphes, érythémato-bulleuses, pustuleuses, abcès, ulcérations, eschares gangréneuses.

Maladies charbonneuses. — Suffusions sanguines, bulles, pustules.

Syphilis. — On peut rapprocher de ces dernières affections la syphilis, qui a fait l'objet d'un chapitre spécial.

Éruptions septicémiques. — Indépendamment des éruptions qui peuvent suivre les opérations chirurgicales et qui dépendent d'un trouble du système nerveux, Verneuil a décrit avec soin des éruptions qui précèdent quelquefois l'apparition de la septicémie, mais qui le plus souvent ne se montrent que vers la période ultime et présagent une issue rapidement funeste. Ces éruptions se groupent sous les chefs suivants :

1° *Affections érythémateuses.* — Taches plus ou moins étendues, sans saillie à la peau, à forme circinée dans quelques cas; d'autres fois plus élevées avec desquamation blanchâtre. On a vu également des plaques de couleur rouge foncé.

2° *Taches hémorrhagiques.* — Ce sont des taches de purpura, avec coloration bleuâtre ou violacée.

3° *Urticaire.* — Plaques ortiées pouvant aller jusqu'à la grandeur de la paume de la main.

4° *Affections vésiculeuses.* — Éruptions miliaires, eczémateuses, envahissant une grande partie des téguments.

5° *Affections pustulo-bulleuses.* — Sous forme de pustules, de bulles phlycténoïdes.

On peut rapprocher de ces affections celles que l'on rencontre dans l'état puerpéral, et qui sont principalement des éruptions vésiculeuses.

IV. ALTÉRATION DU SANG PAR UN PRINCIPE ENCORE INCONNU DANS SA NATURE, MAIS DONNANT LIEU A DES AFFECTIONS CHRONIQUES D'UN TYPE PARTICULIER. — Les maladies auxquelles nous faisons allusion dans ce paragraphe sont : la maladie cancéreuse dans ses diverses formes, la tuberculose, la scrofule, la lèpre, la pellagre, la maladie bronzée d'Addison.

Elles donnent lieu sur la peau à des manifestations particulières se rapportant d'une manière plus spéciale à la nosologie cutanée, et qui sont décrites en détail dans la dernière partie de ce livre.

Mais, en outre, nous devons faire observer que toutes les maladies à tendance cachectique, quelle que soit l'origine de cette cachexie, donnent lieu, dans leur période ultime, à des accidents à forme hémorrhagique, ulcéreuse et gangréneuse. Dans d'autres conditions, lorsque le sujet est soumis à des causes énergiques de débilitation, (défaut d'aération, nourriture insuffisante ou de mauvaise qualité, fatigues excessives, séjour dans les pays intertropicaux et marécageux, etc.), on voit survenir des accidents cutanés analogues qu'on ne peut rattacher qu'à une anémie dont la cause prochaine est encore à trouver dans bien des cas. Ces affections comprennent les groupes suivants :

1° *Ulcérations cachectiques des nouveau-nés* qui débutent par des érythèmes bulleux pustuleux, ou par l'érythème ulcéreux.

2° *Ulcérations de même nature que l'on rencontre chez l'adulte, et qu'on ne peut rattacher à aucun vice constitutionnel.* — Ces affections, rares dans les pays tempérés, deviennent fréquentes dans les régions intertropicales, et constituent des maladies endémiques connues sous le nom d'ulcères de Cochinchine, de Mozambique, de la Guyane, etc.

3° *Maladies endémiques* (*boutons de Biskra, d'Alep*, etc.), qui ont également une physionomie particulière.

Nous les indiquons seulement ici, renvoyant pour leur description à la pathologie cutanée spéciale.

CATALOGUE

DES

LIVRES DE FONDS

DE LA LIBRAIRIE

ADRIEN DELAHAYE

LIBRAIRE-ÉDITEUR

DE LA SOCIÉTÉ ANATOMIQUE ET DE LA SOCIÉTÉ DE BIOLOGIE DE PARIS

ANATOMIE, PHYSIOLOGIE, MÉDECINE, CHIRURGIE, ETC.

PARIS

PLACE DE L'ÉCOLE-DE-MÉDECINE

1874

SOUS PRESSE, POUR PARAITRE PROCHAINEMENT :

Traité des maladies du larynx et des régions circonvoisines visibles au laryngoscope, par le docteur Charles FAUVEL. 1 vol. gr. in-8, avec planc. coloriées.

Traité de médecine légale, par le docteur Georges BERGERON, professeur agrégé à la Faculté de médecine de Paris. 1 vol. in-8, avec planches.

Traité d'anatomie et de physiologie pathologiques, par le docteur LANCEREAUX, professeur agrégé à la Faculté de médecine de Paris, médecin des hôpitaux. 2 vol. in-8, avec figures dans le texte.

Traité de pathologie et chirurgie de l'appareil urinaire, par le docteur MALLEZ. 1 vol. in-8, avec planches en chromolithographie.

Traité clinique de la fièvre bilieuse mélanurique (bilieuse hématurique du Sénégal), par le docteur BÉRENGER-FÉRAUD, médecin principal de la marine. 1 vol. in-8.

Manuel de physiologie, par le docteur FORT. 1 vol. in-12, avec figures dans le texte.

Études cliniques de l'alcoolisme. — Des diverses formes du délire alcoolique et de leur traitement, par le docteur MAGNAN, médecin du service central des aliénés de la Seine à l'asile Saint-Anne. 1 vol. in-8.
Ouvrage couronné par l'Académie de médecine, prix Civrieux, 1872.

Études cliniques sur la paralysie générale, par le docteur MAGNAN. 1 vol. in-8.

Clinique chirurgicale. Leçons faites à l'hôpital des Cliniques par le docteur Léon LABBÉ, professeur agrégé à la Faculté de médecine de Paris, chirurgien de l'hôpital de la Pitié. 1 vol. in-8.

Histoire de la vaccination. Recherches historiques et critiques sur les divers moyens de prophylaxie thérapeutique employés contre la variole depuis l'origine de celle-ci jusqu'à nos jours, par le docteur Émile MONTEIL, médecin des épidémies. 1 vol. in-8.

Des opérations d'urgence, par Louis THOMAS, professeur suppléant à l'école de médecine de Tours, ouvrage précédé d'une introduction et revu par le professeur VERNEUIL. 1 volume in-12, avec figures dans le texte.

Table générale des matières comprises dans les 20 premiers volumes de la Société de biologie. 1 vol. in-8.

Vues longues, courtes et faibles, et de leur traitement par l'emploi scientifique des lunettes, par le professeur SOELBERG-WELLS. 1 vol. in-8, avec figures. Ouvrage traduit de l'anglais par le docteur DARIN.

Traité pratique des maladies de l'utérus, de ses annexes et des organes génitaux externes, par le docteur NONAT, ancien médecin de l'hôpital de la Charité. 2e édit., revue et augmentée, avec la collaboration du docteur LINAS. 3e et dernière partie. — Gratis pour les souscripteurs.

Leçons de clinique obstétricale professées à l'hôpital des cliniques, par le docteur DEPAUL, professeur de clinique d'accouchements à la Faculté de médecine de Paris, rédigées par le docteur DESOYRE, chef de clinique. 3e et dernière partie. — Gratis pour les souscripteurs.

Traité théorique et pratique des applications de l'électricité à la médecine et à la chirurgie. 1 vol. in-8, avec 150 figures dans le texte, par le docteur CHÉRON, docteur es sciences, médecin de Saint-Lazare, etc.

CATALOGUE DES LIVRES DE FONDS

DE LA LIBRAIRIE

ADRIEN DELAHAYE

NOTA. — Tous les ouvrages portés dans ce Catalogue sont expédiés par la poste, dans les départements et en Algérie, *franco* et sans augmentation sur les prix désignés. — Prière de joindre à la demande des *timbres-poste* pour une somme de moins de cinq francs ou un *mandat* sur Paris. — *On ne reçoit que les lettres affranchies.*

AGABEG. **De l'épilepsie et de sa guérison**, traduit de l'anglais. In-12 de 40 pages. 1869. 1 fr.

Agenda-Formulaire des médecins-praticiens, publié sous la direction de M. le docteur Bossu, paraissant tous les ans, du 1er au 10 décembre, 1 vol. in-18 de 400 pages, broché. 1 fr. 75
Reliures depuis 3 fr. jusqu'à 9 fr.

ALLING. **De l'absorption par la muqueuse vésico-uréthrale.** In-8, 1871. 1 fr. 50

ALMAGRO. **Étude clinique et anatomo-pathologique sur la persistance du canal artériel.** Mémoire accompagné de 3 planch., dont une coloriée, 1862. 3 fr. 50

Almanach général de médecine et de pharmacie, pour la France, l'Algérie et les colonies, publié par l'administration de l'*Union médicale*, paraissant tous les ans du 1er au 10 décembre. 1 vol. in-12 d'environ 600 pages. 4 fr.

ALUISON. **Essai statistique sur la pathogénie de la folie.** Grand in-8 de 43 pages, 1866. 1 fr. 50

AMANIEU. **Vertiges, siége et causes.** In-8, 1871. 1 fr. 50

AMYOT, médecin-dentiste, etc. **Odontologie.** Hygiène de la bouche. In-12 de 44 p., 1867. 1 fr.

ANCEL. **Des ongles au point de vue anatomique, physiologique et pathologique.** In-8 de 147 pages et 5 figures dans le texte. 1868. 3 fr.

ANGER (B.). **Pansement des plaies chirurgicales.** In-8 de 230 p. 1872. 3 fr. 50

ANNER. **Étude des causes de la mortalité excessive des enfants pendant la première année de leur existence; et des moyens de la restreindre; recherches sur l'infanticide.** 1 vol. in-12. 1872. 2 fr. 50

ANNER. **Guide des mères et des nouveau-nés.** Ouvrage couronné par la Société protectrice de l'enfance de Paris en séance publique du 23 janvier 1870. 1 vol. in-18 de 200 pages. 1870. 2 fr.

Annuaire général des sciences médicales, par le Dr CAVASSE. 5 vol. (années 1857, 1858, 1859, 1860 et 1862). Prix de la collection. 10 fr.

ARMAINGAUD. **Pneumonies et fièvres intermittentes pneumoniques.** In-8 de 40 pages, et tracés thermographiques. 1872. 2 fr.

ARMAINGAUD. **Du point apophysaire dans les névralgies et de l'irritation spéciale.** in-8 de 61 pages. 1872. 2 fr.

ARMAINGAUD. **De nos institutions d'hygiène publique et de la nécessité de les réformer.** In-8 de 24 pages. 1873. 50 c.

ARMAND. **Du traitement de la coqueluche par l'hydrate de chloral et le bromure de potassium.** In-8 de 47 pages. 1873. 1 fr. 50

ARTHUIS. **Traitement des maladies nerveuses et des affections rhumatismales par l'électricité statique.** 1 vol. in-12. 1873. 2 fr.

ARTHUIS. **Traitement de la phthisie pulmonaire ou maladie de poitrine.** In-8 de 68 pages. 1869. 1 fr.

AUBURTIN. **Recherches cliniques sur les maladies du cœur,** d'après les leçons de M. le professeur Bouillaud ; précédées de *Considérations de philosophie médicale sur le vitalisme, l'organicisme et la nomenclature médicale*, par le professeur BOUILLAUD. 1 vol. in-8 de 448 pages. 3 fr. 50

AUDHOUI. **Pathologie générale de l'empoisonnement par l'alcool.** In-8 de 131 pages. 1868. 2 fr.

AUDHOUI. **Réflexions sur la nature des varioles observées aux ambulances de Grenelle pendant le siége de Paris.** In-8 de 63 pages. 1871. 1 fr.

AUTELLET. **Les eaux thermales sulfureuses de Saint-Sauveur et de Hontalade.** 1 vol. in-8. 1869. 3 fr.

AUZILHON. **Introduction à l'étude de l'ulcère simple.** In-8 de 134 pages avec une planche. 1869. 2 fr. 50

AZÉMA. **De l'ulcère de Mozambique,** suivi d'un rapport lu à la Société de chirurgie de Paris, par M. Aug. CULLERIER, chirurgien de l'hôpital du Midi. In-8 de 87 pages. 1863. 2 fr.

BACCELLI, professeur de clinique médicale à l'Université de Rome. **Leçons cliniques sur la Perniciosité,** précédées d'une lettre du professeur Teissier (de Lyon), traduites de l'italien par L. Jullien, interne des hôpitaux de Lyon, in-8. 1871. 2 fr.

BACCELLI. **Leçons de clinique médicale,** 2e fascicule : de l'empyème vrai ; de la fièvre subcontinue, traduite de l'italien par G. Jullien, interne des hôpitaux de Lyon. 1872. 2 fr.

BARQUISSAU. **De l'éclampsie puerpérale.** In-8. 1872. 2 fr.

BARTHAREZ. **Du traitement des hémorrhagies de matrice par le sulfate de quinine.** In-8 de 42 pages. 1872. 1 fr. 50

BASSAGET. **Le matérialisme et le vitalisme en médecine,** étude comparée. In-8. 1870. 2 fr.

BASTARD. **Étude sur le traitement de la suette miliaire.** Avantage des bains tièdes. 1 vol. in-8 de 279 pages. 1867. 4 fr. 50

BAUCHET. **Des lésions traumatiques de l'encéphale.** Paris, 1860. In-8 de 200 pages. 3 fr.

BAUCHET. **Du panaris et des inflammations de la main.** Paris, 1859. 1 vol. in-8, 2e édition, revue et augmentée. 3 fr. 50

BAZIN, médecin de l'hôpital Saint-Louis, etc. **Leçons sur le traitement des maladies chroniques en général, et des affections de la peau en particulier, par l'emploi comparé des eaux minérales, de l'hydrothérapie et des moyens pharmaceutiques,** professées à l'hôpital Saint-Louis par le docteur BAZIN, rédigées et publiées par E. MAUREL, interne des hôpitaux, revues par le professeur. 1 vol. in-8 de 480 pages. 1870. Prix, broché, 7 fr. ; cartonné en toile. 8 fr.

BAZIN. **Leçons sur la scrofule,** considérée en elle-même et dans ses rapports avec la syphilis, la dartre et l'arthritis. 1 vol. in-8, 2e édition, revue et considérablement augmentée. 1861. 7 fr. 50

BAZIN. **Leçons théoriques et cliniques sur les affections cutanées parasitaires,** professées à l'hôpital Saint-Louis, rédigées et publiées par POUQUET, revues et approuvées par le professeur. 2e édition, revue et augmentée. 1 vol. in-8 orné de 5 planches sur acier. 1862. 5 fr.

BAZIN. **Leçons théoriques et cliniques sur la syphilis et les syphilides,** professées à l'hôpital Saint-Louis, par le docteur BAZIN, publiées par le docteur DUBUC, revues et approuvées par le professeur, 2e édition considérablement augmentée. 1866. 1 vol. in-8 accompagné de 4 magnifiques planches sur acier, figures coloriées. 10 fr.
Sépia. 8 fr.

BAZIN. **Leçons théoriques et cliniques sur les affections cutanées de nature arthritique et dartreuse,** considérées en elles-mêmes et dans leurs rapports avec les éruptions scrofuleuses, parasitaires et syphilitiques, professées à l'hôpital Saint-Louis par le docteur BAZIN, rédigées et publiées par le docteur Jules BESNIER, revues et approuvées par le professeur. 2e édition considérablement augmentée. 1868, 1 vol. in-8. 7 fr.

BAZIN. **Leçons théoriques et cliniques sur les affections cutanées artificielles et sur la lèpre, les diathèses, le purpura, les difformités de la peau,** etc., professées à l'hôpital Saint-Louis par le docteur BAZIN, recueillies et publiées par le docteur GUÉRARD, revues et approuvées par le professeur. 1862. 1 vol. in-8. 6 fr.

BAZIN. **Leçons sur les affections génériques de la peau,** professées à l'hôpital Saint-Louis par le docteur BAZIN, recueillies et publiées par les docteurs BAUDOT et GUÉRARD, revues et approuvées par le professeur. 1862 et 1865. 2 vol. in-8. 11 fr.
Le tome II se vent séparément. 6 fr.

BAZIN. **Examen critique de la divergence des opinions actuelles en pathologie cutanée,** leçons professées à l'hôpital Saint-Louis par le docteur BAZIN, rédigées et publiées par le docteur LANGRONNE, revues et approuvées par le professeur. 1 vol. in-8. 1866. 3 fr. 50

BAYLE. **De l'embaumement dans les temps anciens et modernes,** suivi de l'exposé d'une méthode nouvelle sans incisions. 1 vol. in 12. 1873. 2 fr.

BEAU. **Étude physiologique et chimique sur la période de défervescence dans les maladies aiguës et fébriles.** In-8 de 125 p. et 2 pl. 1873. 2 fr. 50

BECQUEREL. **De la métrite folliculeuse ou granuleuse hémorrhagique ou des fongosités utérines,** d'après les leçons professées à l'hôpital de la Pitié. In-8 de 15 pages. 1860. 50 c.

BECQUEREL. **De l'empirisme en médecine,** 1844. 1 vol. in-8 de 82 pages. 2 fr.

BECQUEREL. **Recherches sur la composition du sang dans l'état de santé et dans l'état de maladie,** par BECQUEREL et RODIER. 1843. In-8 de 128 p. 2 fr.

BECQUEREL. **Nouvelles recherches d'hématologie,** lues à l'Académie des sciences. 1852. In-8 de 54 pages. 1 fr. 50

BECQUEREL. **De l'albuminurie et de la maladie de Bright.** Mémoire présenté à l'Académie de médecine. 1856. In-8 de 44 pages. 1 fr.

BECQUEREL. **Des applications de l'électricité à la pathologie.** Leçons faites à l'hôpital de la Piété. 1856. In-8 de 52 pages. 1 fr. 50

BECQUEREL. **De l'état puerpéral;** résumé d'une série de leçons cliniques faites à l'hôpital de la Pitié. 1857. In-8 de 43 pages. 1 fr. 25

BECQUEREL. **Analyse du lait des principaux types de vaches, chèvres, brebis, buffle**s**ses,** présentés au concours agricole universel de 1859. In-8 de 35 pages. 75 c.

BECQUEREL. **Recherches sur les causes de phlegmasies chroniques de l'utérus,** la nature de l'état général morbide qui les accompagne, et le traitement qui leur convient. 1859. In-8 de 36 pages. 75 c.

BELINA (DE). **De la transfusion du sang défibriné,** nouveau procédé pratique. 2e édition. In-8 de 66 pages. 1873. 2 fr.

BELLOC. **De l'ophthalmie glaucomateuse,** son origine et ses divers modes de traitement. In-8 de 138 pages. 1867. 3 fr.

BENNI. **Recherches sur quelques points de la gangrène spontanée** (accidents inopexiques et endartérite hypertrophique). In-8 de 140 pages. 1867. 2 fr. 50

BÉNOIT. **Des purgatifs et du sulfovinate de soude.** In-8 de 16 p. 1873. 50 c.

BÉRENGER-FÉRAUD, médecin principal de la marine. **Traité de l'immobilisation directe des fragments osseux dans les fractures.** 1 vol. in-8 de 768 pages, avec 102 fig. dans le texte. 1870. 10 fr.

— **Traité des fractures non consolidées ou pseudarthroses.** 1 vol. in-8 de 700 pages, avec 102 figures dans le texte. 1871. 10 fr.

BÉRENGER-FÉRAUD. **Des fractures en V** au point de vue de leur gravité et de leur traitement. In-8 de 50 pages. 1864. 1 fr. 50

BERGEAUD. **Recherches sur la nature et le traitement des manifestations laryngées de la tuberculose.** In-8 de 54 pages. 1873. 1 fr. 50

BERGEON. **Des causes et du mécanisme du bruit de souffle.** In-8 de 103 pages et 40 figures. 1868. 3 fr.

BERGEON. **Théorie des bruits physiologiques de la respiration.** In-8 de 20 pages. 1869. 1 fr.

BERGEON. **Recherches sur la physiologie médicale de la respiration** à l'aide d'un nouvel appareil enregistreur, l'Anapnographe (Spiromètre écrivant). 1er fascicule : **Description de l'anapnographe, ses applications. Considérations générales sur les voies respiratoires; rôle de la glande lacrymale dans la respiration.** In-8 de 100 pages avec figures intercalées dans le texte. 3 fr.

BERGEON. **Recherches sur la nature et le traitement des manifestations laryngées de la tuberculose.** In-8 de 54 pages. 1873. 1 fr. 50

BERGERON (G.). **Des caractères généraux des affections catarrhales aiguës.** In-8 de 73 pages. 1872. 2 fr.

BERGERON (G.). **Recherches sur la pneumonie des vieillards** (pneumonie lobaire aiguë). In-8 de 80 pages et 1 tableau. 1866. 2 fr. 50

BERNADET (Ch.). **Du catarrhe de la vessie chez les femmes réglées.** In-8 de 112 pages. 1865. 2 fr. 25

BERNIER DE BOURNONVILLE. **Appendice au traitement des maladies des femmes : Des bandages et des ceintures hypogastriques.** In-8 de 86 pages. 1873. 2 fr.

BERTAIL. **Étude sur la phthisie diabétique.** In-8, 68 pages. 1873. 2 fr.

BERTHIER, médecin de l'hospice de Bicêtre. **Des névroses menstruelles,** ou la menstruation dans ses rapports avec les maladies nerveuses et mentales. 1 vol. in-8, 296 p. 1874. 5 fr.

BERTHOLLE. **Des corps étrangers dans les voies aériennes.** In-8 de 127 pages. 1866. 2 fr.

Mémoire couronné par l'Académie de médecine.

BERTIN. **Étude clinique de l'emploi et des effets du bain d'air comprimé dans le traitement des maladies de poitrine,** etc. 2e édition, 1 vol. in-8 de 741 pages, et 1 planche. 1868. 7 fr. 50

BERTIN. **Étude critique de l'embolie dans les vaisseaux veineux et artériels.** 1 vol. in-8 de 492 pages. 1869. 8 fr.

BERTIN. **Étude pathogénique de la glucosurie;** embrassant l'histoire, les causes, la nature et le traitement de ce symptôme morbide. In-4 de 80 pages. 1866. 2 fr.

BERTIN. **La tuberculose.** In-8 de 25 pages. 1868. 1 fr.

BERTRAND (A.). **Organisation de l'éducation physique des enfants du premier âge.** In-8 de 15 pages. 1873. 50 c.

BES. **De l'érythème noueux dans certaines maladies.** In-8 de 80 p. 1872. 2 fr.

BESNIER (Jules). **Recherches sur la nosographie et le traitement du choléra épidémique**, considéré dans ses formes et ses accidents secondaires (épidémies de 1865 et 1866). In-8 de 192 p., avec fig. intercalées dans le texte. 1867. 3 fr. 50

BEVERLEY. **De la thombrose cardiaque dans la diphthérie.** In-8 de 113 pages. 1872. 2 fr. 50

BEYRAN. **Leçons sur les maladies des voies urinaires.** In-8 de 35 pages. 1866. 1 fr. 25

BEYRAN. **Diagnostic différentiel des affections du testicule**, leur symptomatologie et leur traitement. In-4. 1850. 1 fr. 25

BIDLOT. **Études des diverses espèces de phthisie pulmonaire et sur le traitement applicable à chacune d'elles.** 1 vol. in-8 de 253 pages. 1868. 4 fr.

BILHAUT. **Étude sur la température dans la phthisie pulmonaire.** In-8 de 51 pages et 4 planches. 1872. 1 fr. 75

BIVORT. **Observations et études sur les causes, la prophylaxie et le traitement de la fièvre typhoïde.** In-8. 1867. 2 fr.

BLACHER. **Du traitement de la syphilis.** In-8 de 56 pages. 1873. 1 fr. 50

BLANC. **Étude sur le cancer primitif du larynx.** In-8 de 92 pages et 1 planche. 1872. 2 fr. 50

LAQUART. **Étude critique sur la digitaline au point de vue chimique et physiologique.** In-8 de 94 pages. 1872. 2 fr.

BLAIN. **Des éliminations critiques dans les affections puerpérales et de leur valeur pronostique.** In-8 de 60 pages et 1 planche. 1873. 2 fr.

BOECHAT. **Recherches sur la structure normale du corps thyroïde.** In-8 de 44 pages et 1 planche. 1873. 1 fr. 75

BŒHM. **De la thérapeutique de l'œil, au moyen de la lumière colorée**, traduit de l'allemand par KLEIN, traducteur de l'*Optique physiologique* de Helmholtz avec 2 planches coloriées. 1 vol. in-8. 1871. 4 fr.

BOILLET. **Malades et médecins.** 1 vol. in-12. 1872. 1 fr. 50

BOILLET. **Les instincts des malades peuvent-ils servir à leur guérison?** In-12. 1870. 1 fr. 25

BOILLET **Du matérialisme contemporain et de son remède.** In-8. 1872. 60 c.

BOIS. **Thérapeutique de la méthode des injections sous-cutanées.** Paris, 1864. In-8 de 32 pages. 1864. 1 fr.

BONNET. **La truffe.** Étude sur les truffes comestibles au point de vue botanique, entomologique, forestier et commercial. Grand in-8 de 144 pages. 1869. 3 fr. 50

BONNIÈRE. **Essai théorique et pratique sur la blennorrhagie de nature rhumatismale.** In-8 de 48 pages. 1866. 1 fr. 50

BOREL. **Optique pathologique. Des lunettes après l'opération de la cataracte.** In-8. 1872 1 fr.

BOSSU (A.), médecin en chef de l'infirmerie Marie-Thérèse, etc. **Anthropologie**, ou étude des organes, fonctions, maladies de l'homme et de la femme, etc. 6e édition. 2 vol. et atlas, 1873. Avec figures noires. 15 fr.
Avec figures coloriées. 21 fr.

BOSSU. **Traité des plantes médicinales indigènes**, précédé d'un cours de botanique. 2e édition. 1 vol. in-8 et atlas. 1872. Avec figures noires. 13 fr.
Avec figures coloriées. 22 fr.

BOTTENTUIT. **Des gastrites chroniques.** In-18 de 102 pages. 1869. 2 fr.

BOTTENTUIT. **Des diarrhées chroniques et de leur traitement par les eaux de Plombières.** In-8 de 128 pages. 1873. 2 fr.

BOUCHAUD. **De la mort par inanition et études expérimentales sur la nutrition chez le nouveau-né.** In-8 de 128 pages et 4 tabl. Paris, 1864. 2 fr. 50

BOUGARD. **Les eaux chlorurées sodiques thermales de Bourbonnes-les-Bains et les eaux similaires d'Allemagne.** In-8. 1872. 1 fr.

BOUGON. **Genèse et étiologie des hémorrhagies utérines.** In-8 de 120 pages et 1 planche. 1873. 2 fr. 50

BOULOUMIÉ. **Considérations générales sur les dyspepsies, la gravelle et la goutte.** In-8 de 40 pages. 1873. 1 fr.

BOURDIN. **Études médico-psychologiques; de l'influence des événements politiques sur la production de la folie.** In-8 de 32 pages. 1873. 1 fr.

BOURDIN. **Du choix du vaccin et du procédé à mettre en usage pour éviter dans l'opération de la vaccine l'inoculation des germes des maladies virulentes.** In-8 de 16 pages. 1873. 50 c.

BOURDIN. **Médecine et matérialisme.** In-18 de 16 pages. 1871. 50 c.

BOURDY. **Des tumeurs fibro-plastiques sous-cutanées des membres.** In-8. 1868. 1 fr. 50

BOURGEOIS. **De la congestion pulmonaire simple.** In-8 de 92 p. 1871. 2 fr.

BOURGOIN, agrégé à l'École de pharmacie de Paris. **Chimie organique des alcalis organiques.** In-8 de 115 pages. 1869. 3 fr.

BOURGOIN. **Électrochimie. Nouvelles recherches électrolytiques.** In-8. 1868. 1 fr. 50

BOURGOIN. **De l'alimentation des enfants et des adultes dans une ville assiégée, et en particulier de la viande de cheval.** In-8. 1870. 1 fr.

BOURGOIN, **Du blé, sa valeur alimentaire en temps de siége et de disette.** In-8. 1871. 75 c.

BOURGOUGNON. **Notes pour servir à l'étude de la coralline.** In-8 de 16 pages. 1870. 75 c.

BOURNEVILLE. **Études cliniques et thermométriques sur les maladies du système nerveux.** 2 vol. in-8 accompagnés de figures dans le texte. 1871-72. 7 fr.

BOURNEVILLE. **De l'antagonisme de la fève de Calabar et de l'atropine.** In-8. 1867. 75 c.

BOURNEVILLE et VOULET. **De la contracture hystérique permanente.** In-8 de 107 pages. 1872. 2 fr. 50

BOURNEVILLE et GUÉRARD. **De la sclérose en plaques disséminées.** 1 vol. in-8 de 240 pages avec 10 fig. et une planche coloriée. 1869. 4 fr.

BOURNEVILLE. **Le choléra à l'hôpital Cochin (1865). Étude clinique.** In-8 de 48 pages. 1873. 1 fr.

BOURNEVILLE. **Notes et observations cliniques et thermométriques sur la fièvre typhoïde.** In-8 de 80 pag. et 6 planches en chromolithographie. 1873. 3 fr.

Mémoire couronné par la Société centrale de médecine du Nord.

BOURREAU. **Choléra, mode de propagation et moyens préservatifs.** In-8. 1868. 1 fr. 50

BOUSSEAU. **Des rétinites secondaires ou symptomatiques.** 1 vol. in-8 avec 4 planches en chromolithographie. 1868. 5 fr.

BOYER (Jules). **Guérison de la phthisie pulmonaire,** et moyens de prévenir cette maladie à l'aide d'un traitement nouveau. 9e édition. 1871. In-8 de 136 p. 1 fr. 50

BOYER (Jules). **Guérison de la goutte et du rhumatisme à l'aide d'un traitement nouveau.** In-8 de 69 pages. 1873. 1 fr. 50

BRAVAIS. **Du rôle de la choroïde dans la vision.** In-8 de 67 pages. 1869. 1 fr. 50

BRÉBANT. **Choléra épidémique**, considéré comme affection morbide personnelle, physiologie pathologique et thérapeutique rationnelle. 1 vol. in-8. 1868. 5 fr.

BRÉBANT. **Principe de physiologie pathologique appliquée.** In-8 de 114 pages. Paris, 1867. 2 fr.

BRÉBANT. **Le charbon**, ou Fermentation bactéridienne chez l'homme, physiologie pathologique et thérapeutique rationnelle. In-8 de 140 pages. 2 fr.

BRICHETEAU. **De la saignée, effets physiologiques et indications thérapeutiques.** In-8. 1868. 1 fr. 50

BRINTON (W.). **Traité des maladies de l'estomac.** Ouvrage traduit par le docteur A. RIANT, précédé d'une Introduction par M. le professeur Ch. LASÈGUE. 1 vol. in-8 de 520 pages, avec fig. dans le texte. 1870. Prix : broché, 6 fr.; cart. en toile. 7 fr.

BROCA (Paul), professeur à la Faculté de médecine de Paris, chirurgien des hôpitaux, etc. **Études sur les animaux ressuscitants.** 1860. In-8 avec figures gravées. 3 fr.

BRUC (de). **Formulaire médical des familles.** 2e édition, 1 vol. in-12 de 595 pages. 1872. 5 fr.

BRUC (de). **Guérison du cancer.** Découverte d'un traitement spécifique. In-8. 1873. 2 fr.

BRUNELLI, professeur libre d'électrothérapie. **Album illustré, représentant la topographie névro-musculaire, ou les points d'élection pour la pratique de la thérapie galvano-faradique.** 1872. 15 fr.

BUCQUOY. **Leçons cliniques sur les maladies du cœur**, professées à l'Hôtel-Dieu de Paris. *Troisième édition*, 1 vol. in-8 de 170 pages, avec figures dans le texte, cartonné en toile. 1873. 4 fr.

BURILL. **De l'ivrognerie et des moyens de la combattre.** In-8 de 88 pages. 1872. 2 fr.

BUYS (Léopold). **Traitement des kystes de l'ovaire, du pyothorax, de l'hydrothorax, des plaies, etc., par la compression et l'aspiration continues procédés et appareils nouveaux.** 1 vol. in-8, avec 3 grandes planches lithographiées et coloriées. 1870. 3 fr.

CABOT. **De la tarsalgie ou arthralgie tarsienne des adolescents.** In-8 de 92 pages. 1866. 2 fr.

CADE. **Avantages de la dépresso-réclinaison et des divers procédés opératoires à l'aiguille dans le traitement de la cataracte.** In-8 de 16 pages. 1872. 50 cent.

CAISSO. **Des progrès que la thérapeutique doit à la physiologie expérimentale.** In-8 de 100 pages. 1869. 2 fr.

CAIZERGUES. **Du névrome**, observations et réflexions. 1867. In-8 de 113 p. 2 fr. 50

CAIZERGUES. **Les microzymas, ce qu'il faut en penser.** In-8 de 84 pages et 5 planches. 1872. 3 fr. 50

CALLANDREAU-DUFRESSE. **Contribution à l'étude du croup.** In-8 de 72 pages. 1873. 2 fr.

CAMPOS BAUTISTA. **De la galvanocaustique chimique comme moyen de traitement des rétrécissements de l'urèthre.** In-4 de 162 pages avec figures dans le texte. 1870. 3 fr. 50

CARBONELL. **De l'uréthrotomie externe.** 1866. In-8 de 52 pages. 1 fr. 50

CARESME. **Recherches cliniques relatives à l'influence de la grossesse sur la phthisie pulmonaire.** In-8 de 151 pages. 1866. 3 fr.

CARLET. **Du rôle des sciences accessoires et en particulier des sciences exactes en médecine.** In-8 de 63 pages. 1871. 2 fr.

CARRE, lauréat de l'Académie de médecine de Paris. **Recherches nouvelles sur l'ataxie locomotrice progressive** (myélophthisie ataxique), considérée surtout au point de vue de l'anatomie et de la physiologie pathologique. 1 vol. grand in-8 de 350 pages, accompagné de 3 planches lithographiées. 1865. 6 fr.

CARRIÈRE. **De la tumeur hydatique alvéolaire** (tumeur à échinocoques multiloculaire), in-8 de 190 pages, avec 1 planche en chromolithographie. 1868. 3 fr. 50

CASTAN. **Compte rendu des principales maladies** observées dans le service de la clinique médicale de Montpellier. 1867. In-8 de 94 pages. 2 fr.

CASTAN. **Utilité de la pathologie générale.** In-8. 1868. 1 fr.

CASTAN. **Traité élémentaire des diathèses.** 1 vol. in-8 de 467 pages. 1867. 6 fr.

CASTAN. **Traité élémentaire des fièvres.** 2e édition. 1 vol. in-8. 1872. 7 fr.

CASTEL (D.). **De la mort par accès de suffocation dans la coqueluche.** In-8 de 47 pages. 1873. 1 fr. 50

CASTELLANOS. **De l'hypertrophie du ventricule gauche.** In-8. 1868. 1 fr. 25

CASTIAUX. **Documents pour servir à l'étude de la méthode aspiratrice.** In-8 de 190 pages et 13 planches. 1873. 3 fr. 50

CASTIER. **Étude clinique sur le sarcocèle tuberculeux.** 1866. In-8 de 47 pages. 1 fr. 50

CAUCHOIS. **Pathogénie des hémorrhagies traumatiques secondaires.** In-8 de 160 pages. 1873. 3 fr.

CAULET, médecin-inspecteur des eaux, etc. **Remarques sur l'action sédative immédiate des sources ferrugineuses de Forges-les-Eaux.** In-8. 1868. 1 fr.

CAULET. **Notice sur les sources ferrugineuses de l'établissement thermal de Forges-les-Eaux.** 1867. In-8 de 56 pages. 1 fr. 50

CAULET. **Étude médicale sur la cure de Carsbald (Bohême).** In-8. 1871. 1 fr.

CAULET. **Contribution à l'histoire de la dyspepsie.** In-8 de 32 p. 1873. 1 fr. 50

CAYRADE. **Recherches critiques et expérimentales sur les mouvements réflexes.** 1 vol. in-8 de 185 pages. 1864. 3 fr. 50

CAYRADE. **Études sur les poisons convulsivants de la picrotoxine.** 1866, in-8 de 31 pages. 1 fr.

CAYRADE. **La localisation des mouvements réflexes.** In-8 de 16 p. 1868. 50 c.

CAZALIS DE FONDOUCE. **Les temps préhistoriques dans le sud-est de la France.** 1re partie. 1 vol. in-4 avec 14 planches. 1873. 15 fr.

— 2e partie. **Allées couvertes de la Provence.** 1 vol. in-4, avec 5 planches. 1873. 5 fr.

CAZENAVE DE LA ROCHE. **Dix-sept années de pratique aux Eaux-Bonnes.** 1867. 1 vol. in-8 de 230 pages. 3 fr. 50

CAZENAVE (A.), ancien médecin de l'hôpital Saint-Louis. **Pathologie générale des maladies de la peau.** 1 vol. in-8. 1868. 7 fr.

CAZENAVE (A.). **Compendium des maladies de la peau et de la syphilis.** Cet ouvrage sera publié par fascicules de 160 pages environ ; les 1er, 2e et 3e fascic. sont en vente. 1868-69-74. Prix de chaque. 3 fr.

CAZENAVE (A). **Les gourmes.** In-8 de 58 pages. 1873. 2 fr.

CERVIOTTI. **Étude sur les vêtements chez l'homme et chez la femme dans leurs rapports avec l'hygiène.** In-8 de 86 pages. 1872. 2 fr.

CHABRAND, médecin de l'hôpital civil de Briançon, etc. **Du goître et du crétinisme endémiques et de leurs véritables causes.** 1864. In-8 de 92 pages. 2 fr.

CHALLAND. **Étude expérimentale et clinique sur l'absinthisme et l'alcoolisme.** In-8. 1871. 2 fr.

CHALVET. **Physiologie pathologique de l'inflammation.** In-8 de 128 pages. 1869. 2 fr. 50

CHALVET. **Note sur les altérations des humeurs par les matières dites extractives.** In-8 de 34 pages. 1869. 1 fr. 50

CHALVET. **Des moyens pratiques d'obvier à la mortalité des enfants nouveau-nés.** In-8. 1 fr.

CHAMPAGNAT. **Action des eaux de Vichy sur le tube intestinal.** In-8 de 32 pages. 1873. 50 c.

CHAMPAGNAT. **Traitement des maladies des voies urinaires par les eaux de Vichy.** In-18 de 230 pages. 1873. 2 fr.

CHANCEREL. **Historique de la gymnastique médicale** depuis son origine jusqu'à nos jours. In-8 de 70 pages. 1864. 2 fr.

CHANTREUIL. **Étude sur les déformations du bassin chez les cyphotiques au point de vue de l'accouchement.** In-8 de 167 pages et figures dans le texte. 1869. 3 fr.

CHANTREUIL. **Du cancer de l'utérus au point de vue de la conception, de la grossesse et de l'accouchement.** In-8 de 96 pages. 2 fr. 50

HANTREUIL. **Des applications de l'histologie à l'obstétrique.** 1 vol. in-8 de 190 pages. 1872. 3 fr. 50

CHARAZAC. **La clef du diagnostic,** ou *Vade mecum* de l'élève et du praticien. Séméiologie, description, traitement. 1866. 1 vol. in-12 de 470 pages. 5 fr.

CHARCOT. professeur à la Faculté de médecine de Paris, médecin de l'hospice de la Salpêtrière, etc. **Leçons cliniques sur les maladies des vieillards et les maladies chroniques,** recueillies et publiées par le docteur Ball, professeur agrégé à la Faculté de médecine de Paris, etc. 1874. 2e édition revue et augmentée. 1 vol. in-8 avec figures intercalées dans le texte, et 3 planches en chromo-lithographie, avec un joli cartonnage en toile.

2e série, publiée par le docteur Ch. Bouchard. Deux fascicules sont en vente.

Prix du 1er fascicule. 1 fr.

Prix du 2e fascicule. 2 fr.

CHARCOT. **Leçons sur le système nerveux**; recueillies et publiées par le docteur BOURNEVILLE. 1 vol. in-8 avec figures intercalées dans le texte, et 8 planches en chromolithographie. 1873. Cartonné en toile. 10 fr.

— 2e partie. 1er et 2e fasc. Prix de chaque. 2 fr.

CHARCOT. **De la pneumonie chronique.** In-8 de 67 pages et une planche gravée sur acier. 1860. 2 fr.

CHARCOT. **L'intoxication saturnine exerce-t-elle une influence sur le développement de la goutte?** 1863. 50 c.

CHARCOT. **Sur la claudication intermittente** observée dans un cas d'oblitération complète de l'une des artères iliaques primitives. In-8, 1859. 50 c.

CHARLE. **Des ulcérations de la langue dans la coqueluche.** In-8 de 34 pages. 1864. 1 fr.

CHARPENTIER. **Étude sur le scorbut en général, l'épidémie de 1871 en particulier.** In-8. 1871. 1 fr. 75

CHARPENTIER (A.), professeur agrégé à la Faculté de Paris, etc. **De l'influence des divers traitements sur les accès éclamptiques.** In-8 de 148 pages. 1872. 3 fr.

CHARPENTIER (A.). **Des maladies du placenta et des membranes.** In-8 de 168 pages. 1869. 3 fr. 50

CHARPENTIER (A.). **Contributions à l'histoire des paralysies puerpérales.** In-8 de 224 pages. 1872. 3 fr. 50

CHARVOT. **Température, pouls, urines, dans la crise et la convalescence de quelques pyrexies, pneumonie, fièvre typhoïde, rhumatisme articulaire.** In-8 de 62 pages et 14 planches. 1872. 2 fr. 50

CHAVÉE. **Petit essai philosophique de médecine pratique**, à l'adresse des gens instruits. 1 vol. in-8. 1872. 5 fr.

CHÉDEVERGNE. **De la fièvre typhoïde et de ses manifestations congestives**, inflammatoires et hémorrhagiques vers les principaux appareils de l'économie (cerveau, moelle, poumons, etc.), stéatose du foie. 1 vol. in-8 de 238 pages. 1864. 3 fr. 50

CHÉDEVERGNE. **Du traitement des plaies chirurgicales et traumatiques** par les pansements à l'alcool (eau-de-vie camphrée). In-8 de 39 pages. 1864. 1 fr. 25

CHEREAU. **Le Parnasse médical français.** 1 joli vol. in-12 de 600 p. 1874. 6 fr.

Quelques exemplaires sur papier de Hollande. 12 fr.

CHÉRON. **Observations et recherches** sur la folie consécutive aux maladies aiguës. In-8 de 104 pages. 1866. 2 fr.

CHÉRON (Jules). **De la paralysie agitante et de son traitement par les courants continus, constants.** In-8 de 35 pages 1873. 1 fr.

CHÉRON (Jules) et MOREAU-WOLF. **Des services que peuvent rendre les courants continus constants dans l'inflammation, l'engorgement et l'hypertrophie de la prostate.** In-8 de 31 pages. 1870. 1 fr.

CHEVALIER (Arthur). **L'étudiant micrographe.** Traité théorique et pratique du microscope et des préparations. Ouvrage orné de planches représentant 300 infusoires et de 200 figures dans le texte. 2e édition, augmentée des applications à l'étude de l'anatomie, de la botanique et de l'histologie, par MM. Alphonse de Brebisson, Henri van Heurck et G. Pouchet. 1 vol. in-8 de 563 pages. 1865. 7 fr. 50

CHEVALIER. **Manuel de l'étudiant oculiste**, traité de la construction et de l'application des lunettes pour les affections visuelles. 1 vol. in-18 jésus de 300 pages et 90 figures intercalées dans le texte. 1868. 3 fr.

CHEVALIER. **L'art de conserver la vue**, traité d'hygiène oculaire utile à tous. 1 vol. in-12 de 190 pages et 95 figures dans le texte. 4e édition. 1873. 1 fr.

CHOMEL. **Recherches sur les altérations des reins dans le rhumatisme aigu.** In-8. 1868. 1 fr. 50

CHOUSSY. **Étude médicale sur l'eau de la Bourboule.** 1re partie : les conditions dans lesquelles on l'emploie, ses effets physiologiques. In-8. 1873. 2 fr.

CHOYAU. **Des bruits pleuraux et pulmonaires dus aux mouvements du cœur.** In-8 de 71 pages. 1869. 1 fr. 50

CHRISTOT. **Recherches anatomiques et physiologiques sur la moelle des os longs.** In-8 de 160 pages. 1865. 3 fr.

CIAUDO. **De la pneumonie caséeuse.** In-8. 1868. 1 fr. 50

CLAPARÈDE. **Études sur les bains de mer**, conseils aux baigneurs. In-8. 1865. 1 fr. 50

CLAPARÈDE. **Inflammations et catarrhe de la vessie, gravelle, des divers moyens de combattre ces affections.** 1 vol. in-8 de 268 pages avec 60 figures intercalées dans le texte et 3 planches. 1872. 4 fr.

COLES (O.). **Manuel de prothèse ou mécanique dentaire (plaques d'or,**

d'aluminium, de porcelaine, de caoutchouc, base celluloïde, etc., etc.), traduit de l'anglais et annoté par le docteur G. DARIN. 1 vol. petit in-8 de 278 pages et 150 figures dans le texte. 1874. 6 fr.

COLETTE. **Sur une forme d'arthropathie.** In-8 de 56 pages. 1872. 1 fr. 50

COLLOT. **Théorie chimique des composés aromatiques d'après les découvertes des dernières années.** In-4 de 83 pages et 1 planche. 1873 3 fr.

COLOMBEL. **Recherches sur l'arthrite sèche.** Mémoire in-4 de 120 pages. 1862. 2 fr.

COMBES (E.) **De l'état actuel de la médecine et des médecins en France** avec un plan de réforme complète d'une situation qui blesse à la fois les intérêts de l'État, des médecins et des malades. 1 vol. in-12 de 464 pages. 1869. 4 fr.

Comptes rendus des séances et Mémoires de la Société de biologie.
1re série, tome III avec planches, fig. noires et coloriées. 15 fr.
— — IV. 10 fr.
— — V. 7 fr.
2e série. 5 vol. à 5 fr.
3e — 5 vol. à 5 fr.
4e — tomes I à III à 5 fr.
4e — tome IV et V à 7 fr.
5e — tome I à III à 7 fr.

NOTA. — Les 2e et 3e séries, et les t. Ier à III de la 4e série pris ensemble, 13 volumes avec planches noires et coloriées. 50 fr.

Conférence médicale de Paris. Discussion sur la variole et la vaccine, par MM. Caffe, Dally, Gallard, Marchal (de Calvi), Lanoix, Tardieu, Revillout, etc. 1 vol. in-8 de 192 pages. 1872. 3 fr. 50

Congrès médical de France, 4e session, tenue à Lyon. — Ce volume renferme les principaux articles suivants : **Des épidémies de variole. Des ambulances en temps de guerre. Des plaies par armes à feu. De la dépopulation en France. Traitement de la syphilis. Enseignement de la médecine et de la pharmacie en France. Des moyens pratiques d'améliorer la situation du médecin, etc.**, par les docteurs TEISSIER, Léon LE FORT, OLLIER, DIDAY, TRÉLAT, VERNEUIL, DRYSDALE, etc. 1 fort vol. in-8 de 710 pages. 1873. 9 fr.

CONSTANS, inspecteur général du service des aliénés. **Relation sur une épidémie d'hystéro-démonopathie** en 1861. 2e édition, in-8 de 130 pages. 1863. 2 fr.

CORNILLON. **Des accidents des plaies pendant la grossesse et l'état puerpéral.** In-8 de 70 pages. 1872. 2 fr.

COSTE. **Étude clinique sur le cancer de l'œil.** In-8 de 115 p. 1866. 2 fr. 50

COSTE. **Statistique et topographie médicales des campagnes.** In-8 de 55 pages. 1869. 1 fr. 50

COTTARD. **De la valeur de la triméthylamine dans le traitement du rhumatisme articulaire.** In-8 de 88 pages. 1873. 2 fr. 50

COUDEREAU. **Recherches chimiques et physiologiques sur l'alimentation des enfants.** In-8 de 112 pages et 3 tableaux. 1869. 3 fr.

COURTAUX. **De la fièvre syphilitique.** In-8 de 75 pages. 1871. 2 fr.

COUYBA. **Des troubles trophiques consécutifs aux lésions traumatiques de la moelle et des nerfs.** In-8, 66 pages. 1871. 2 fr.

CUIGNET. **Ophthalmie d'Algérie.** 1 vol. in-8, cart. 1872. 6 fr.

CULLERIER, chirurgien de l'hôpital du Midi, etc. **Des affections blennorrhagiques : Leçons cliniques** professées à l'hôpital du Midi, recueillies et publiées par le Dr ROYET, suivies d'un Mémoire thérapeutique, revues et approuvées par le professeur. 1861. 1 vol. in-8 de 248 pages. 4 fr.

CULOT. **De l'inflammation primitive aiguë de la moelle des os.** In-8. 1871. 2 fr.

DACOROGNA. **De l'influence des émanations volcaniques** sur les êtres organisés particulièrement, étudiée à Santorin pendant l'éruption de 1866. In-8 de 159 p. 1867. 3 fr.

DANET. **De l'alcool dans le traitement des maladies puerpérales**, suites de couches et de la résorption purulente. In-8 de 36 pages. 1872. 1 fr. 25

DANIS. **Études sur la dysentérie** au point de vue de l'étiologie, de la nature et du traitement, suivies de considérations générales sur toute une classe de maladies, les septicémies ou maladies par empoisonnement du sang. In-8 de 104 pages. 1862. 2 fr.

DANIS (Léon). **D'un signe certain et immédiat de la mort réelle.** 1869. 50 c.

DANTON (A.). **Essai sur les hémorrhagies intra-oculaires.** Grand in-8 de 82 pages. 1864. 2 fr.

DARBEZ. **Des lipomes et de la diathèse lipomateuse.** In-4 de 56 p. 1869. 1 fr. 50
Avec 3 photographies. 3 fr. 50

DAUDÉ. **Traité de l'érysipèle épidémique.** 1 vol. in-8 de 344 pages. 1867. *Ouvrage récompensé par l'Académie de médecine.* 5 fr. 50

DAVREUX. **Essai d'interprétation de l'action évacuante du tartre stibié.** 3e édition. In-8 de 100 pages. 1870. 2 fr.

DAVREUX. **Considérations cliniques sur le choléra**, principalement au point de vue du pronostic et du traitement. 2e édition. 1873. 2 fr.

DEBOUT, médecin-inspecteur. **Des eaux minérales de Contrexéville** et de leur emploi dans le traitement de la goutte, la gravelle et le catarrhe vésical. 2e édition. In-8. 1872. 2 fr.

DEBRAY. **De l'Eucalyptus globulus.** In-8. 1872. 2 fr.

DÉCLAT. **Nouvelles applications de l'acide phénique en médecine et en chirurgie** aux affections occasionnées par les microphytes, les microzoaires, les virus, les ferments, etc. 2e édition. 1 vol. in-12 de 700 pages. 1874. 7 fr.

DÉCLAT. **Observations sur la curation des maladies organiques de la langue,** précédées de considérations sur les causes et le traitement des affections cancéreuses en général. 1 vol. in-8. 1868. 8 fr.

DÉCLAT. **De la curation du charbon, de la cocotte** et des principales maladies qui sévissent sur les bœufs, les moutons, les chevaux et les cochons, à l'aide de la nouvelle médication à l'acide phénique. 2e édition. 1872. 2 fr.

DÉCLAT. **Du choléra.** Nouvelle méthode, et deux nouveaux moyens de traiter la cholérine et le choléra. In-18 de 36 pages. 1873. 60 c.

DÉCLAT. **Nouvelle méthode de traitement des fièvres intermittentes au moyen d'injections sous-cutanées.** In-12 de 52 pages. 1873. 1 fr.

DÉCLAT. **De la curation de quelques-unes des maladies les plus fréquentes ou les plus graves de l'espèce humaine au moyen de l'acide phénique,** coqueluche, croup, fièvre typhoïde, péritonite puerpérale, scarlatine, variole, etc. 1 vol. in-12. 1873. 2 fr.

DÉCLAT. **Traitement des plaies au moyen de l'acide phénique,** et des résultats que la nouvelle méthode a donnés pendant le siége de Paris. 1 vol. in-12. 2 fr.

DÉCLAT. **De la curation des maladies de la peau,** spécialement des maladies comprises sous le nom de *dartres*, à l'aide de la nouvelle médication phéniquée. In-12. 1872. 2 fr.

DECORNIÈRE. **Essai sur l'endocardite puerpérale.** In-8 de 120 p. 1869. 2 fr. 50

DELAPORTE. **De la gastrotomie dans les étranglements internes.** In-8 de 80 pages. 1872. 2 fr.

DELBARRE. **De la dénudation des artères.** In-8 de 66 pages. 1871. 1 fr. 50

DELENS. **De la communication de la carotide et du sinus caverneux** (anévrysme artérioso-veineux). In-8 de 90 pages, avec 2 planch. color. 1870. 3 fr. 50

DELENS. **De la sacro-coxalgie.** 1 vol. in-8 de 118 pages et 2 planches. 1872. 3 fr.

DELSTANCHE. **Étude sur le bourdonnement de l'oreille.** In-8 de 100 pages. 1872. 2 fr.

DEMANDRE. **Des tumeurs de l'omoplate, de leur diagnostic, de leur traitement et des résections qu'elles nécessitent.** In-8 de 58 pages. 1873. 2 fr.

DEHOUX. **Du mouvement organique et de la synthèse animale.** 1861. In-8 de 132 pages. 2 fr. 50

DELEAU, médecin en chef à la Roquette. **Traité pratique sur les applications du perchlorure de fer en médecine.** 1 vol. in-8 de 272 pages. 1860. 4 fr.

DELFAU. **Déontologie médicale.** Devoirs et droits des médecins vis-à-vis de l'autorité, de leurs confrères et du public. Ouvrage couronné. 1 vol. in-12 de 316 p. 1868. 4 fr.

DELMAS et SENTEX. **Recherches expérimentales sur l'absorption des liquides à la surface et dans la profondeur des voies respiratoires.** In-8 de 136 pages. 1869. 3 fr.

DELMONT. **Des varices des membres inférieurs.** In-8 de 73 p. 1869. 1 fr. 75

DELSOL. **Du mal perforant du pied.** In-8 de 67 pages. 1864. 1 fr. 50

DELZENNE. **Des doctrines et des connaissances nouvelles en syphiliographie.** In-8 de 84 pages. 1867. 2 fr.

DEMEULES. **Pronostic et traitement des fractures de jambe compliquées de plaie.** In-8. 1871. 2 fr.

DENAMIEL. **Traité de la lithothlibie, nouvelle méthode d'écrasement des calculs vésicaux.** 1 vol. in-8. 1868. 3 fr.

DENIS. **Étude sur la nature et le traitement de certaines formes d'irido-choroïdites.** In-8 de 80 pages. 1873. 2 fr.

DEPAUL, professeur de clinique d'accouchements à la Faculté de médecine de Paris, membre de l'Académie de médecine. **Leçons de clinique obstétricale**, professées à l'hôpital des Cliniques, rédigées par M. le docteur De Soyre, chef de clinique. 1 vol. in-8 publié en 3 parties, avec figures intercalées dans le texte. Prix de l'ouvrage complet pour les souscripteurs. 1873-74. 14 fr.

La 3e partie paraîtra prochainement.

DEPAUL. **Sur la vaccination animale.** In-8. 1867. 2 fr.

DEPAUL. **Sur la vaccination animale et la syphilis vaccinale.** In-8. 1 fr. 50

DEPAUL. **De la rétention d'urine chez l'enfant pendant la vie fœtale**, étudiée surtout comme cause de dystocie. In-8. 1862. 1 fr. 50

DEPAUL. **Rapport sur des accidents graves**, suite de la vaccination, qui se sont produits dans le département du Morbihan. In-8. 1866. 50 cent.

DEPAUL. **Nouvelles recherches sur la véritable origine du virus-vaccin.** In-8 de 47 pages. 1864. 1 fr. 25

DEPAUL. **De l'origine réelle du virus-vaccin.** Réponse aux objections qui ont été faites à mes nouvelles recherches sur la véritable origine du virus-vaccin. 1864. In-8 de 43 pages. 1 fr. 25

DEPAUL. **La syphilis vaccinale** devant l'Acad. de médecine. In-8 de 86 p. 1865. 2 fr.

DEPAUL. **De l'oblitération complète du col de l'utérus chez la femme enceinte**, et de l'opération qu'elle réclame. In-8 de 47 pages. 1860. 1 fr. 25

DEPRAZ. **Hamman de Nice; bains turcs; turkish bath; gymnases des Grecs; thermes de Rome.** Guide du baigneur. 3e édition. In-12 de 32 pages. 1869. 60 c.

DERLON. **De l'influence des progrès des sciences sur la thérapeutique.** Étude des connaissances chimiques et pharmacologiques nécessaires au traitement des maladies. 1 vol. in-8 de 174 pages. 1872. 3 fr.

DESBROUSSES-LATOUR. **Des sueurs locales.** In-8 de 58 pages. 1873. 2 fr.

DESLÉONET. **Théorie générale des instruments à vent**; thèse présentée au concours pour l'agrégation (section des sciences physiques). In-8 de 80 pages. 1863. 1 fr. 50

DESMAZES. **Les aliénés : Étude sur la loi du 30 juin 1838; Le projet Gambetta et le drame d'Evère.** In-8 de 82 pages. 1873. 2 fr.

DESNOS. **De l'état fébrile.** In-8 de 112 pages. 1866. 2 fr.

DESNOS. **Considérations sur le diagnostic, le pronostic et la thérapeutique de quelques-unes des principales formes de la variole.** Grand in-8 de 8 pages. 1871. 50 c.

DESNOS et HUCHARD. **Des complications cardiaques dans la variole et notamment de la myocardite varioleuse.** In-8. 1871. 1 fr. 50

DESPONTS. **Traitement de l'héméralopie par l'huile de foie de morue à l'intérieur.** In-8 de 63 pages. 1863. 1 fr 50

DESPRÉS (A.), professeur agrégé de la Faculté de médecine de Paris, chirurgien des hôpitaux, etc. **Traité iconographique de l'ulcération et des ulcères du col de l'utérus.** 1 vol. in-8. avec planches lithographiées et coloriées. 1870. 5 fr.

DESPRÉS (A.). **Des tumeurs des muscles.** In-8 de 142 pages. 1866. 3 fr. 50

DESPRÉS (A.). **Traité du diagnostic des maladies chirurgicales** (Diagnostic des tumeurs). 1 vol. in-8 de 400 pages, avec figures dans le texte. 1868. 6 fr.

DESPRÉS (A.). **Traité de l'érysipèle.** 1 vol. in-8 de 224 pages. 1862. 3 fr. 50

DESPRÉS (A.). **De la hernie crurale.** In-8 de 138 pages. 1863. 3 fr.

DIEULAFOY. **De la contagion.** In-8 de 148 pages. 1872. 3 fr.

DODEUIL. **Recherches sur l'altération sénile de la prostate et sur les valvules du col de la vessie.** In-8 de 108 pages. 1866. 2 fr. 50

DOLBEAU, professeur à la Faculté de médecine de Paris, chirurgien des hôpitaux, etc. **Traité pratique de la pierre dans la vessie.** 1 vol. in-8 de 424 pages, avec 14 figures dans le texte. 1864. 7 fr.

DOLBEAU. **De l'emphysème traumatique.** 1860. In-8. 2 fr.

DOLBEAU. **De l'épispadias**, ou fissure uréthrale supérieure et de son traitement. 1861. In-4 de 35 pages et 44 planches représentant douze sujets. 5 fr.

DOYÈRE. **Mémoire** sur la respiration et la chaleur humaine dans le choléra. Grand in-8, 1863. 3 fr.

DRASCH. **Maladies du foie et de la rate**, d'après les observations faites dans les pays riverains du bas Danube. 1860. In-8 de 62 pages. 1 fr. 50

DUBLANCHET. **Étude clinique sur les plaies du globe oculaire.** Grand in-8 de 124 pages. 1866. 3 fr.

DUBREUIL. **De l'indication que présentent les luxations de l'astragale.** Mémoire in-4 de 41 pages et 1 planche. 1864. 2 fr.

DUBREUIL. **De l'iridectomie.** In-8 de 89 pages. 1866. 2 fr.

DUBREUIL (E.). **Étude anatomique et histologique sur l'appareil générateur du genre Hélix.** In-8 de 60 pages et 1 planche. 1872. 2 fr.

DUBREUIL (E.). **Catalogue des mollusques terrestres et fluviatiles de l'Hérault.** In-8 de 108 pages. 1869. 4 fr.

DUBREUIL (Georges). **Du ténia** au point de vue de ses causes et particulièrement de l'une d'elles, l'usage alimentaire de viande de bœuf crue. In-8 de 64 p. 1869. 1 fr. 50

DUBUISSON. **Des effets de l'introduction dans l'économie des produits septiques et tuberculeux.** In-8 de 72 pages et 1 planche. 1869. 1 fr. 50

DUCELLIER. **Étude clinique sur la tumeur à échinocoques multiloculaires du foie et des poumons.** In-8 de 19 pages, avec 2 pl. chromolithographiées. 1868. 1 fr. 50

DUFOUR (E.). **De l'encombrement des asiles d'aliénés**, étude sur l'augmentation toujours croissante de la population des asiles d'aliénés; ses causes, ses inconvénients, et des moyens d'y remédier. Mémoire couronné par la Société de médecine de Gand. In-8 de 107 pages. 1870. 2 fr.

DUKERLEY. **Notice sur les mesures de préservation prises à Batna** (Algérie) pendant le choléra de 1867 et sur leurs résultats. In-8, avec une carte gravée indicative du territoire préservé. 1868. 2 fr. 50

DUMONT (de Monteux), ancien médecin de la maison centrale du mont Saint-Michel, etc. **Testament médical, philosophique et littéraire**, ouvrage destiné non-seulement aux médecins et aux hommes de lettres, mais encore à toutes les personnes éclairées qui souffrent d'une manière occulte, publié par une commission composée de : MM. Davaine, président ; docteurs Blatin, Bourguignon, Cabanellas, Cerise, Foissac, Godin, avocat, baron Larrey, docteur Amédée Latour et docteur Moreau (de Tours). 1 beau vol. in-8 de 636 pages. 1865. 8 fr.

DUMOULIN, médecin-inspecteur des eaux de Salins, etc. **De l'action reconstituante des eaux de Salins.** In-8 de 148 pages. 1865. 2 fr. 50

DUMOULIN. **Des conditions pathogéniques de la phthisie au point de vue de son traitement** par les eaux minérales. In-8 de 40 pages. 1865. 1 fr.

DUPERRAY. **Étude sur la cirrhose du foie.** In-8. 1868. 2 fr.

DUPIERRIS. **De l'efficacité des injections iodées dans la cavité de l'utérus pour arrêter les métrorrhagies qui succèdent à la délivrance**, et de leur action comme moyen préservatif de la fièvre puerpérale. In-8 de 96 pages. 1871. 2 fr.

DUPOUY. **Étude sur l'action physiologique et thérapeutique** des bains de mer froids. In-8. 1868. 1 fr. 50

DUPUY (Paul). **Essai critique et théorique de philosophie médicale.** 1864. In-8 de 414 pages. 6 fr.

DUPUY (Paul). **Transformation des forces**, chaleur et mouvement musculaire, unité des phénomènes naturels. In-8 de 70 pages. 1867. 2 fr.

DUPUY (Paul). **Du libre arbitre.** Grand in-8 de 64 pages. 1871. 2 fr.

DURAND. **Étude sur les sels naturels arsenico-ferriques de la Dominique.** In-8 de 45 pages. 1873. 1 fr. 50

DURAND. **Des anévrysmes du cerveau** considérés principalement dans leurs rapports avec l'hémorrhagie cérébrale. In-8 de 129 pages avec 4 figures intercalées dans le texte. 1868. 2 fr. 50

DURIAU. **Hygiène des bains de mer**, précédée de considérations sur les bains en général. In-8 de 40 pages. 1865. 1 fr. 25

DURIAU. **Parallèle du typhus et de la fièvre typhoïde.** 1855. In-8 de 55 p. 1 fr. 25

DURIAU. **Étude clinique sur l'apoplexie de la moelle épinière et sur les paralysies des extrémités inférieures.** 1859. Grand in-8 de 24 pages. 75 c.

DURIAU. **Étude clinique et médico-légale** sur l'empoisonnement par la strychnine. In-8 de 19 pages. 1862. 50 c.

DURIAU et Maximin LEGRAND. **De la péliose rhumatismale**, ou Érythème noueux rhumatismal. 1858. In-8. 50 c.

DUSART. **Recherches expérimentales sur le rôle physiologique et thérapeutique du phosphate de chaux.** 1 vol. in-12 de 158 pages. 1870. 2 fr.

EMIN. **Études sur les affections glaucomateuses de l'œil.** 1 vol. in-8 de 131 pages, avec 4 planches coloriées. 1870. 5 fr.

ESSARCO. **Faits et raisonnements établissant la véritable théorie des mouvements et des bruits du cœur.** In-4 de 66 pages. 1864. 2 fr.

EUSTACHE. **Apprécier l'influence des travaux modernes sur la connaissance et le traitement des maladies virulentes en général.** In-8 de 90 pages. 1872. 2 fr. 50

FABRE, professeur suppléant à l'École de médecine de Marseille, etc. **La chlorose.** Leçons recueillies par M. Suzini, etc. In-8 de 91 pages. 1867. 2 fr.

FABRICIUS. **Lettres d'un matérialiste** à Mgr Dupanloup. In-8. 60 c.

FABRICIUS. **Dieu, l'homme et ses fins dernières.** Études médico-psychologiques. 2e édition. In-8 de 100 pages. 1869. 2 fr.

FAID. **Des troubles de la sensibilité générale dans la période secondaire de la syphilis**, et notamment de l'analgésie syphilitique. In-8 de 132 p. 1870. 3 fr. 50

FAJOLE (de), médecin de l'Hôtel-Dieu de Saint-Geniez, etc. **La santé des femmes**, manuel d'hygiène et de médecine domestique, spécialement écrit pour les mères de famille et les personnes qui s'occupent de l'éducation des jeunes filles. 1 vol. in-12 de 426 pages. 1864. 3 fr. 50

FANO, professeur agrégé à la Faculté de médecine de Paris. **Traité élémentaire de chirurgie.** 2 forts vol. in-8 avec 307 figures dans le texte. 1869-72. 28 fr.

FANO. **Traité pratique des maladies des yeux**, contenant des résumés d'anatomie des divers organes de l'appareil de la vision. Illustré d'un grand nombre de figures intercalées dans le texte et de 20 dessins en chromolithographie. 1866. 2 vol. in-8. 17 fr.

FAURE. **Considérations pratiques sur l'anesthésie obstétricale.** In-8 de 62 p. 1866. 1 fr. 50

FÉLIZET. **Recherches anatomiques et expérimentales sur les fractures du crâne.** 1 vol. in-8 avec 13 planches. 1873. 6 fr.

FERDUT. **De l'avortement au point de vue médical, obstétrical, médico-légal et théologique.** In-8 de 110 pages. 1865. 2 fr.

FERRAS. **De la laryngite syphilitique.** In-8 de 86 pages. 1872. 2 fr.

FERRY DE LA BELLONE (de). **Étude médico-légale sur la commotion du cerveau.** In-4 de 91 pages. 1864. 2 fr.

FIGUEROA. **Des obstacles que le col utérin peut apporter à l'accouchement.** In-8 de 99 pages. 1872. 2 fr.

FISCHER. **Des soins consécutifs à la trachéotomie.** 1863. In-8 de 40 p. 1 fr. 25

FISCHER et BRICHETEAU. **Traitement du croup**, ou angine laryngée diphthéritique. 2e édition, revue et augmentée. In-8 de 120 pages. 1863. 2 fr. 50

FLAMAIN. **Étude sur les procédés opératoires applicables à l'amputation tibio-tarsienne.** In-8. 1870. 1 fr. 50

FLEURY, professeur à l'École de médecine de Bordeaux. **Du dynamisme comparé des hémisphères cérébraux chez l'homme.** 1 vol. in-8 avec 3 planches. 1873. 6 fr.

FOLLIN. **Leçons sur les principales méthodes de l'exploration de l'œil malade**, et en particulier sur l'application de l'ophthalmoscope au diagnostic des maladies des yeux, rédigées et publiées par Louis Thomas, interne des hôpitaux, revues et approuvées par le professeur. 1 vol. in-8 de 300 pages avec 70 figures dans le texte, et 2 planches en chromolithographie, dessinées par Lackerbauer. 1863. 7 fr.

FONT-RÉAULX (de). **Localisation de la faculté spéciale du langage articulé.** In-4 de 106 pages. 1866. 2 fr. 50

FORGET, professeur à la Faculté de médecine de Strasbourg, etc. **Mémoire sur la chorionitis,** ou la sclérostinose cutanée. In-8 de 22 pages. 1847. 1 fr.

FORGET. **Fragment d'histoire contemporaine.** In-8 de 16 pages. 1863. 50 c.

FORGET. **De la péritonite** par perforation de l'appendice iléo-cæcal. 1853. In-8 de 15 pages. 50 c.

FORGET. **Recherches cliniques sur l'emploi de la teinture de fleur de colchique** dans le rhumatisme articulaire simple ou goutteux et les névralgies. 1864. In-8 de 23 pages. 50 c.

FORGET. **Aperçu clinique sur la phthisie calculeuse primitive (non tuberculeuse).** 1854. In-8 de 12 pages. 50 c.

FORGET. **De l'utilité des observations météorologiques.** 1854. In-8 de 19 pages. 50 c.

FORGET. **De la statistique appliquée à la thérapeutique.** 1854. In-8 de 28 pages. 50 c.

FORGET. **De la philosophie médicale devant l'Académie.** 1855. In-8 de 20 pages. 50 c.

FORGET. **Études cliniques sur les scrofules.** 1859. In-8 de 23 pages. 50 c.

FORGET. **Recherches historiques et cliniques sur l'état du sang dans l'entérite folliculeuse** (fièvre typhoïde). In-8 de 28 pages. 50 c.

FORT. **Anatomie descriptive et dissection,** contenant un précis d'embryologie, la structure microscopique des organes et celle des tissus. 2e édition très-augmentée. 3 vol. in-12 avec 662 figures intercalées dans le texte. 1868. 25 fr.

FORT. **Anatomie et physiologie du poumon** considéré comme organe de sécrétion. In-8 de 106 pages avec 40 figures intercalées dans le texte. 1867. 2 fr. 50

FORT. **Des difformités congénitales et acquises des doigts et des moyens d'y remédier.** 1 vol. in-8 de 246 pages avec 38 figures intercalées dans le texte. 1869. 4 fr.

FORT. **Résumé d'anatomie.** 1 vol. in-32 de 520 pages avec 73 figures dans le texte. 1870. 5 fr.

FORT. **Traité élémentaire d'histologie.** 2e édition. 1 vol. in-8 avec 522 figures intercalées dans le texte. 1873. 14 fr.

FORT. **Pathologie et clinique chirurgicales.** 2e édition corrigée et considérablement augmentée. 2 vol. in-8 avec 542 fig. intercalées dans le texte. 1873. 25 fr.

Cartonné. 27 fr.

FORT. **Résumé de pathologie et de clinique chirurgicales.** 1 vol. in-32 de 502 pages et 107 figures intercalées dans le texte. 1873. 5 fr.

FORT. **Anatomia descriptiva y disseccion con un resumen de embriologia y generacion y la estructura microscopica de los tejidos y de los organos.** Traduccion española de la francesa bejo la direccion del autor por el doctor R. DE ARMAS Y CESPEDES. 2 tomos con figuras intercaladas en el texto. 1872. 16 fr.

FORT. **Guide pratique de l'étudiant en médecine. Agenda annuaire,** contenant tout ce qui concerne l'étudiant en médecine au point de vue de la législation, des examens, des concours, des prix et de l'emploi de son temps. On y trouve aussi ce qui concerne les étudiants en pharmacie, les sages-femmes, etc. In-32. 1873-74. 2e année. 1 fr. 50

FOUCHER, professeur agrégé à la Faculté de médecine de Paris, chirurgien des hôpitaux, etc. **Traité du diagnostic des maladies chirurgicales**, avec appendice, et **Traité des tumeurs**, par A. Desprès, professeur agrégé à la Faculté de médecine de Paris, chirurgien des hôpitaux. 1 vol. in-8 de 1162 pages et 57 figures intercalées dans le texte, avec un joli cart. en toile. 1866-69. 18 fr.

FOUILLOUX. **Essai sur le pansement immédiat des plaies d'amputation par le perchlorure de fer.** In-8 de 57 pages. 1872. 1 fr. 50

FOURCY (Eugène de), ingénieur en chef du corps des mines. **Vade-mecum des herborisations parisiennes**, conduisant sans maître aux noms d'ordre, de genre et d'espèce de toutes les plantes spontanées ou cultivées en grand dans un rayon de 25 lieues autour de Paris. 3e édition comprenant les mousses et les champignons. 1 vol. in-18 de 309 pages. 1872. 4 fr. 50

FOURNIÉ (Édouard), médecin adjoint des Sourds-Muets. **Physiologie de la voix et de la parole.** 1 vol. in-8 de 816 pages avec figures dans le texte. 1866. 10 fr.

FOURNIÉ. **De la pénétration des corps pulvérulents gazeux, solides et liquides, dans les voies respiratoires**, au point de vue de l'hygiène et de la thérapeutique. In-8 de 75 pages. 1862. 2 fr.

FOURNIÉ. **Physiologie et instruction du sourd-muet**, d'après la physiologie des divers langages. 1 vol. in-18 de 228 pages. 1868. 2 fr. 50

FOURNIÉ. **Étude pratique sur le laryngoscope et sur l'application des remèdes topiques dans les voies respiratoires.** In-8 de 106 pages avec figures dans le texte. 1863. 2 fr. 50

FOURNIÉ. **Consultation médicale sur le choléra.** In-8. 1866. 1 fr.

FOURNIÉ. **Physiologie du système nerveux cérébro-spinal d'après l'analyse physiologique des mouvements de la vie.** 1 vol. in-8 de 832 pages avec un joli cart. en toile. 1872. 12 fr.

FOURNIÉ. **Recherches expérimentales sur le fonctionnement du cerveau.** In-8 de 99 pages et 4 planches coloriées. 1873. 4 fr.

FOURNIER (Alfred), professeur agrégé, médecin de l'hôpital de Lourcine. **Leçons cliniques sur la syphilis** étudiée plus particulièrement chez la femme. 1 fort vol. in-8 avec tracés sphygmographiques. 1873. Br. 15 fr. Cart. 16 fr.

FOURNIER. **Fracastor : la Syphilis, 1530 ; le Mal français, 1546** ; traduction et commentaire. 1 vol. in 12 de 210 pages. 1870. 2 fr. 50

FOURNIER. **Diagnostic général du chancre syphilitique.** Leçon recueillie et rédigée par Gripat, interne des hôpitaux. 1871. 1 fr. 25

FOURNIER. **Note sur un cas de gomme syphilitique.** In-8. 1870. 50 c.

FOURNIER. **Recherches sur l'incubation de la syphilis.** In-8 de 47 pages. 1865. 1 fr. 50

FOURNIER. **De la paralysie labio-glosso-laryngée.** In-8. 1870. 1 fr.

FOURNIER. **Note pour servir à l'histoire du rhumatisme uréthral.** In-8. 1 fr.

FOURNIER. **De la syphilide gommeuse du voile du palais.** In-8 de 30 pages. 1868. 1 fr.

FOURNIER. **De la sciatique blennorrhagique.** In-8. 1868. 1 fr.

FRANÇAIS. **Du frisson dans l'état puerpéral.** In-8 de 196 pages avec 6 planches lithographiées. 1868. 3 fr.

FRARIER. **Étude sur le phlegmon des ligaments larges.** In-8 de 104 pages. 1866. 2 fr. 50

FREDET. **De l'emploi du chloroforme dans les accouchements simples, dans les opérations obstétricales et dans l'éclampsie des femmes en couches.** In-8 de 146 pages. 1867. 2 fr. 50

FREDET. **Quelques considérations sur les fractures traumatiques du larynx.** In-8 1868. 1 fr.

FREDET. **Étude médico-légale des effets de la foudre sur l'homme.** Lésions anatomiques observées sur le cadavre d'un foudroyé. 1872. 75 c.

FREMY. **Étude critique de la trophonévrose faciale (physiologie pathologique).** In-8 de 166 pages. 1873. 3 fr.

FRIEDREICH. **Traité pratique des maladies du cœur.** Ouvrage traduit de l'allemand par les docteurs DOYON et LORBER. 1 vol. in-8 de 592 pages. 1873. 9 fr.

FRITZ. **Étude clinique sur divers symptômes spéciaux observés dans la fièvre typhoïde.** 1 vol. in-8 de 186 pages. 1864. 3 fr.

GALICIER. **Théorie de l'unité vitale.** Première partie : **Physiologie unitaire.** In-8 de 204 pages. 1869. 3 fr. 50
Deuxième partie : **Pathologie unitaire.** In-8 de 420 pages. 1869. 6 fr.

GALICIER. **Vie de l'univers,** ou Étude de physiologie générale et philosophique appliquée à l'univers. 1 vol. in-8. 1873. 7 fr.

GALICIER. **Du typhus.** Réflexions critiques sur le principe contagieux et sa cause, suivies d'une étude sur la constitution médicale épidémique de Versailles pendant l'hiver 1872-73. In-8 de 48 pages. 1873. 1 fr. 50

GAMBUS. **De l'alcoolisme chronique terminé par la paralysie générale.** In-8 de 68 pages et 3 tableaux. 1873. 2 fr.

GARIMOND. **Traité théorique et pratique de l'avortement,** considéré au point de vue médical, chirurgical et médico-légal. 1 vol. in-8 de 476 pages. 1873. 7 fr. 50

GARROD. **La goutte,** sa nature, son traitement, et **Le rhumatisme goutteux,** ouvrage traduit par A. OLLIVIER, professeur agrégé à la Faculté de médecine de Paris, et annoté par J. M. CHARCOT, professeur à la Faculté de médecine de Paris, médecin de l'hospice de la Salpêtrière, etc. 1867. 1 vol. in-8 de 710 pages avec 26 figures intercalées dans le texte et 8 planches coloriées. Broché. 12 fr.
Cartonné toile. 13 fr.

GAUNEAU. **Éducation physique et morale des nouveau-nés,** et de la nécessité de l'allaitement pour la mère. Nouvelle édition. 1 vol. in-12. 1867. 2 fr.

GAUNEAU. **De la mortalité des nouveau-nés et des moyens de la combattre.** In-12 de 50 pages. 1869. 1 fr.

GAUTIER. **Des matières albuminoïdes.** In-8 de 88 pages. 1865. 1 fr. 50

GAUTIER (Jules). **De la fécondation artificielle dans le règne animal,** et de son emploi contre la stérilité. 1 vol. in-12 de 46 pages. 1870. 1 fr.

GAY (Mme), ex-directrice de l'Institut de l'enfance. **Éducation rationnelle de la première enfance; manuel à l'usage des jeunes mères.** 1 vol. in-32. 1868. 1 fr. 25

GAYAT. **Étude sur les corps étrangers de la conjonctive et de la cornée.** In-8. 1872. 1 fr. 25

GAYRAUD. **Étude sur le prolapsus hypertrophique de la langue.** In-8 de 133 pages, avec une planche. 1866. 3 fr. 50

GAYRAUD. **Des perfectionnements récents de la synthèse chirurgicale.** 1 vol. in-8 de 147 pages. 1866. 3 fr. 50

GENDRIN. **Mémoire sur le diagnostic des anévrysmes des grosses artères.** In-8 de 70 pages. 50 c.

GENDRIN. **De l'influence des âges dans les maladies.** In-8 de 108 pages. 1 fr.

GEORGESCO. **Du scorbut.** Épidémie observée pendant le siége de Paris. In-8 de 76 pages. 1872. 2 fr.

GERME. **Qu'est-ce que l'albuminurie?** ou de son analogie avec les sécrétions séreuses, séro-plastiques et les hémorrhagies qui se font soit à la surface, soit dans l'épaisseur. In-8 de 160 pages. 1864. 3 fr.

GIGARD. **Deux points de l'histoire du favus.** In-8 de 51 pages et 2 planches. 1872. 2 fr.

GIMBERT. **L'Eucalyptus globulus;** son importance en agriculture, en hygiène et en médecine. Grand in-8 de 102 pages et 3 planches. 1870. 3 fr. 50

GIMBERT. **Mémoire sur la structure et la texture des artères.** In-8 de 68 p. avec 3 planches. 1866. 3 fr.

GINGEOT. **Essai sur l'emploi thérapeutique de l'alcool chez les enfants,** et en général sur le rôle de cet agent dans le traitement des maladies aiguës fébriles. In-8 de 159 pages. 1867. 2 fr. 50

GIRALDÈS, chirurgien de l'hôpital des Enfants, etc. **Leçons cliniques sur les maladies chirurgicales des enfants**, recueillies et publiées par MM. BOURNEVILLE et BOURGEOIS, revues par le professeur. 1 fort vol. in-8 accompagné de figures dans le texte, cart. en toile. 1869. 14 fr.

GIRARD (de). **Recherches expérimentales sur le laurier-rose** au double point de vue chimique et physiologique. In-8. 1869. 2 fr.

GIRARD. **Les matières glycogènes et les sucres au point de vue chimique et physiologique.** In-8 de 80 pages. 1872. 2 fr. 50

GIRARD (JULES). **Résorption urineuse et urémie dans les maladies des voies urinaires; contribution à l'étude du traitement de la pierre dans la vessie.** In-8 de 144 pages. 1873. 2 fr.

GIRAUD (A). **Du délire dans le rhumatisme articulaire aigu.** In-8 de 110 pages. 1872. 2 fr.

GIRAUD (L.). **Un chapitre de la phthisie.** Tuberculisation des organes génitaux de la femme. In-8 de 80 pages. 1868. 2 fr.

GIRAULT. **Étude sur la génération artificielle dans l'espèce humaine.** In-8 de 16 pages. 1869. 1 fr.

GLATZ. **Résumé clinique sur le diagnostic et le traitement des différentes espèces de néphrites et de la dégénérescence amyloïde des reins.** In-8 de 62 pages et 2 planches. 1872. 2 fr.

GOOD. **De la résection de l'articulation coxo-fémorale pour carie.** In-8 de 115 pages avec 5 figures dans le texte. 1869. 2 fr. 50

GOSSE. **Des taches au point de vue médico-légal.** In-8 de 96 pages avec 3 planches. 1863. 3 fr.

GOSSELIN, professeur de clinique chirurgicale à la Faculté de médecine de Paris, etc. **Leçons sur les hernies**, professées à la Faculté de médecine de Paris, recueillies et publiées par le docteur Léon LABBÉ, professeur agrégé, chirurgien du Bureau central. 1 vol. in-8 de 500 pages avec figures dans le texte. 1864. 7 fr.

GOSSELIN. **Leçons sur les hémorrhoïdes.** 1 vol. in-8. 1866. 3 fr.

GOUBERT. **De la perceptivité normale et surtout anormale de l'œil pour les couleurs, spécialement de l'achromatopsie ou cécité des couleurs.** In-8 de 164 pages. 1867. 3 fr. 50

GOUGUENHEIM. **Des tumeurs anévrysmales des artères du cerveau.** In-8 de 124 pages. Paris, 1866. 2 fr. 50

GOURVAT. **Physiologie expérimentale sur la digitale et la digitaline.** In-8. 1871. 2 fr.

GRANCHER. **De l'unité de la phthisie.** In-8. 1873. 1 fr. 50

GRAEFE (de). **Des paralysies du muscle moteur de l'œil**, traduit de l'allemand par A. SICHEL, revu par le professeur. 1 vol. in-8 de 220 pages. 1870. 3 fr. 50

GRANDIÈRE (de la). **De la nostalgie**, ou mal du pays. 1 vol. in-12. 1873. 3 fr.
Ouvrage récompensé par l'Académie de médecine.

GRASSET. **Étude clinique sur les affections chroniques des voies respiratoires d'origine paludéenne.** In-4 de 132 pages. 1873. 3 fr. 50

GRAVES. **Leçons de clinique médicale**, précédées d'une introduction de M. le professeur TROUSSEAU, ouvrage traduit et annoté par le docteur JACCOUD, professeur agrégé à la Faculté de médecine de Paris, médecin des hôpitaux. Troisième édition, revue et corrigée. 1870. 2 forts vol. in-8. 20 fr.

Nous extrayons de la préface de M. le professeur Trousseau les lignes suivantes :

« Depuis bien des années, je parle de Graves dans mes leçons cliniques; j'en recommande la lecture, je prie les élèves qui savent l'anglais de considérer cet ouvrage comme leur bréviaire ; je dis et je répète que, de toutes les œuvres pratiques publiées dans notre siècle, je n'en connais pas de plus utile, de plus intelligente, et j'ai toujours regretté que les leçons cliniques du grand praticien de Dublin n'eussent pas été traduites dans notre langue.

» Professeur de clinique de la Faculté de médecine de Paris, j'ai sans cesse lu et relu l'œuvre de Graves; je m'en suis inspiré dans mon enseignement; j'ai essayé de l'imiter dans le livre que j'ai publié moi-même sur la clinique de l'Hôtel-Dieu ; et encore aujourd'hui, bien que je sache presque par cœur tout ce qu'a écrit le professeur de Dublin, je ne puis m'empêcher de relire constamment un livre qui ne quitte jamais mon bureau.

GREMION-MENUAUD. **Étude sur la réduction de luxations anciennes d'origine traumatique par les machines.** In-8 de 62 pages avec 2 planches dans le texte. 1872. 2 fr.

GRENIER. **Étude médico-psychologique du libre arbitre humain.** 3e édition, in-8 de 104 pages. 1868. 2 fr.

GRENIER. **Du ramollissement sénile du cerveau**, précédé d'une dédicace à Mgr Dupanloup. In-8 de 404 pages. 1868. 2 fr.

GRESSER. **De la curabilité constante de la suette dite miliaire, ainsi que des affections qu'elle complique.** 1 vol. in-8. 1867. 3 fr. 50

GRIESINGER, professeur de clinique médicale et de médecine mentale à l'université de Berlin. **Des maladies mentales et de leur traitement.** Ouvrage traduit de l'allemand sous les yeux de l'auteur par le docteur DOUMIC, accompagné de notes par M. le docteur BAILLARGER, médecin de la Salpêtrière, membre de l'Académie de médecine. 1 vol. in-8. Paris. 1868. 9 fr.

GROS (Léon) et LANCEREAUX. **Des affections nerveuses syphilitiques.** 1861. 1 vol. in-8. 7 fr.
Ouvrage couronné par l'Académie de médecine.

GUBLER, professeur à la Faculté de médecine de Paris, médecin de l'hôpital Beaujon, etc. **Des épistaxis utérines simulant les règles** au début des pyrexies et des phlegmasies. 1863. In-8 de 49 pages. 1 fr. 50

GUBLER. **De la paralysie amyotrophique consécutive aux maladies aiguës.** 1861. In-8 de 56 pages. 1 fr. 50

GUENEAU DE MUSSY (Noël), médecin de l'Hôtel-Dieu, professeur agrégé à la Faculté de médecine de Paris, etc. **Causes et traitement de la tuberculisaion pulmonaire** ; leçons professées à l'Hôtel-Dieu en 1859, recueillies et publiées par le docteur WIELAND, ancien interne des hôpitaux de Paris, revues par le professeur. 1860. In-8. 3 fr.

GUENEAU DE MUSSY. **Deux leçons de pathologie générale.** 1863. In-8 de 38 pages. 1 fr.

GUENEAU DE MUSSY. **Clinique médicale de l'Hôtel-Dieu.** 2 vol. in-8, 1874. Tome Ier. 12 fr.

GUÉNIOT, professeur agrégé à la Faculté de médecine, etc. **Des vomissements incoercibles pendant la grossesse.** In-8 de 127 pages. 1863. 2 fr. 50

GUÉNIOT. **Parallèle entre la céphalotripsie et l'opération césarienne.** In-8 de 84 pages. 1866. 2 fr.

GUÉNIOT. **Des luxations coxo-fémorales soit congénitales, soit spontanées, au point de vue des accouchements.** In-8 de 150 pages, avec 12 figures intercalées dans le texte. 1869. 3 fr.

GUÉNIOT. **De l'opération césarienne à Paris,** et des modifications qu'elle comporte dans son exécution. In-8. 1871. 75 c.

GUÉNIOT. **Sur les fistules urinaires de l'ombilic dues à la persistance de l'ouraque, et du traitement qui leur est applicable.** In-8 de 24 p. 1872. 75 c.

GUÉNIOT. **Leçons faites à l'hôpital des Cliniques,** recueillies par le Dr CHANTREUIL, ancien chef de clinique. In-8 de 63 pages. 1873. 1 fr. 50

GUÉNIOT. **De la guérison par résorption des tumeurs dites fibreuses de l'utérus.** In-8. 1872. 50 c.

GUÉRIN (Alphonse), chirurgien de l'hôpital Saint-Louis, etc. **Leçons cliniques sur les maladies des organes génitaux externes de la femme.** Leçons professées à l'hôpital de Lourcine. 1 vol. in-8 de 530 pages. 1864. 7 fr.

GUIBERT. **Histoire naturelle et médicale des nouveaux médicaments introduits dans la thérapeutique depuis 1830 jusqu'à nos jours.** 2e édition, revue et augmentée. 1 vol. in-8 de 700 pages. 1865. 10 fr.

GUICHARD (Ambroise). **Recherches sur les injections utérines en dehors de l'état puerpéral.** Grand in-8 de 184 pages. 1870. 3 fr. 50

GUINIER, professeur agrégé à la Faculté de médecine de Montpellier, etc. **Étude du gargarisme laryngien.** In-8 avec planches. 1868. 2 fr. 50

GUYOMAR. **Recherches physiologiques et philosophiques** sur le magnétisme, le somnambulisme et le spiritisme. In-8 de 40 pages. 1865. 1 fr. 50

GUYON (F.), professeur agrégé à la Faculté de médecine de Paris, chirurgien des hôpitaux, etc. **Des vices de conformation de l'urèthre chez l'homme; des moyens d'y remédier.** 1 vol. grand in-8 de 174 p., orné de 4 pl. 1863. 3 fr. 50

GUYON (F.). **Des tumeurs fibreuses de l'utérus.** 1860. In-8 de 139 pages et 1 planche. 2 fr. 50

HALLOPEAU. **Des accidents convulsifs dans les maladies de la moelle épinière.** In-8. 1871. 2 fr.

HAMEL. **Du rash variolique** (*Variolus rash* des Anglais). In-8 de 100 p. 1873. 2 fr.

HAMON. **Testament médical d'un médecin de campagne,** ou essai sur la médecine des expédients à l'usage des praticiens des petites localités. In-8. 1864. 3 fr.

HAMON **De l'exercice de la médecine en province au XIXe siècle.** In-8. 1868. 2 fr.

HAMON. **Traité pratique du rétroceps (forceps asymétrique).** 2e édition revue et complétée. 1 vol. in-8 avec fig. 1873. 7 fr. 50

HANDVOGEL. **Traitement des affections du prépuce par l'orlatomie.** In-8 de 32 pages. 1873. 1 fr.

HARDY, professeur, chargé du cours de clinique des maladies de la peau à la Faculté de médecine de Paris, médecin de l'hôpital Saint-Louis, etc. **Leçons sur les affections dartreuses,** rédigées et publiées par le docteur MOYSANT. 3e édition. 1 vol. in-8. 1868. 4 fr.

HAYEM. **Études sur les diverses formes d'encéphalite.** Anatomie et physiologie pathologiques. In-8 de 201 pages avec 2 planches. 1868. 3 fr. 50

HAYEM. **Des bronchites.** Pathologie générale et classification. In-8 de 182 pages. 1869. 3 fr. 50

HAYEM. **Études sur le mécanisme de la suppuration.** In-8 de 32 p. 1870. 1 fr.

HAYEM. **Des hémorrhagies intra-rachidiennes.** In-8 de 232 pages. 1872. 4 fr.

HENNEQUIN. **Du fongus bénin du testicule et de ses rapports avec la hernie du même organe.** In-8 de 66 pages. 1865. 2 fr.

HENNEQUIN. **Quelques considérations sur l'extension continue et des douleurs dans la coxalgie.** In-8 de 68 pages. 1869. 2 fr.

HENROT. **Des pseudo-étranglements que l'on peut rapporter à la paralysie de l'intestin.** In-8 de 115 pages. 1865. 2 fr. 50

HERVIEUX, médecin de la Maternité de Paris. **Ictère puerpéral.** In-8. 1867. 2 fr.

HERVIEUX. **Des péritonites puerpérales.** In-8. 1867. 1 fr. 50

HERVIEUX. **Traité clinique et pratique des maladies puerpérales et des suites de couches.** 1 fort vol. in-8, avec figures dans le texte. 1870. 15 fr.
Cartonné en toile. 16 fr.

HESTRÈS. **Étude sur le coup de chaleur.** Maladie des pays chauds. In-8 de 135 pages. 1872. 2 fr. 50

HEULARD. **Du service médical des pauvres, tant à la ville qu'à la campagne, et de la manière dont il devrait être établi pour répondre à la fois aux nécessités des malades indigents et aux exigences légitimes du médecin.** In-8 de 96 pages. 1868. 2 fr.

Histoire d'un atome de carbone, depuis l'origine des temps jusqu'à ce jour. 1 vol. in-12 de 102 pages. 1864. 1 fr. 25

HŒPFFNER. **De l'urine dans quelques maladies fébriles.** In-8 de 94 pages et 8 tableaux. 1872. 2 fr. 50

HORION. **Des rétentions d'urine**, ou **Pathologie spéciale des organes urinaires** au point de vue de la rétention. 1863. 1 vol. in-8. 6 fr.

HUCHARD. **Étude sur les causes de la mort dans la variole.** In-8 de 70 pages. 1872. 2 fr.

HUGUET. **Exposé de médecine homœodynamique basée sur la loi de similitude fonctionnelle et appliquée au traitement des affections aiguës et chroniques.** 1 vol. in-18 de 159 pages. 1869. 2 fr.

HURET. **Tribut à l'histoire de l'embolie des artères vertébrales.** In-8 de 69 pages. 1873. 2 fr.

HUTIN et BOTTENTUIT. **Guide des baigneurs aux eaux minérales de Plombières.** 1 vol. de 224 pages avec figures dans le texte. 1872. Cart. 2 fr. 50

HYBORD. **Du zona ophthalmique et des lésions oculaires qui s'y rattachent.** In-8 de 160 pages et 4 planches. 1872. 3 fr. 50

HYVERT. **De l'inoculation cancéreuse** (expériences nouvelles). In-8 de 59 pages. 1872. 2 fr.

IMBERT-GOURBEYRE, professeur de matière médicale à l'École de médecine de Clermont-Ferrand, etc. **Étude sur quelques symptômes de l'arsenic et les eaux minérales arsénifères** (pour servir en outre de démonstration aux doses infinitésimales). Grand in-8 de 108 pages. 1863. 2 fr.

INZANI. **Recherches sur la terminaison des nerfs dans les muqueuses des nerfs, dans les muqueuses des sinus frontaux et maxillaire.** In-8. 75 c.

JACCOUD, professeur agrégé à la Faculté de médecine de Paris, médecin de l'hôpital de Lariboisière. **Traité de pathologie interne.** 2 vol. in-8 avec 33 planches en chromolithographie. 3e édition revue et augmentée. 1873. 25 fr.

JACCOUD. **Étude de pathogénie et de séméiotique, les paraplégies et l'ataxie du mouvement,** etc. 1 fort vol. in-8. 1864. 9 fr.

JACCOUD. **De l'organisation des Facultés de médecine en Allemagne.** Rapport présenté à Son Excellence le ministre de l'instruction publique le 6 octobre 1863. 1 vol. in-8 de 175 pages. 1864. 3 fr. 50

JACCOUD. **Leçons de clinique médicale,** faites à l'hôpital de la Charité. 1 fort vol. in-8 de 878 pages, avec 29 figures et 11 planches en chromolithographie. 2e édition, avec un joli cartonnage en toile. 1869. 16 fr.

JACCOUD. **Leçons de clinique médicale** faites à l'hôpital Lariboisière. 1 vol. in-8 accompagné de 10 planch. en chromolith. 1873. Cart. 16 fr.

JACCOUD. **La station médicale de Saint-Moritz** (Engadine-Suisse). In-8 de 67 p. 1873. 2 fr.

JACQUEMET. **De l'influence des découvertes les plus modernes dans les sciences physiques et chimiques sur les progrès de la chirurgie.** In-8 de 221 pages. 1866. 3 fr.

JARJAVAY. **Recherches anatomiques sur l'urèthre de l'homme.** 1 vol. in-4 avec 7 planches lithographiées. 1856. 8 fr.

JAUMES. **Du glaucome.** 1 vol. in-8 de 264 pages. 1865. 4 fr.

JAUMES. **Pathologie et thérapeutique de l'affection calculeuse, considérées dans leurs rapports avec les différents âges de la vie.** 1 vol. in-8 de 148 p. 1866. 3 fr. 50

JOB. **Malades et blessés :** ambulance de l'hôpital Rothschild pendant le siége de Paris. In-8. 1871. 1 fr. 50

JOBERT. **Entretien sur le mal de mer,** et de l'appréciation des divers moyens de traitement proposés contre cette affection. Brochure in-18 de 22 pages. 1862. 50 c.

JODIN. **De la nature et du traitement du croup et des angines couenneuses,** étude clinique et microscopique, etc. In-8 de 39 pages. 1859. 1 fr. 25

JOFFROY. **De la pachyméningite cervicale hypertrophique** (d'origine spontanée). In-8 de 116 pages et 1 planche. 1873. 2 fr. 50

JOLICLÈRE. **De l'adénite syphilitique, du diagnostic et du traitement.** Brochure in-18 avec une planche coloriée. 1862. 1 fr. 50

JOLLY (J.). **Essai sur le cancer de la prostate.** In-8 de 67 p. 1869. 1 fr. 50

JOLLY (J.). **Des ruptures utérines pendant le travail de l'accouchement considérées surtout au point de vue des symptômes et du traitement.** In-8 de 142 pages. 1873. 2 fr. 50

JONES (W. H.). **Quelques considérations pratiques sur les cas de rétrécissement du bassin,** observés à la Clinique d'accouchements de Paris en 1857, 1858 et 1859. Gr. in-8 de 68 pages. 1864. 1 fr. 50

JORDAO. **Considérations sur un cas de diabète.** In-4 de 86 pages et 2 planches. 1857. 1 fr. 50

JOULIN. **Étude bibliographique sur les maladies des femmes.** In-8. 1861. 25 c.

JOULIN. **Syphiliographes et syphilis.** MM. Langlebert, Cullerier et Rollet. In-8. 1862. 50 c.

JULLIARD. **Des ulcérations de la bouche et du pharynx dans la phthisie pulmonaire.** In-8 de 76 pages avec 2 planches. 1865. 3 fr.

JULLIEN. **Contribution à l'étude du péritoine, ses nerfs et leurs terminaisons.** In-8 de 16 pages. 1873. 75 c.

KASTUS. **Essai sur l'étiologie et la pathogénie du rhumatisme articulaire aigu.** In-8. 1868. 1 fr. 50

KUBORN, professeur d'hygiène industrielle et professionnelle à l'École industrielle de Seraing, etc. **Étude sur les maladies particulières aux ouvriers mineurs employés aux exploitations houillères en Belgique.** 1 vol. grand in-8 de 300 pages. 1863. 6 fr.

LABARTHE (Castarède). **Du chauffage et de la ventilation des habitations privées.** In-8 de 235 pages et 8 planches. 1869. 4 fr.

LABARTHE (P.). **Le chancre simple chez l'homme et chez la femme.** In-8 de 135 pages. 1873. 2 fr. 50

LABBÉ (Léon), professeur agrégé à la Faculté de médecine de Paris, chirurgien des hôpitaux, etc. **De la coxalgie.** In-8 de 140 p. avec 3 planches. 1863. 2 fr. 50

LABBÉ. **Clinique chirurgicale.** 1 vol. in-8. (*Sous presse.*)

LABBÉE. **Recherches cliniques sur les modifications de la température et du pouls dans la fièvre typhoïde et la variole régulière.** In-8 de 88 pages, accompagné d'un grand nombre de tableaux dans le texte, de tracés sphygmographiques et de courbes thermiques. 1869. 3 fr.

LABORDE, ancien interne des hôpitaux de Paris, lauréat de la Faculté. **De la paralysie** (dite essentielle) **de l'enfance,** des déformations qui en sont la suite et des moyens d'y remédier. 1 vol. in-8 de 276 pages, accompagné de 2 planches dont une coloriée. 1864. 5 fr.

LABORDE. **Le ramollissement et la congestion du cerveau principalement considérés chez le vieillard.** Étude clinique et pathogénique. 1 vol. in-8 de 420 pages, avec planche coloriée contenant 6 figures. 1866. 6 fr.

LABORDE. **Physiologie pathologique de l'ictère.** In-8 de 96 pages. 1869. 2 fr.

LABORDETTE (de), chirurgien de l'hôpital civil de Lisieux. **Note sur le spéculum laryngien.** In-8 de 24 pages. 1866. 75 c.

LACASSAGNE. **De la putridité morbide et de la septicémie.** Histoire des théories anciennes et modernes. In-8 de 138 pages. 1872. 3 fr. 50

LACROUSILLE (de). **De la péricardite hémorrhagique.** 1 vol. in-8 de 196 pages. 1865. 3 fr. 50

LADEVÈZE. **Quelques considérations sur la gangrène glycocémique.** In-8 de 94 pages. 1867. 2 fr.

LAFFITTE (L.). **Essai sur les aphonies nerveuses et réflexes.** In-8 de 70 pages. 1872. 2 fr.

LAFITTE. **Des kystes des parties molles de la jambe.** In-8 de 80 pages. 1872. 2 fr.

LAFONT. **Étude sur le tremblement saturnin.** In-8 de 86 pages. 1869. 2 fr.

LALLEMENT (P.). **De l'élément nerveux du croup.** In-8 de 104 p. 1864. 2 fr. 50

LAMBERT (de). **De l'emploi des affusions froides dans le traitement de la fièvre typhoïde et des fièvres éruptives.** In-8 de 75 pages. 1870. 2 fr.

LAMBLIN. **Étude sur la lèpre tuberculeuse, ou éléphantiasis des Grecs.** 1 vol. in-8, ouvrage orné de gravures dans le texte. 1871. 3 fr. 50

LANCEREAUX. **Mémoire d'anatomie pathologique** sur les questions suivantes : 1° l'endocardite ulcéreuse ; 2° l'infection par produits septiques internes ; 3° altération des nerfs et des muscles dans la paralysie saturnine. Gr. in-8 de 84 p. 1863. 2 fr. 50

LANCEREAUX. **De la polyurie (diabète insipide)**. In-8 de 92 pages. 1869. 2 fr.

LANCEREAUX. **De la maladie expérimentale comparée à la maladie spontanée**. In-8 de 132 pages. 1872. 2 fr. 50

LANDRIEUX. **Des pneumopathies syphilitiques**. In-8 de 80 pages. 1872. 2 fr.

LANDRIN. **Étude sur la vaccine et la vaccination**. In-8 de 91 pag. 1867. 2 fr.

LANGLEBERT (Edm.). **Nouvelle doctrine syphilographique. — Du chancre** produit par la contagion des accidents secondaires de la syphilis, suivi d'une nouvelle étude sur les moyens préservatifs des maladies vénériennes. 2e édition revue et augmentée du rapport de M. Cullerier à la Société de chirurgie. In-8. 1862. 2 fr. 50

LANGLEBERT. **Unicisme et dualisme chancreux**. In-8 de 32 pages. 1864. 75 c.

LANGLEBERT. **Aphorismes sur les maladies vénériennes**, suivis d'un Formulaire spécial. 1 joli vol. in-32. 1868. 2 fr.

LANGLEBERT. **La syphilis dans ses rapports avec le mariage**. 1 vol. in-12 de 332 pages. 1873. 3 fr. 50

LARGUIER DES BANCELS. **Étude sur le diagnostic et le traitement chirurgical des étranglements internes**. In-8 de 144 pages. 1870. 3 fr.

LARRIEU. **Des hémorrhagies rétiniennes**. In-8 de 118 pages. 1870. 2 fr. 50

LARROQUE (de). **Traitement complémentaire et prophylactique du lymphatisme et de la scrofule confirmée**. 64 observat. à l'appui. 1 vol. in-8 de 178 p. 1872. 3 fr. 50

LARROQUE. **Hydrologie médicale**. Salis de Béarn et ses eaux chlorurées sodiques (bromo-iodurées). 1864. Grand in-8 de 76 pages. 2 fr. 50

LARROQUE. **Étude théorique et clinique des eaux minérales** (chlorobromo-iodurées) **de Salis de Béarn**, précédée de documents historiques, topographiques, géologiques et chimiques. In-8 de 144 pages. 1865. 3 fr.

LARROQUE. **Lettre médicale sur l'absorption plantaire et les bains entiers aux eaux de Salis de Béarn**, considérées comme complément de la cure des Eaux-Bonnes, et de quelques affections de poitrine en particulier. In-8 de 28 p. 1867. 1 fr.

LASKOWSKI. **Étude sur l'hydropisie enkystée de l'ovaire et son traitement chirurgical**. In-8 de 111 pages. 1867. 2 fr. 50

LASSERRE. **Étude sur l'isolement considéré comme moyen de traitement dans la folie**. In-8 de 88 pages. 1872. 2 fr.

LATOUR (A.). **Journal du bombardement de Châtillon**, avril et mai 1871. In-8. 1871. 2 fr.

LAUGAUDIN. **Contribution aux indications curatives des eaux de Royat**. In-8 de 190 pages. 1870. 2 fr.

LAUGIER, professeur de la Faculté de médecine de Paris, etc. **Des varices et de leur traitement**. In-8 de 119 pages. 1842. 1 fr. 50

LAURE. **Étude sur la contracture intermittente des extrémités**. In-8 de 68 pages. 1869. 1 fr. 50

LAURENT (Ch.). **De l'hyoscyamine et de la daturine**, étude physiologique, application thérapeutique. Grand in-8 de 123 pages avec figures. 1870. 3 fr.

LAVAL. **Essai critique sur le delirium tremens.** In-8 de 85 pages. 1872. 2 fr.

LEBER et ROTTENSTEIN. **Recherches sur la carie dentaire.** 1 vol. in-8 de 130 p. et 2 planches lithographiées. 1868. 3 fr.

LE BOEUF. **Étude critique sur l'expectation dans la pneumonie.** Grand in-8 de 98 pages. 1870. 2 fr.

LEBON. **De la mort apparente et des inhumations prématurées.** 2e édition précédée d'une introduction par le professeur PIORRY. 1 vol. in-12. 1866. 3 fr.

LEBRETON. **Des différentes variétés de la paralysie hystérique.** In-8 de 156 pages. 1868. 2 fr. 50

LECOIN. **Des fractures de la rotule et de leurs différents modes de traitement.** In-8 de 104 pages et 1 tableau. 1869. 2 fr.

LEDENTU, professeur agrégé à la Faculté de médecine de Paris. **Anatomie et physiologie des veines des membres inférieurs.** In-8 avec 1 planch. 1868. 2 fr. 50

LEFEBVRE. **Hygiène et thérapeutique de la sudation, au point de vue hygiénique et thérapeutique.** 1 vol. in-8. 1868. 3 fr.

LEFEUVRE. **Études physiologiques et pathologiques sur les infarctus viscéraux.** In 8 de 130 pages et 1 planche. 1867. 2 fr. 50

LEGRAND DU SAULLE. **Le délire des persécutions.** 1 vol. in-8. 1873. 6 fr.
Ouvrage couronné par la Faculté de médecine de Paris.

LEGRAND DU SAULLE. **Leçons sur la folie héréditaire.** In-8 de 80 pages. 1873. 2 fr. 50

LEGRAND DU SAULLE. **Traité de médecine légale et de jurisprudence médicale.** 1 fort vol. in-8 de 1200 pages. 1873-74. Prix pour les souscripteurs. 16 fr.

LEGRAND DU SAULLE. **Pronostic et traitement de l'épilepsie ; mode d'emploi des bromures alcalins.** 2e édition. In-8 de 24 pages. 1873. 1 fr. 50

LEGROUX (A.). **Essai sur la digitale et son mode d'action.** In-8 de 84 pages. 1867. 2 fr.

LELION. **Étude physiologique et thérapeutique de la digitale.** In-8 de 115 p. 1867. 2 fr. 50

LELONG. **Étude sur l'artérite et la phlébite rhumatismales aiguës.** In-8 de 143 pages. 1869. 2 fr. 50

LEMATTRE. **Du mode d'action physiologique des alcoloïdes.** In-8 de 27 pages. 1865. 1 fr.

LEMPEREUR. **Des altérations que subit le fœtus après sa mort dans le sein maternel.** In-8 de 148 pages. 1867. 3 fr.

LE PIEZ. **Étude sur quelques cas de ruptures dites spontanées du cœur.** In-8 de 124 pages. 1873. 2 fr. 50

LEPRIEUR. **Recherches sur la conservation temporaire des cadavres,** au point de vue des travaux de dissection et de médecine opératoire. In-8 de 88 pages. 1873. 2 fr.

LERICHE. **Du spina bifida crânien.** In-8 avec figures. 1871. 2 fr.

LEROY. **Des concrétions bronchiques.** In-8. 1868. 2 fr.

LEROY (L.). **Essai sur la circulation des parties supérieures du fœtus et sur les conséquences de ses anomalies.** In-8 de 50 p. et 2 pl. 1873. 1 fr. 50

LETEINTURIER. **Du danger des opérations pratiquées sur le col de l'utérus.** In-8 de 39 pages. 1872. 1 fr. 50

LETEURTRE. **Documents pour servir à l'histoire du seigle ergoté.** In-8 de 107 pages. 1871. 2 fr. 50

LETEXIER. **Des fractures indirectes de la colonne dorso-lombaire.** In-8 de 83 pages. 1873. 2 fr.

LETONA. **Étude comparative des fièvres palustres.** In-8 de 137 p. 1872. 2 fr. 50

Lettre d'un médecin de campagne à MM. les étudiants. In-8. 1868. 75 c.

LEVEN. **Une épidémie de scorbut.** In-8 de 67 pages et 3 planches. 1871. 3 fr. 50

LEVEN. **Parallèle entre l'idiotie et le crétinisme.** In-8 de 42 p. 1861. 1 fr. 25

LEVEN. **Pathologie générale et classification des chorées.** In-8 de 62 pages. 1869. 2 fr.

LEVI. **Diagnostic des maladies de l'oreille.** In-8 de 100 pages et 3 planches en chromolithographie. 1872. 3 fr. 50

LIÉGEOIS. **Anatomie et physiologie des glandes vasculaires sanguines.** Grand in-8 avec 2 planches. 1860. 3 fr. 50

LINÉ. **Études sur la narcéine et son emploi thérapeutique.** In-8 de 69 pages. 1865. 1 fr. 50

LISSONDE. **De la cantharidine.** Étude chimique et physiologique. In-8 de 55 pages. 1869. 1 fr. 50

LIVON. **Du traitement des polypes laryngiens.** In-8 de 80 pages. 1873. 2 fr.

LOOMANS. **De la liberté humaine** considérée dans la vie intellectuelle et dans ses rapports avec le matérialisme. In-8 de 52 pages. 1872. 50 c.

LOUBRIEU. **Études sur les causes de la surdi-mutité.** In-8 avec une carte et une planche lithographiée. 1868. 1 fr. 50

LOUSTAU. **Voies urinaires.** Étude sur la divulsion des rétrécissements du canal de l'urèthre (procédés de MM. HOLT et VOILLEMIER). In-8 de 91 pages et 2 planches. 1872. 2 fr. 50

LUTZ, professeur à l'École de pharmacie, pharmacien en chef de l'hôpital Saint-Louis. **Du rôle de l'eau dans les phénomènes chimiques.** In-8 de 70 p. 1860. 2 fr.

MAGNAN. **Étude expérimentale et clinique sur l'alcoolisme** (alcool et absinthe, épilepsie absinthique). In-8 de 46 pages. 1871. 2 fr.

MAGNIN. **De quelques accidents de la lithiase biliaire, anomalies de la colique hépatique, fièvre intermittente symptomatique, angiocholite calculeuse, ictère chronique et ictère grave.** In-8 de 146 pages. 1869. 2 fr. 50

MAHAUX. **Recherches sur le trichophyton tonsurans et sur les affections cutanées qu'il détermine : herpès circiné, herpès tonsurant, sycosis.** In-8 de 84 pages et une planche. 1869. 2 fr.

MAHOT. **Des battements du foie dans l'insuffisance tricuspide.** In-8 de 115 p. avec figures intercalées dans le texte. 1869. 2 fr. 50

MAIGROT. **L'hydrothérapie expliquée et mise à la portée de tous.** Guide des malades aux établissements hydrothérapiques. 2e édition. 1 vol. in-18 de 154 pages. 1873. 1 fr. 25

MAIRE. **Doctrine rationnelle du choléra asiatique ; prophylaxie et traitement de ce terrible fléau.** In-8 de 32 pages. 1873. 1 fr.

MAISONNEUVE, chirurgien de l'Hôtel-Dieu de Paris. **Mémoire sur l'intoxication chirurgicale.** In-8. 1867. 1 fr. 50

MAISONNEUVE. **Méthode d'aspiration continue, et ses avantages pour la cure des grandes amputations.** In-8 avec fig. 1869. 1 fr. 50

MALASSEZ. **De la numération des globules rouges du sang.** In-8 de 74 pages. 1873. 2 fr.

MALASSEZ. **Études sur le molluscum.** In-8 avec 3 planches. 2 fr.

MALGAIGNE. **Leçons d'orthopédie**, professées à la Faculté de médecine de Paris, recueillies par MM. GUYON et PANAS, prosecteurs de la Faculté de médecine de Paris revues et approuvées par le professeur. 1 vol. in-8 accompagné de 5 planches dessinées par M. LÉVEILLÉ. 1862. 6 fr. 50

MALGAIGNE. **Étude sur l'anatomie et la physiologie d'Homère.** In-8 de 30 pag. 1842. 1 fr.

MALHERBE. **De la fièvre dans les maladies des voies urinaires.** Recherches sur ses rapports avec les affections du rein. 1 vol. in-8 accompagné de nombreuses courbes thermiques. 1872. 3 fr. 50

MALLEZ. **Médication topique de l'urèthre.** Étude comparative de quelques moyens employés contre les écoulements uréthraux chroniques. In-8. 50 c.

MALLEZ et DELPECH. **Thérapeutique des maladies de l'appareil urinaire.** 1 vol. in-8. Broché. 7 fr. 50

Cartonné en toile. 8 fr. 50

MALLEZ et A. TRIPIER. **De la guérison durable des rétrécissements de l'urèthre par la galvanocaustique chimique.** Mémoire couronné par l'Académie de médecine. In-8 de 35 pages avec figures dans le texte. *Deuxième édition.* 2 fr.

MARCHAND. **Étude historique et nosologique sur quelques épidémies et endémies du moyen âge.** In-8 de 109 pages. 1873. 2 fr. 50

MARCHAND. **Du croton tiglium**, recherches botaniques et thérapeutiques. In-4 de 94 pages et 2 planches. 1861. 3 fr. 50

MARCOWITZ (A.). **Étude sur les différentes espèces d'épanchements pleurétiques et sur leur traitement médical et chirurgical.** In-4 de 103 pages. 1864. 2 fr.

MARTIN (Ferdinand), chirurgien-orthopédiste des maisons d'éducation de la Légion d'honneur, etc., et COLLINEAU, docteur en médecine de la Faculté de médecine de Paris, etc. **Traité de la coxalgie, de sa nature et de son traitement.** 1 vol. in-8 de 500 pages, accompagné de planches. 1865. 7 fr.

Ouvrage couronné par l'Académie des sciences.

MARTIN (Georges). **De la durée de la vitalité des tissus et des conditions d'adhérence, des restitutions et transplantations cutanées (greffes animales).** In-8 de 132 pages. 1873. 2 fr. 50

MARTIN (Gustave). **Étude sur les plaies artérielles de la main et de la partie antérieure de l'avant-bras.** In-8 de 88 pages. 2 fr.

MARTIN (L.). **Des corps gras naturels et artificiels : considérations chimiques, physiologiques et médicales.** In-8 de 216 pages. 1869. 4 fr.

MARTIN (M.). **De la circoncision**, avec un nouvel appareil inventé par l'auteur pour faire la circoncision. Nouveau procédé pour le débridement du phimosis congénital. Grand in-8 de 88 pages. 2 fr.

MARTIN. **Des fermentations et des ferments, dans leurs rapports avec la physiologie et la pathologie.** In-8 de 30 pages. 1 fr.

MARTINEAU. **Des endocardites.** 1 vol. in-8 de 160 pages et 1 pl. 1866. 3 fr. 50

MARTIN-LAUZER. **Les eaux de Luxeuil. Bibliographie.** In-8 de 160 p. 1866. 3 fr.

MARTY. **Contribution à l'étude de l'alcoolisme.** In-8 de 80 pages. 1873. 2 fr.

MASSE, professeur agrégé à la Faculté de médecine de Montpellier. **De la cicatrisation dans les différents tissus.** In-4 de 76 pages et 1 pl. color. 1866. 3 fr. 50

MASSE. **Des types de la circulation dans la série animale et aux divers âges de la vie embryonnaire.** In-4 de 98 pages. 1866. 2 fr.

MASSE. **Étude chirurgicale de l'étranglement.** In-8 de 95 pages. 1869. 2 fr. 50

MASSE. **Organes de l'audition et sens de l'ouïe.** In-8 de 124 pages. 1869. 3 fr.

MASSEY (Lucien). **Mémoire sur le traitement médical et la guérison des affections cancéreuses,** suivi d'une Note sur le traitement de la syphilis. In-8 de 30 pages. 1 fr.

MASSOL (A.) **Nouvelle méthode de traitement à suivre après l'opération de la cataracte.** In-8 de 16 pages. 1864. 75 c.

MASSOT. **De l'influence des traumatismes sur la grossesse.** In-8 de 144 pag. 1873. 2 fr. 50

MATTEI. **Clinique obstétricale,** ou Recueil d'observations et statistiques. 6 vol. in-8. 1862 et 1871. 24 fr.

MATTEI. **Des ruptures dans le travail de l'accouchement et de leur traitement.** 1860. In-8 de 92 pages. 2 fr. 50

MAUGENEST. **Étude critique sur la nature et le traitement de l'éclampsie puerpérale.** In-8 de 102 pages. 1867. 2 fr. 50

MAURIAC, médecin de l'hôpital du Midi. **Mémoire sur les affections syphilitiques précoces du système osseux.** In-8 de 100 pages. 2 fr. 50

MAURIAC. **Mémoire sur le paraphimosis.** In-8 de 48 pages. 1 fr. 50

MAURIAC. **Étude clinique sur l'influence curative de l'érysipèle dans la syphilis.** In-8 de 50 pages. 1873. 1 fr. 50

MAYAUD. **Syphilis secondaire et tertiaire du système nerveux.** In-8 de 48 p. 1873. 1 fr. 50

MÉNÉCIER. **Notice sur la rage,** avec un projet nouveau de police sanitaire sur la rage canine. In 8 de 59 pages. 1864. 1 fr. 50

MÉNÉCIER. **Enquête générale sur la rage.** Rapport à M. le maire de Marseille sur les cas de rage canine observés en 1864. In-8. 1865. 1 fr. 50

MÉNÉCIER. **Historique de l'épidémie de choléra à Marseille** (1865). In-8. 1866. 2 fr.

MERCIER (Aug.). **Traitement préservatif et curatif des sédiments de la gravelle, de la pierre urinaires, et de diverses maladies dépendant de la diathèse urique.** 1 vol. in-12 avec fig. intercalées dans le texte. 7 fr. Cart. 8 fr.

MERCIER (Aug.). **Recherches sur le traitement des maladies des organes urinaires,** considérées chez les hommes âgés, et sur celui des rétrécissements de l'urèthre ; suivies d'un essai sur la gravelle et la pierre, principalement sur la lithotripsie, l'extraction des fragments, et sur celle des autres corps étrangers. 1 vol. in-8 avec des figures dans le texte. 1856. 7 fr. 50

MERCIER (Aug.). **Explication de la maladie de J.-J. Rousseau** et de l'influence qu'elle a eue sur son caractère et sur ses écrits. In-8. 1859. 2 fr.

MERCIER (Aug.). **Recherches anatomiques, pathologiques et thérapeutiques sur les maladies des organes urinaires et génitaux**, considérées spécialement chez les hommes âgés. 1 vol. in-8. 1841. 6 fr.

MERCIER (Aug.). **Recherches anatomiques, pathologiques et thérapeutiques sur les valvules du col de la vessie, cause fréquente et peu connue de rétention d'urine.** 1 vol. in-8. 1848. 7 fr.

MERCIER. **Étude sur divers points d'anatomie et de pathologie des organes génito-urinaires.** In-8 de 56 pages. 1860. 1 fr. 50

MERCIER. **Nouvelles observations sur le cathétérisme et le traitement des rétrécissements réputés infranchissables de l'urèthre.** In-8 de 15 pages. 1862. 75 c.

MICHALSKI. **Étude sur la première dentition.** In-8 de 67 pages. 1871. 2 fr.

MICHAUD. **Sur la méningite et la myélite dans le mal vertébral.** Recherches d'anatomie et de physiologie pathologiques. 1 vol. in-8 de 88 pages et 3 planches. 1872. 2 fr. 50

MILLET. **Étude statistique sur la maladie syphilitique, le chancre simple et la blennorrhagie.** 1 vol. in-8 de 76 pages. 1866. 2 fr.

MIRAMONT, médecin-inspecteur des bains d'Étretat, etc. **Étretat ; vingt années d'expérience aux bains de mer. Guide médical et hygiénique aux bains de mer.** In-12. 1867. 1 fr.

MIREUR. **Essai sur l'hérédité de la syphilis.** Grand in-8 de 109 p. 1867. 2 fr.

MISSET. **Étude sur la pathologie des glandes sébacées.** In-8 de 120 pages avec 4 planches. 1872. 3 fr. 50

MOILIN. **Leçons de médecine physiologique.** 1 vol. in-8 du 296 p. 1866. 3 fr. 50

MOILIN. **Médecine physiologique** ; maladies des voies respiratoires, maladies des fosses nasales, de la gorge, du larynx et de la poitrine. 1 vol. in-8 de 307 pages. 1867. 4 fr.

MOITESSIER, professeur agrégé à la Faculté de médecine de Montpellier. **De l'urine.** Thèse de concours pour l'agrégation. 1856. In-4. 2 fr.

MOITESSIER. **Études chimiques des eaux minérales de Lamalou** (Hérault). Montpellier, In-8 de 130 pages et 2 planches. 1861. 3 fr. 50

MOLLIÈRE (D.). **Du nerf dentaire inférieur.** Anatomie et physiologie, anatomie comparée. In-8. 1871. 2 fr.

MOLLIÈRE (D.). **Recherches expérimentales et cliniques sur les fractures indirectes de la colonne vertébrale.** In-8. 1872. 1 fr. 50

MONNERET. **Notes sur le choléra-morbus** observé à Constantinople en 1847 et 1848. In-8 de 16 pages. 1848. 25 c.

MONNERET. **De l'ictère hémorrhagique essentiel.** In-8 de 39 p. 1859. 1 fr. 25

MONNERET. **Du cancer du foie.** In-8 de 33 pages. 1855. 1 fr.

MONNERET. **Des congestions dans les fièvres.** In-8 de 20 pages. 1860. 50 c.

MONNERET. **Lettre sur le choléra-morbus en Orient et dans le nord de l'Europe.** In-8 de 31 pages. 50 c.

MONOD. **De l'encéphalopathie albuminurique aiguë** et des caractères qu'elle présente en particulier chez les enfants. In-8 de 170 pages. 1868. 2 fr. 50

MONTFORT. **Étude sur les déchirures de la vulve et du périnée pendant l'accouchement.** In-8 de 103 pages. 1869. 2 fr.

MORAX. **Des affections couenneuses du larynx.** In-8 de 156 p. 1864. 2 fr. 50

MORDRET. **Traité pratique des affections nerveuses et chloro-anémiques** considérées dans les rapports qu'elles ont entre elles. 1 vol. in-8 de 496 pages. 1861. 6 fr.

Ouvrage qui a obtenu un prix de l'Académie de médecine.

MOREAU-WOLF. **Des rétrécissements de l'urèthre et de leur guérison radicale et instantanée par un procédé nouveau,** la *divulsion rétrograde*. Grand in-8 de 100 pages avec figures dans le texte. 3 fr.

MORIN. **Des perforations intestinales dans le cours de la fièvre typhoïde.** In-8 de 78 pages. 1869. 1 fr. 50

MOTET. **Siége de Paris.** L'ambulance militaire de Reuilly, annexe du Val-de-Grâce. In-8. 1872. 1 fr.

MOUCHET. **Des affections secondaires du choléra observées dans l'épidémie de 1866.** In-8 de 75 pages. 1867. 2 fr.

MOUGEOT. **Recherches sur quelques troubles de nutrition consécutifs aux affections des nerfs.** Grand in-8 de 152 pages. 1867. 3 fr.

MOUGIN. **De l'épididymite caséeuse.** In-8 de 84 pages. 1873. 2 fr.

MOURA. **Angines aiguës ou graves;** origine, nature, traitement. In-8 de 68 pages. 1870. 2 fr.

MOURA. **Traité pratique de laryngoscopie et de rhinoscopie,** suivi d'observations. 1864. 1 vol. in-8 de 200 pages avec 21 figures dans le texte. 4 fr.

MOURA. **L'acte de la déglutition, son mécanisme.** Grand in-8 de 60 pages avec figures intercalées dans le texte et 2 pl. 1867. 3 fr.

MOURIER. **Des causes de la stérilité chez l'homme et chez la femme.** In-8 de 128 pages. 1866. 2 fr.

MOURIER. **Traitement méthodique, préservatif et curatif de la goutte (acquise ou héréditaire), du rhumatisme goutteux, etc.** 3e édit. In-8 de 36 pages. 1870. 1 fr.

MOUTARD-MARTIN, médecin de l'hôpital Beaujon. **La pleurésie purulente et son traitement.** 1 vol. in-8. 1872. 4 fr.

MUGNIER. **De la folie consécutive aux maladies aiguës.** In-8 de 98 p. 1865. 2 fr.

MURON. **Pathogénie de l'infiltration de l'urine.** In-8 de 72 pages. 1872. 2 fr.

NADAUD. **Paralysies obstétricales des nouveau-nés.** In-8 de 60 pages. 1872. 1 fr. 50

NAUDIER. **De l'obstruction des voies lacrymales.** In-8 de 91 pages. 1872. 2 fr.

NEGRONI. **Aperçu sur l'ovariotomie,** fondée sur 645 observations. In-8 de 34 pages et 6 tableaux. 1866. 1 fr. 50

NÉLATON (Eugène), prosecteur de la Faculté de médecine de Paris. **Mémoire sur une nouvelle espèce de tumeurs bénignes des os, ou tumeurs à myéloplaxes.** 1 vol. grand in-8 de 376 pages et 3 planches coloriées. 1860. 6 fr. 50

NEUMANN. **Essai sur le cancer du rein.** In-8 de 88 pages. 1873. 2 fr.

NICATI. **La paralysie du nerf sympathique cervical : étude clinique.** In-8 de 86 pages et 1 planche. 1873. 2 fr. 50

NIEDERKORN. **Contribution à l'étude de quelques-uns des phénomènes de la rigidité cadavérique chez l'homme.** 91 pages et 33 tableaux. 1872. 2 fr. 50

NIEMEYER, professeur de pathologie et de clinique médicale à l'Université de Tubingen. **De la leucémie et de la mélanémie**, traduit de l'allemand par le docteur Kuborn, professeur d'hygiène spéciale à l'École industrielle de Seraing. In-8 de 53 pages. 1862. 1 fr. 50

NIÈPCE. **Quelques considérations sur le crétinisme.** In-8. 1871. 1 fr. 75

NODET (L.). **Études cliniques et expérimentales** sur les diverses espèces de chancres, et particulièrement sur le chancre mixte, précédées d'une lettre d'introduction par M. le docteur ROLLET, chirurgien en chef de l'Antiquaille de Lyon. 2e édition. 1 vol. in-8 de 149 pages. 1864. 2 fr.

NODET. **De l'application de la méthode sous-capsulo-périostée à la résection tibio-tarsienne.** In-8 de 79 pages. 1869. 2 fr.

NONAT, ancien médecin de l'hôpital de la Charité, agrégé libre de la Faculté de Paris. **Traité pratique des maladies de l'utérus, de ses annexes et des organes génito-externes.** 2e édition, revue et augmentée, avec la collaboration du docteur LINAS. 1 fort vol. in-8 avec fig. dans le texte. 1870-74. 15 fr.

NONAT. **Traité des dyspepsies**, ou Étude pratique de ces affections, basée sur les données de la physiologie expérimentale et de l'observation clinique. 1 vol. in-8 de 230 pages. 1862. 3 fr. 50

NONAT. **Traité théorique et pratique de la chlorose, avec une étude spéciale sur la chlorose des enfants.** In-8 de 211 pages. 1864. 3 fr. 50

NYSTROM. **Du pied et de la forme hygiénique des chaussures**, avec une préface du professeur SANTESSON. Traduction de la 2e édition suédoise. In-8 de 46 pages, avec figures dans le texte. 1870. 1 fr. 50

OBÉDÉNARE. **De la trachéotomie dans l'œdème de la glotte et de la laryngite nécrosique.** In-8 de 80 pages. 1866. 2 fr.

OFF. **Des altérations de l'œil dans l'albuminurie et le diabète.** In-8 de 180 pages avec 2 planches en chromolithographie. 1870. 4 fr. 50

OLLIER DE MARICHARD. **Recherches sur l'ancienneté de l'homme dans les grottes et monuments mégalithiques du Vivarais.** 1 vol. in-8 avec 13 planches en partie coloriées. 1869. 7 fr.

OLLIER DE MARICHARD et PRUNER BEY. **Les Carthaginois en France, la colonie libo-phénicienne du Liby.** Gr. in-8 de 50 pages, avec 2 tableaux et 6 planches. 1870. 5 fr.

OLLIVIER (A.), professeur agrégé de la Faculté de médecine de Paris, médecin des hôpitaux, etc. **Essai sur les albuminuries produites par l'élimination des substances toxiques.** Grand in-8 de 24 pages. 1863. 1 fr. 25

OLLIVIER (A.). **Des atrophies musculaires.** In-8 de 192 pages. 1869. 3 fr. 50

OLLIVIER (A.). **Cours sur l'histoire de la médecine et de la chirurgie** (leçon d'ouverture). In-8 de 12 pages. 1873. 75 c.

OLLIVIER (A.). **Note sur une cause peu connue des maladies organiques du cœur et sur la pathogénie de l'hémiplégie puerpérale.** In-8 de 16 pag. 1869. 50 c.

OLLIVIER (A.). **Nouvelle note sur l'endocardite et l'hémiplégie puerpérales.** In-8 de 24 pages. 1870. 1 fr.

OLLIVIER (A.). **Observation pour servir à l'histoire clinique des abcès du cerveau consécutifs aux otorrhées.** In-8 de 10 pages, avec 1 pl. 1870. 50 c.

OLLIVIER (A.). **Note sur la pathogénie de l'albuminurie puerpérale.** In-8 de 8 pages. 1870. 50 c.

OLLIVIER (A.). **Quelques réflexions sur la pathogénie de l'angine herpétique à propos d'un cas de zona de la face.** In-8 de 12 pag. et 1 pl. 1872. 75 c.

OLLIVIER (A.) et RANVIER (L.). **Observations pour servir à l'histoire de la leucocythémie et à la pathogénie des hémorrhagies et des thromboses qui surviennent dans cette affection.** In-8 avec 1 planche. 1867. 75 c.

OLLIVIER (A.) et RANVIER (L.). **Contributions à l'étude histologique des lésions qu'on rencontre dans l'arthropathie et l'encéphalopathie rhumatismales aiguës.** In-8 avec 1 planche. 1866. 50 c.

ORDENSTEIN. **Sur la paralysie agitante et la sclérose en plaques généralisée.** In-8 de 87 pages et 2 planches coloriées. 1868. 2 fr. 50

ORDONEZ. **Étude sur le développement des tissus fibrillaire (dit conjonctif) et fibreux.** In-8 avec 2 planches. 1866. 1 fr. 25

PANAS, professeur agrégé de la Faculté de médecine de Paris, chirurgien des hôpitaux, etc. **Des cicatrices vicieuses et des moyens d'y remédier.** In-8 de 134 pages et 1 planche. 1863. 2 fr. 50

PANAS et LOREY. **Leçons sur le strabisme, les paralysies oculaires, le nystagmus, etc.** 1 vol. in-8 avec figures. 1873. 5 fr.

PARIGOT. **Des asiles d'aliénés et des gheels au point de vue moral et économique.** In-12 de 67 pages. 1873. 1 fr.

PASCAL. **Enseignement et liberté.** In-8. 1868. 1 fr.

PASHCANO. **Des urines au point de vue physiologique et pathologique.** In-8 de 104 pages. 1873. 2 fr. 50

PASSAQUAY. **Tumeurs des amygdales.** In-8 de 107 pages. 1873. 2 fr. 50

PATÉZON. **Des coliques hépatiques** et de leur traitement par les eaux minérales de Vittel (Vosges). In-8. 1872. 75 c.

PÉAN, chirurgien des hôpitaux de Paris, etc. **L'ovariotomie peut-elle être faite à Paris avec des chances favorables de succès? — Observations pour servir à la solution de cette question.** Grand in-8. 1867. 1 fr.

PÉAN. **De la scapulalgie et de la résection scapulo-humérale,** envisagée au point de vue du traitement de la scapulalgie. 1860. In-8 de 92 pages et 20 dessins intercalés dans le texte. 3 fr. 50

PÉAN et MALASSEZ. **Étude clinique sur les ulcérations anales.** 1 vol. in-8 avec figures et 4 planches coloriées. 1872. 6 fr.

PÉAN et URDY. **Hystérotomie.** De l'ablation de l'utérus par la gastrotomie. 1 vol. in-8 avec figures et planches. 1873. 6 fr.

PÉCHENET. **Physiologie étiologique et traitement de l'anaphrodisie.** In-8 de 80 pages. 1873. 2 fr.

PÉCHOT, professeur de pathologie interne à l'École de médecine de Rennes, etc. **Principes de pathologie générale.** 1 vol. in-12 de 424 pages. 1867. 4 fr.

PELISSIER. **Des indications de l'hydrate de chloral dans l'accouchement.** In-8 de 78 pages. 1873. 2 fr.

PELTIER. **L'ambulance n° 5.** In-8 de 109 pages. 1872. 1 fr. 50

PELTIER. **Pathologie de la rate.** In-8 de 110 pages. 1872. 2 fr. 50

PELTIER. **Étude sur les épanchements traumatiques primitifs de sérosité.** In-8. 1870. 1 fr. 50

PELVET. **Des anévrysmes du cœur.** In-8 de 172 pages, avec 2 pl. 1867. 3 fr. 50

PÉNIÈRES. **Des résections du genou.** In-8 de 120 pages. 1869. 3 fr.

PENILLEAU. **Étude sur le café au point de vue historique, physiologique et alimentaire.** Grand in-8 de 90 pages. 1864. 2 fr. 50

PÉRIER, médecin-inspecteur des eaux de Bourbon-l'Archambault. **Étude sur l'emploi des eaux minérales de Bourbon-l'Archambault dans les hémiplégies cérébrales**, suivie d'une appréciation des eaux de Niederbronn dans le traitement des calculs biliaires. In-8 de 50 pages. 1867. 1 fr. 25

PÉRIER. **Le château de Bourbon-l'Archambault.** Notice historique. In-8 avec 3 planches. 1872. 1 fr. 25

PÉRIER. **Guide aux eaux de Bourbon-l'Archambault, descriptif et médical.** 1 vol. in-12 de 242 pages. 1870. 2 fr. 50

PÉRIER. **Bourbon-l'Archambault, sous Louis XIV.** 1 vol. in-12. 1873. 2 fr.

PERNOT. **Étude sur les accidents** produits par les piqûres anatomiques. In-8 de 105 pages. 1868. 2 fr.

PÉRONNE (Charles). **De l'alcoolisme dans ses rapports avec le traumatisme.** In-8 de 155 pages. 3 fr. 50

PERRET. **Des tumeurs sanguines intrapelviennes pendant la grossesse normale et l'accouchement.** Grand in-8 de 88 pages. 1864. 2 fr.

PETIT. **Transmission de la syphilis par la vaccination**; des moyens pour l'éviter. In-8 de 105 pages. 1867. 2 fr.

PETITFILS. **Considérations sur l'atrophie aiguë des cellules motrices (paralysie infantile spinale aiguë de l'adulte).** In-8 de 103 pag. 1873. 2 fr. 50

PÉTRASU. **De la tuberculose péritonéale étudiée principalement chez l'adulte** (Anatomie pathologique et forme clinique). In-8 de 78 pages. 2 fr.

PÉTREQUIN. **De l'emploi thérapeutique des lactates alcalins dans les maladies fonctionnelles de l'appareil digestif.** 2e édition. In-8 de 24 pages. 1864. 75 c.

PÉTRINI. **Des injections hypodermiques de chlorhydrate de narcéine.** In-8 avec tracés sphygmographiques. 1871. 2 fr.

PHÉLIPPEAUX. **Étude pratique sur les frictions et le massage**, ou Guide du médecin masseur. In-8 de 189 pages. 1870. 3 fr.

PICARD. **Des inflexions de l'utérus à l'état de vacuité.** 1 vol. in-8 de 200 pages avec figures dans le texte. 1862. 3 fr. 50

PICOT. **Du rhumatisme aigu et de ses diverses manifestations chez les enfants.** 1 vol. in-8. 1873. 3 fr. 50

PIERRESON. **De la diplégie faciale.** In-8 de 62 pages. 1867. 1 fr. 50

PIGNONI. **Mémoire sur la lithoclysmie.** Nouvelle opération chirurgicale ayant pour objet la dissolution intravésicale de la pierre. In-8 de 15 pages. 1873. 50 c.

PILLET. **De la suppression de la compression digitale préliminaire dans l'amputation des membres ; description de procédés nouveaux.** In-8 de 70 pages. 1873. 2 fr.

PIORRY, professeur de clinique médicale à la Faculté de Paris, membre de l'Académie, etc. **La médecine du bon sens.** De l'emploi des petits moyens en médecine et en thérapeutique. 2e édition. 1 vol. in-12. 1867. 5 fr.

PIORRY. **Traité de plessimétrisme et d'organographisme**; anatomie des organes sains et malades, établie pendant la vie au moyen de la percussion médiate et du dessin, à l'effet d'éclairer le diagnostic. 1866. 1 fort vol. in-8 avec 91 figures intercalées dans le texte. 15 fr.

PIORRY. **Clinique médico-chirurgicale de la ville.** Résumé et exposition de la doctrine et de la nomenclature organo-pathologique; observations et réflexions cliniques. 1 vol. in-8. 1869. 6 fr.

PIQUANTIN. **Des déviations utérines considérées comme obstacles à la fécondation.** In-8 de 62 pages. 1873. 1 fr. 50

PIRÈS, ancien chef de clinique du docteur Wecker. **De l'opération de la cataracte par l'extraction linéaire scléroticale.** In-8 de 57 p. avec 16 fig. 1867. 2 fr.

PITET. **Dissertation sur quelques points de philosophie médicale et thérapeutique à propos du choléra.** In-12. 1867. 1 fr.

PITON. **Étude sur le rhumatisme.** In-8 de 220 pages. 1868. 3 fr. 50

PLAITE. **Nouveaux moyens de prophylaxie infaillible, très-simples et inoffensifs,** applicables chez la femme au moyen d'un nouvel instrument, contre les maladies vénériennes et contre la syphilis, et explication théorique des formes et des phénomènes de la syphilis par un seul virus agissant comme les ferments. In-8 de 171 pages avec une planche. 1865. 2 fr. 50

PLANCHE. **Apprécier l'influence des travaux modernes sur la connaissance de la fièvre, exposer les applications thérapeutiques résultant de cette étude.** In-8 de 68 pages. 2 fr.

PLANCHON. **Faits cliniques de laryngotomie.** In-8 de 116 pages avec 2 planches. 1869. 3 fr.

POINSOT. **De la conservation dans le traitement des fractures compliquées.** 1 vol. in-8 de 434 pages. 1873. 6 fr.

POLACZEK. **De l'opportunité des grandes opérations.** In-8 de 67 pages. 2 fr.

POMMEROL. **Recherches sur la synostose des os du crâne** considérée au point de vue normal et pathologique chez les différentes races humaines. In-8 de 116 pages avec 2 planches. 1869. 2 fr. 50

POTAIN, médecin des hôpitaux de Paris, professeur agrégé de la Faculté de médecine. **Des lésions des ganglions lymphatiques viscéraux.** In-8. 1860. 2 fr.

POTHEAU. **Étude sur la valeur séméiologique de la ménorrhagie ou exagération du flux menstruel.** In-8 de 107 pages. 1873. 2 fr.

POUCHET. **Des colorations de l'épiderme.** In-4 de 52 pages. 1864. 2 fr. 50

POULIOT. **Ponction vésicale hypogastrique; rapports de la paroi antérieure de la vessie.** In-8 de 128 pages. 1868. 2 fr. 50

POULIOT. **De la cystite du col,** de ses divers modes de traitement, et en particulier des instillations au nitrate d'argent. In-8 de 128 pages. 1872. 2 fr. 50

POULLET. **Recherches sur les caillots du cœur.** In-8 de 67 pages avec 1 planche. 1866. 2 fr.

POUQUET. **De la trachéotomie dans le cas de croup,** considérations pratiques. Mémoire in-8 de 88 pages. 1863. 2 fr.

POUZOL. **Essai sur l'ictère.** In-8 de 107 pages. 1872. 2 fr. 50

PRAT. **Du panaris.** In-8 de 104 pages. 1871. 2 fr.

PRÉVOST et COTARD. **Études physiologiques et pathologiques sur le ramollissement cérébral.** 1 vol. grand in-8 avec 4 planches en chromolithographie. 1866. 5 fr.

PUISTIENNE. **Remarques et observations sur quelques tumeurs enkystées pelviennes ou abdominales chez la femme.** In-8 de 82 pages avec 3 planches. 1867. 2 fr. 50

PUTÉGNAT (E.). **Quelques mots sur les pneumonies suettiques.** In-8 de 10 pages. 1866. 50 c.

PUTÉGNAT. **Sur l'occlusion intestinale.** Grand in-8 de 43 pages. 1867. 1 fr. 50

PUTÉGNAT. **Quelques faits d'obstétricie.** 1 vol. in-8. 1871. 7 fr.

QUINQUAUD. **Essai sur le puerpérisme infectueux chez la femme et chez le nouveau-né.** 1 vol. in-8 de 276 pages et 17 fig. intercalées dans le texte. 1872. 3 fr. 50

QUINTAA. **Mal vertébral de Pott, scoliose, nouveau traitement.** In-8 de 47 pages. 1869. 1 fr. 50

RAMON. **Instruction pratique sur les soins à donner aux personnes atteintes de choléra-morbus asiatique, épidémique ou sporadique,** avant l'arrivée du médecin. In-18 de 82 pages. 1867. 75 c.

RANVIER. **Considérations sur le développement du tissu osseux et sur les lésions élémentaires du cartilage et des os.** In-8 de 72 pages et 1 planche. 1865. 2 fr.

RATHERY. **Essai sur le diagnostic des tumeurs intra-abdominales chez les enfants.** In-8 de 136 pages. 1871. 2 fr. 50

RAYMOND (Th.). **Opérations préliminaires à l'extirpation des tumeurs** (écrasement linéaire, — galvanocaustie). De leur combinaison. In-8 de 100 p. 1871. 2 fr.

RAYNAUD. **De l'ophthalmie diphthéritique.** Gr. in-8 de 116 pag. 1866. 2 fr. 50

REBATEL. **Recherches sur la circulation dans les artères coronaires.** In-8 de 32 pages avec 8 tracés sphygmographiques dans le texte. 1872. 1 fr. 50

Recueil de questions posées aux cinq examens de médecine. 13 vol. in-18. 1865-1873. Prix de chaque volume. 1 fr. 50

REGNARD. **Nouvelles recherches sur la congestion cérébrale.** In-8 de 95 p. 1868. 2 fr. 50

REGNAULT (Paul). **De l'hygroma du genou.** Traitement par la ponction suivie d'injection iodée. In-8 de 58 pages. 1871. 1 fr. 50

REGNIER. **Maladies de croissance.** Grand in-8. 1860. 2 fr.

RELIQUET. **Traité des opérations des voies urinaires.** 1 vol. in-8 de 820 p. avec figures dans le texte. 1871. Broché, 10 fr. Cartonné en toile. 11 fr.

Ouvrage couronné par l'Académie de médecine.

RELIQUET. **De l'uréthrotomie interne.** In-8 de 134 pages. 1865. 2 fr.

RELIQUET. **Irrigation continue de l'urèthre et de la vessie.** In-12 de 23 pages. 1866. 50 c.

RELIQUET. **Action des courants électriques continus sur les spasmes de la vessie, de l'urèthre et des uretères causés par des graviers rénaux.** Grand in-8 de 7 pages. 1869. 50 c.

RELIQUET. **Incrustations calcaires de la paroi vésicale et pierre volumineuse immobile non adhérente.** In-8 de 15 pages. 1870. 50 c.

RENGADE. **La médecine pneumatique, ses applications au traitement des maladies des voies respiratoires.** In-12 de 42 pages. 1873. 1 fr.

RENOULT. **Du rôle du système vasculaire dans la nutrition en général, et dans celle du muscle et du cœur en particulier.** Grand in-8 de 148 pages. 1869. 3 fr.

REUILLET. **Étude sur les paralysies du membre supérieur liées aux fractures de l'humérus,** suivie d'une observation de névroplasie traumatique généralisée avec lésions secondaires des articulations et des muscles. In-8 de 64 p. 1869. 1 fr. 75

REVEIL, professeur agrégé à la Faculté de médecine et à l'École supérieure de pharmacie de Paris, etc. **Recherches de physiologie végétale. De l'action des poisons sur les plantes.** 1 vol. in-8 de 180 pages. 1865. 3 fr. 50

REVEIL. **Recherches sur l'osmose et sur l'absorption par le tégument externe chez l'homme, dans le bain.** 1 vol. in-8 de 82 pag. 1865. 2 fr. 50

REVILLIOD. **De l'action de quelques maladies aiguës sur la tuberculisation.** In-8 de 88 pages. 1865. 2 fr.

REVILLIOD. **Étude sur la variole.** In-8 de 38 pages et 1 tableau. 1872. 1 fr. 50

REZARD DE WOUVES. **Causes de l'abandon et de la mortalité des nouveau-nés et des moyens de les restreindre.** In-8 de 22 pages. 1870. 1 fr.

RIANT (A.), professeur d'hygiène, médecin à l'école normale du département de la Seine, etc. **Leçons d'hygiène,** contenant les matières du programme officiel adopté par le ministre de l'instruction publique pour les lycées et les écoles normales. 1 beau vol. in-12. 1873. 6 fr.

RIANT (A.). **Difficultés du diagnostic médical.** In-8 de 85 pages. 1866. 2 fr.

RICHE (F.). **De l'organicisme.** In-8 de 48 pages. 1869. 1 fr.

RICORD, chirurgien de l'hôpital du Midi, membre de l'Académie de médecine, etc. **Leçons sur le chancre,** professées à l'hôpital du Midi, recueillies et publiées par le docteur A. FOURNIER, suivies de notes et pièces justificatives et d'un formulaire spécial. 2e édition, revue et augmentée. 1860. 1 vol. in-8 de 549 pages. 7 fr.

RIGAUD (Émile). **Examen clinique de 396 cas de rétrécissement du bassin observés à la Maternité de Paris de 1860 à 1870.** In-8 de 143 p. 1872. 3 fr.

RIZZOLI. **Clinique chirurgicale.** Mémoire de chirurgie et d'obstétrique. Ouvrage traduit par le docteur ANDRÉINI. 1 vol. in-8 avec 103 figures intercalées dans le texte. 1872. 12 fr.

ROALDÈS (de). **Des fractures compliquées de la cuisse par armes à feu.** In-8. 1871. 2 fr.

ROBERTET. **Essai sur l'encéphalite.** In-8 de 50 pages. 1865. 1 fr. 50

ROBIN (Ch.). **Les théories des mouvements du cœur,** suivi d'un Mémoire sur les capacités des oreillettes et des ventricules, par le docteur HIFFELSHEIM. In-8 de 36 p. 1864. 1 fr.

ROBIN (E.). **Travaux de réforme dans les sciences naturelles et médicales, etc.** 1 vol. in-8. 1869-73. 7 fr. 50

ROBIN-MASSÉ. **Des polypes naso-pharyngiens** au point de vue de leur traitement. Grand in-8 de 92 pages et 6 planches. 1864. 3 fr.

ROCHARD, médecin adjoint de la prison des Madelonnettes, etc. **Traité des maladies de la peau.** 1 vol. in-8. 1863. 6 fr.

ROCHARD. **Projet de création d'un hôpital sur l'eau.** In-8. 1872. 1 fr. 25

ROCHARD. **Maladies des cheveux**, moyen d'y remédier et d'en réparer la perte. 5e édition. In-18 de 36 pages. 1873. 50 c.

RODET. **De la trichine et de la trichinose.** 2e édition. In-8 de 50 pages et 1 pl. 1866. 1 fr. 50

ROGER et DAMASCHINO. **Recherches anatomo-pathologiques sur la paralysie spinale de l'enfance** (paralysie infantile). In-8 de 51 pages et 4 planches. 1870. 3 fr. 50

ROMMELAERE. **De la pathogénie des symptômes urémiques.** Étude de physiologie pathologique. In-8 de 80 pages avec 2 planches. 1867. 2 fr. 50

RONDEAU. **Des affections oculaires réflexes et de l'ophthalmie sympathique.** In-8 de 132 pages. 1866. 2 fr. 50

ROQUES. **De la coqueluche.** Essai de traitement par les émanations des usines à gaz. In-8 de 56 pages. 1866. 1 fr. 50

ROSAPELLY. **Recherches théoriques et expérimentales sur les causes et le mécanisme de la circulation du foie.** In-8 de 75 pages et 25 figures dans le texte. 1873. 2 fr. 50

ROSENSTEIN, professeur de clinique médicale à Grœningue. **Traité pratique des maladies des reins.** Ouvrage traduit par les docteurs BOTTENTUIT et LABADIE-LAGRAVE. 1 vol. in-8 de 650 pages. 1874. 10 fr.
Cartonné. 11 fr.

ROUBAUD, médecin-inspecteur des eaux minérales de Pougues, etc. **Eaux minérales de Pougues,** troubles de la digestion, maladies des voies urinaires. In-8 de 87 pages. 1865. 2 fr.

ROUBAUD. **Les eaux minérales dans le traitement des affections utérines.** In-12 de 190 pages. 1870. 2 fr. 50

ROUBY. **Du traitement des varices et spécialement du procédé par les injections de liqueur iodo-tannique.** In-8 de 121 pages. 1867. 2 fr.

ROUDANOWSKY. **Études photographiques sur le système nerveux de l'homme et de quelques animaux supérieurs, d'après les coupes de tissus nerveux congelés.** In-8 de 64 pages avec atlas in-folio de 16 planches contenant 165 photographies. *Deuxième édition*, revue et corrigée. 170 fr.
Le texte se vend séparément. 3 fr.
Demi-reliure maroquin de l'atlas in-folio, monté sur onglets. 10 fr.

ROUGE, chirurgien de l'hôpital cantonal de Lausanne. **L'uranoplastie et les divisions congénitales du palais.** In-8 avec fig. intercalées dans le texte. 1871. 3 fr.

ROUGE. **Nouvelle méthode pour le traitement chirurgical de l'ozène.** In-8 de 32 pages et 3 figures dans le texte. 1873. 1 fr.

ROUSTAN. **Recherches sur l'inoculabilité de la phthisie.** In-8 de 100 pages avec 2 planches. 1867. 2 fr. 50

ROUVILLE. **Session de la Société géologique de France à Montpellier** (octobre 1868). 1 vol. in-8 avec 19 planches et trois cartes coloriées. 1870. 7 fr.

ROUYER. **Études médicales sur l'ancienne Rome.** Les bains publics de Rome, les magiciennes, les philtres, etc.; l'avortement, les eunuques, l'infibulation, la cosmétique, les parfums, etc. 1 vol. in-8. 1859. 3 fr. 50

SABATIER. **De l'absorption.** In-8. 1866. 3 fr.

SABATIER (Armand), professeur agrégé de la Faculté de médecine de Montpellier, etc. **Études sur le cœur et la circulation centrale dans la série des vertébrés : anatomie et physiologie comparées ; philosophie naturelle.** 1 vol. in-4 de 476 pages et 16 planches en chromolithographie. 1873. 30 fr.

SAINT-ANGE BARRIER. **Le tubercule et la phthisie.** In-8. 1868. 1 fr. 50

SAINT-ANGE BARRIER. **Cancer, scrofule, phthisie.** Notice médicale sur l'établissement de Celles-les-Bains (Ardèche). In-8. 1869. 1 fr. 50

SAINT-VEL, ancien médecin civil à la Martinique. **Traité des maladies intertropicales.** 1 vol. in-8 de 524 pages. 1868. 7 fr.

SAINT-VEL. **Hygiène des Européens dans les climats tropicaux, des créoles et des races colorées dans les pays tempérés.** 1 vol. in-12. 1872. 3 fr.

SAISON. **Diagnostic des manifestations secondaires de la syphilis sur la langue.** In-8. 1871. 1 fr. 50

SALVA. **Du gaz acide carbonique comme analgésique, et cicatrisation des plaies.** In-8 de 42 pages. 1860. 1 fr. 25

SANDRAS. **Étude sur la digestion de l'alimentation et sur la diathèse urique.** 2e édition. In-8 de 64 pages. 1865. 1 fr. 25

SANDRAS. **De l'emploi du fer en thérapeutique, et en particulier du phosphate de fer du nouveau Codex.** 2e édition. In-8 de 54 pages. 1867. 2 fr.

SANDRAS. **Essai sur les eaux minérales phosphatées-ferrugineuses.** In-8. 1866. 1 fr.

SAPPEY, professeur d'anatomie à la Faculté de médecine de Paris, etc. **Traité d'anatomie descriptive,** avec figures intercalées dans le texte. *Deuxième édition*, entièrement refondue. 4 vol. in-8. 1867 à 1874. 48 fr.

Cartonné. 52 fr.

Quelques exemplaires sur papier vélin. Prix : 100 fr.

SAVALLE. **Études sur l'angine de poitrine.** In-8 de 83 pages. 1864. 2 fr.

SCAGLIA. **Des différentes formes de l'ovarite aiguë.** In-8 de 116 pages. 1871. 3 fr.

SCHNEIDER, médecin de l'hospice de Thionville. **Préparation à l'exercice de la médecine.** Ouvrage destiné spécialement à initier les jeunes médecins aux réalités de la carrière. 1 vol. in-12 de 216 pages. 1861. 2 fr.

SCHWARTZ. **Étude sur les chancres du col utérin (chancre simple, chancre syphilitique).** In-8 de 135 pages. 1873. 3 fr.

SCHWEICH. **Étude sur la classification des syphilides.** In-8 de 74 pages. 1869. 1 fr. 75

SÉNAC-LAGRANGE. **Étude clinique sur diverses formes de bronchites.** In-8 de 48 pages. 1873. 1 fr. 50

SENTEX. **Étude statistique et clinique sur les positions occipito-postérieures.** In-8 de 150 pages. 1872. 3 fr.

SENTEX. **Des altérations que subit le fœtus** après sa mort dans la cavité utérine, et de leur valeur médico-légale. In-8 de 92 pages. 1868. 2 fr.

SENTOUX. **De la surexcitation intellectuelle dans la folie.** 1 vol. in-8. 1867. 4 fr.

SÉRÉ (de). **Du relâchement du pylore, son influence sur la digestion de l'estomac et un certain nombre de maladies chroniques.** 2e édition, revue et augmentée. In-8 de 68 pages. 1865. 1 fr. 50

SERRE. **Classification clinique des tumeurs.** In-8 de 130 pages. 1872. 3 fr.

SERVAJAN. **De l'aquapuncture.** In-8 de 56 pages. 1872. 1 fr. 50

SICARD. **Essai sur la douleur au point de vue physiologique.** In-8 de 38 pag. 1863. 1 fr. 25

SILHOL. **Pièces et documents sur la dernière peste languedocienne de 1721-22, suite de celle de Marseille.** In-8. 1872. 2 fr. 50

SINETY (de). **De l'état du foie chez les femelles en lactation.** In-8 de 38 pages et 1 planche en chromolithographie. 1873. 2 fr.

SOLARI. **Maladies de matrice (utérus).** Conseils pratiques sur les moyens de prévenir ces maladies et sur leur traitement. Grand in-8 de 71 pages. 1863. 2 fr.

SOLARI. **Choléra de 1865,** sa marche, son mode de transmission, moyens de le faire disparaître ou d'en arrêter la propagation. In-8 de 45 pages. 1865. 75 c.

SOLARI. **Traité pratique des maladies vénériennes.** 2e édition. 1 vol. in-12 avec planches coloriées. 1868. 6 fr.

SOTTAS. **De l'influence des déviations vertébrales** sur les fonctions de la respiration et de la circulation. In-8 de 71 pages. 1865. 1 fr. 50

SOULIGOUX. **Du ramollissement des os et des moyens d'y remédier,** précédé d'une lettre du professeur PIORRY. 1 vol. in-12. 1866. 2 fr. 50

SOULIGOUX. **De l'examen organique et physiologique du malade pendant son séjour à Vichy.** 2e édition. 1 vol. in-8. 1872. 3 fr. 50

SOULIGOUX. **De la durée du traitement thermal à Vichy.** In-8 de 15 pages. 1870. 50 c.

SOYRE (de), chef de clinique à l'hôpital de la Clinique d'accouchements. **Étude historique et critique sur le mécanisme de l'accouchement spontané.** In-8 de 210 pages. 1869. 3 fr.

SPERINO, professeur d'ophthalmologie à l'Université de Turin, etc. **Études cliniques sur l'évacuation répétée de l'humeur aqueuse dans les maladies de l'œil.** 1 vol. gr. in-8 de 496 pages. 1862. 6 fr.

SPIESS. **De l'intervention chirurgicale dans la rétention d'urine.** 1 vol. in-8 de 90 pages. 1866. 2 fr.

SPILLMANN. **Des syphilides vulvaires.** In-8 de 116 pages et 3 planch. 1869. 3 fr.

STANESCO. **Recherches cliniques sur les rétrécissements du bassin,** basées sur 414 cas observés à la Clinique d'accouchements de Paris pendant seize ans. In-8 de 120 pages et 16 tableaux. 1869. 4 fr.

STAUB. **Traitement de la syphilis par les injections hypodermiques de sublimé à l'état de solution chloro-albumineuse.** In-8 de 100 pag. 1872. 2 fr.

STOKES, professeur royal de médecine à l'Université de Dublin, etc. **Traité des maladies du cœur et de l'aorte,** ouvrage traduit par le docteur SÉNAC. In-8 de 746 pages. 1864. 10 fr.

STOUFFLET. **Le choléra à l'hôpital Lariboisière en 1865,** dans ses rapports avec les autres maladies. In-8 de 188 pages. 1866. 3 fr.

SUCHARD. **De l'expression utérine appliquée au fœtus.** In-8 de 83 pages. 1872. 2 fr.

SUCQUET. **De l'embaumement chez les anciens et chez les modernes, et des conservations pour l'étude de l'anatomie.** 1 vol. in-8. 1872. 5 fr.

SUCQUET (J. P.). **Anatomie et physiologie.** Circulation du sang. D'une circulation dérivative dans les membres et dans la tête chez l'homme. Mémoire approuvé par l'Académie de médecine, séance du 18 juin 1861. In-8 et atlas de 6 planch. in-folio, dessins d'après nature par Lackerbauer. 1862. 8 fr.

SUCQUET (J. P.). **Anatomie et physiologie.** D'une circulation du sang spéciale au rein des animaux vertébrés mammifères, et de la sécrétion des urines qu'elle y produit. In-8 de 52 pages avec 5 planches en chromolithographie. 1867. 2 fr. 50

SUCQUET. **Commentaire sur la structure microscopique du rein des vertébrés** à l'occasion d'un mémoire de M. Ch. F. Gross sur le même sujet. In-8 de 32 p. et une planche. 1869. 1 fr.

SUCQUET. **De l'assainissement, des décès et des convois funèbres de la ville de Paris.** Grand in-8. 1869. 60 c.

SURVILLE. **Médecin magnétique et somnambulique.** In-8 de 160 pages. 1873. 2 fr. 50

SURVILLE. **Nouveau traité des maladies de la bouche et chirurgie dentaire,** comprenant l'hygiène et le traitement de toutes les affections buccales. In-8 de 122 pages. 1872. 2 fr.

SURVILLE. **Guérison du bégaiement.** In-8 de 19 pages. 1873. 1 fr.

SURVILLE. **Traitement des affections nerveuses par l'application de la ceinture galvano-magnétique.** In-8 de 36 pages. 1873. 50 c.

TACHARD. **De l'électricité appliquée à l'art des accouchements.** In-8. 1871. 1 fr. 50

TAMIN-DESPALLES. **Alimentation du cerveau et des nerfs.** 1 vol. in-8 avec 3 planches. 1873. Broché. 7 fr.

Cartonné en toile. 8 fr.

TARDIEU. **Huitième ambulance de campagne de la Société de secours aux blessés (campagnes de Sedan et Paris, 1870-71).** Rapport historique, médical et administratif. In-8 de 107 pages. 1872. 2 fr.

TARNOWSKI. **Aphasie syphilitique.** In-8 de 131 pages. 1870. 3 fr.

TASSET. **Nouvelles considérations pratiques sur le typhus, la fièvre jaune, les fièvres intermittentes pernicieuses paludéennes et la verrue péruvienne.** In-8 de 64 pages. 1872. 2 fr.

THÉVENIN. **Considérations sur le traitement du bec-de-lièvre compliqué.** Grand in-8 de 80 pages avec 1 planche. 1866. 2 fr. 50

THIERRY (Émile). **Des maladies puerpérales** observées à l'hôpital Saint-Louis en 1867. Considérations sur leur étiologie. In-8. 1868. 2 fr. 50

THOMAS, professeur à l'École de médecine de Tours. **Éléments d'ostéologie descriptive et comparée de l'homme et des animaux domestiques,** à l'usage des étudiants des écoles de médecine humaine et des écoles de médecine vétérinaire. 1 vol. in-8 accompagné d'un atlas de 12 pl. dessinées par Lackerbauer. 1865. 12 fr.

THOMAS (Louis). **Du pneumatocèle du crâne.** In-8 de 89 pages. 1865. 2 fr.

THOMAS (H.). **Des tumeurs des paupières.** In-8 de 78 pages avec une planche. 1866. 2 fr. 50

THOMPSON. **Traité des maladies chroniques.** Trad. de l'anglais. In-12 de 72 pages. 1870. 1 fr.

THULIÉ. **Étude sur le délire aigu sans lésion.** 1 vol. gr. in-8 de 124 pages. 1865. 2 fr. 50

TIRMAN. **Recherches sur le traitement de l'étranglement herniaire** et en particulier sur le taxis progressif. In-8 de 90 pages. 1863. 2 fr. 50

TISON. **Histoire de la fève de Calabar.** In-8 de 96 pages. 1873. 2 fr.

TIXIER. **Considérations sur les accidents à forme rhumatismale de la blennorrhagie.** In-8 de 95 pages. 1866. 2 fr.

TOSTIVINT. **Essai sur les résections coxo-fémorales**, etc. 1 v. in-4. 1868. 2 fr. 50

TOUTAIN. **Nouvelle méthode d'application de l'électricité pour la guérison des maladies.** 1 vol. in-12 de 352 pages. 1870. 5 fr.

TRAPENARD. **L'ignipuncture, de ses différents emplois, de son indication spéciale dans les tumeurs blanches.** In-8 de 73 pages. 1873. 2 fr.

TRASTOUR, professeur adjoint de clinique médicale à l'École de médecine de Nantes. **Du développement imprévu des tubercules et de la phthisie.** In-8 de 95 pages. 1864. 2 fr.

TRASTOUR. **Nouveau mode de traitement des ulcères des jambes.** In-8 de 32 pages. 1 fr.

TRASTOUR. **Des hémoptysies congestionnelles et des craintes plus ou moins fondées qu'elles inspirent par rapport à la tuberculisation et à la phthisie pulmonaire.** In-8 de 56 pages. 1872. 1 fr. 50

TRÉLAT, médecin de la Salpêtrière, etc. **La folie lucide, considérée au point de vue de la famille et de la société.** 1 vol. in-8. 1861. 6 fr.

TRIADOU. **Des grossesses extra-utérines.** 1 vol. in-8 de 131 p. 1866. 3 fr. 50

TRIQUET. **Leçons cliniques sur les maladies de l'oreille**, ou Thérapeutique des maladies aiguës et chroniques de l'appareil auditif. 1 vol. in-8 de 439 pages avec figures dans le texte. 1866. 6 fr.

TROELTSCH (de). **Traité pratique des maladies de l'oreille**, traduit de l'allemand sur la 4e édition (1868) par les docteurs A. KUHN et D. M. LEVI. 1 vol. in-8 de 560 pages avec figures dans le texte. Broché. 7 fr. 50

Cartonné en toile. 8 fr. 50

TROUSSEAU, professeur à la Faculté de médecine de Paris, etc. **Conférences sur l'empirisme.** In-8 de 58 pages. 1862. 1 fr. 50

UNION (L') MÉDICALE. Journal des intérêts scientifiques et pratiques, moraux et professionnels du corps médical, paraît trois fois par semaine. L'*Union médicale*, un des journaux les plus répandus en France et à l'étranger, est à la fois un journal et un livre : un journal par la rapidité et l'actualité de ses publications ; un livre par l'importance et la valeur de ses travaux, qui ont pour auteurs le plus grand nombre des célébrités médicales contemporaines. Prix de l'abonnement : pour Paris et les départements, 1 an, 32 fr. ; 6 mois, 17 fr., et 3 mois, 9 fr. ; pour l'étranger le port en sus.

Nota. — Notre maison est spécialement chargée de recevoir des abonnements à prix réduit, institués en faveur de MM. les étudiants des Facultés et Écoles de médecine de France.

VAILHÉ. **De la responsabilité médicale.** In-8. 1868. 50 c.

VALCOURT (de). **Les institutions médicales aux États-Unis de l'Amérique du Nord.** Rapport présenté à Son Exc. le ministre de l'instruction publique le 2 novembre 1868. 1 vol. in-8. 1869. 3 fr.

VALCOURT (de). **Impressions de voyage d'un médecin.** Londres, Stockholm, Pétersbourg, Moscou, Nijni-Novgorod Méran, Vienne, Odessa. In-8 de 48 pages. 1872. 1 fr. 50

VALETTE, professeur de clinique chirurgicale à l'école de médecine de Lyon, etc. **De la méthode à suivre dans l'étude** et l'enseignement de la clinique, vitalisme et organicisme. In-8 de 99 pages. 1864. 2 fr.

VAN HEURCK, professeur de botanique, etc. **Le microscope**, sa construction, son maniement et son application aux études d'anatomie végétale. 2e édition. 1 vol. in-12 de 236 pages avec 50 figures dans le texte. 1869. 3 fr.

VAN HOLSBECK. **Traité pratique des maladies du larynx et de la poitrine chez les enfants.** 1 vol. in-12. 1873. 2 fr. 50

VAQUEZ. **Chirurgie conservatrice du pied.** Mémoire sur l'amputation de M. le professeur MALGAIGNE (désarticulation astragalo-calcanéenne, ou amputation sous-astragalienne des auteurs); quelques mots sur l'extirpation du calcanéum (opération de Monteggia). 1859. 1 vol. in-4 de 179 pages, 2 planches lithographiées et 5 figures dans le texte. 3 fr. 50

VAURÉAL (de). **Essai sur l'histoire des ferments**; de leur rapprochement avec les miasmes et les virus. 1 vol. gr. in-8 de 194 pages. 1864. 3 fr.

VAURÉAL (de). **Esquisse des effets physiologiques et thérapeutiques de l'eau.** In-8 de 18 pages. 1865. 1 fr.

VAURÉAL (de). **Genèse et indications du choléra-morbus épidémique.** In-18 de 82 pages. 1867. 1 fr. 50

VAURÉAL (de). **Aperçu du rôle de l'eau dans la nature.** In-8. 1867. 75 c.

VAURÉAL (de). **Étude d'hygiène. De l'aguerrissement des armées; palestrique, entraînement, hygiénique somascétique.** 1 vol. in-12 de 186 pages. 1869. 2 fr.

VÉE. **Recherches chimiques et physiologiques sur la fève de Calabar.** In-8 de 34 pages. 1865. 1 fr.

VELPEAU, professeur de clinique chirurgicale de la Charité. **Leçons sur le diagnostic et le traitement des maladies chirurgicales**, recueillies et rédigées par A. REGNARD, interne des hôpitaux, revues par le prof. In-8 de 60 pages. 1866. 1 fr. 50

VERDIER. **Recherches sur l'apoplexie placentaire et les hématomes du placenta.** In-8. 1868. 1 fr. 50

VERLIAC. **Recherches sur le diagnostic des épanchements pleurétiques et les indications de la thoracentèse chez les enfants.** In-8 de 116 pages. 1865. 2 fr.

VERDUN. **Essai sur la diurèse et les diurétiques.** In-8 de 67 pages et 1 planche. 1872. 1 fr. 75

VERRIER. **Quelle part doit-on attribuer au traumatisme dans les affections puerpérales.** In-8 de 112 pages. 1866. 2 fr.

VERRIET-LITARDIÈRE. **Étude sur les avantages matériels de l'allaitement.** In-8 de 68 pages. 1873. 2 fr.

VÉSINE-LARUE (de). **Essai sur l'avortement**, considéré au point de vue du droit criminel, de la médecine légale et de la responsabilité médicale, lorsqu'il est provoqué par le médecin pour le salut de la mère. In-8 de 84 pages. 1867. 1 fr. 50

VÉTAULT. **Considérations étiologiques sur l'hydrocèle des adultes.** In-8 de 62 pages. 1872. 1 fr. 50

VIELLE. **Essai sur le rôle social de la médecine.** In-8 de 50 p. 1866. 1 fr. 50

VIGNEAU. **De l'exstrophie de la vessie.** Gr. in-8 de 162 p. et 1 pl. 1867. 3 fr. 50

VILLARD. **Du hachish.** Étude clinique, physiologique et thérapeutique. In-8 de 68 p. 1872. 2 fr.

VILLARD. **Étude sur le cancer primitif des voies biliaires.** In-8. 1871. 1 fr. 50

VINAY. **De l'emploi du ballon à air dans les accouchements.** In-8 de 40 pag. 1872. 1 fr. 50

VIRCHOW, professeur d'anatomie pathologique à la Faculté de médecine de Berlin. **La syphilis constitutionnelle.** Traduit de l'allemand par le docteur Paul PICARD ; édition revue, corrigée et considérablement augmentée par le professeur. 1 vol. in-8 avec fig. dans le texte. 1860. 4 fr.

VISCA. **Du vaginisme.** In-8 de 148 pages. 1870. 2 fr. 50

VOELKER. **De l'arthrite blennorrhagique.** In-8 de 151 pages. 1868. 2 fr. 50

VOYET. **De quelques observations de thoracentèse chez les enfants.** In-8 de 100 pages. 1870. 2 fr.

VULLIET. **D'un nouveau moyen de contention de la matrice dans les cas de prolapsus utérin complet.** In-8. 1873. 1 fr. 50

VULPIAN, médecin des hôpitaux de Paris, professeur à la Faculté de médecine. **Des pneumonies secondaires.** In-8. 1860. 2 fr.

VULPIAN. **Recherches expérimentales relatives aux effets des lésions du 4e ventricule et spécialement à l'influence de ces lésions sur le nerf facial.** In-8 de 68 pages et 12 figures. 1861. 2 fr.

WAGNER. **Des paralysies musculaires a frigore.** In-8 de 48 p. 1873. 1 fr. 50

WASSERZUG. **Étude sur quelques formes compliquées de la fièvre intermittente**, et sur leur traitement par l'Eucalyptus globulus et par les eaux minérales de Lons-le-Saulnier. In-8. 1873. 2 fr.

WATELET. **De la ponction de la vessie à l'aide du trocart capillaire et de l'aspiration pneumonique.** In-8 de 46 pages et 2 planches. 1871. 1 fr. 50

WEBER. **Des conditions de l'élévation de la température dans la fièvre.** In-8 de 80 pages. 1872. 2 fr.

WECKER, médecin-oculiste de la maison Eugène-Napoléon, professeur de clinique ophthalmologique, etc. **Traité théorique et pratique des maladies des yeux.** 2e édition revue et augmentée, accompagnée d'un grand nombre de figures dans le texte et de planches lithographiées. 2 forts vol. in-8. Brochés. 1867-68. 24 fr.

Cartonnés en toile. 26 fr.

WECKER. **Clinique ophthalmologique.** Relevé statistique de 1871. In-8. 1872. 1 fr.

WECKER. **Clinique ophthalmologique.** Relevé statistique des opérations pratiquées pendant l'année 1872. In-8. 1873. 1 fr. 25

WECKER. **De la greffe dermique en chirurgie oculaire.** In-8. 1872. 50 c.

WECKER. **Des nouveaux procédés opératoires de la cataracte. Parallèle et critique.** In-8 avec figures. 1868. 75 c.

WECKER. **De l'iridotomie.** In-8 de 35 pages et 5 figures. 1873. 2 fr.

WECKER et JÆGER. **Traité des maladies du fond de l'œil.** 1 vol. in-8 accompagné d'un atlas de 29 planches en chromolithographie. 1870. 35 fr.

WERWAEST. **Étude générale et comparative des pharmacopées d'Europe et d'Amérique.** In-8 de 90 pages et 1 tableau. 1872. 2 fr. 50

WILLIÈME. **Des dyspepsies dites essentielles**; leur nature et leurs transformations; théories pratiques. 1 vol. in-8 de 620 pages. 1869. 8 fr.

WINTREBERT. **Des courants continus et de leur action sur l'organisme.** In-8 de 68 pages. 1866. 1 fr. 50

WOILLEZ. **Traité clinique des maladies aiguës des organes respiratoires.** 1 vol. in-8 de 700 pages avec 93 figures intercalées dans le texte et 8 planches en chromolithographie. 1871. Broché, 13 fr. Cartonné. 14 fr.

YGONIN. **Des obstacles que le col utérin peut apporter à l'accouchement.** In-8 de 127 pages. 1863. 2 fr.

Bulletins de la Société anatomique de Paris. Anatomie normale, anatomie pathologique, clinique. Les Bulletins sont publiés par cahiers bi-mensuels et forment chaque année 1 volume in-8 de 600 pages. Abonnement à l'année courante. 7 fr. 50

Comptes rendus des séances et Mémoires de la Société de biologie. Abonnement à l'année courante. 1 vol. in-8 avec figures coloriées. 7 fr.

Journal d'oculistique et de chirurgie, recueil mensuel, publié sous la direction du docteur FANO, professeur agrégé à la Faculté de médecine de Paris. Prix de l'abonnement pour Paris et les départements, 5 fr.; pour l'étranger, le port en sus.

Revue médico-photographique des hôpitaux de Paris, fondée et publiée sous le patronage de l'administration de l'Assistance publique, par le docteur de MONTMEJA. Revue mensuelle. Abonnement à l'année courante, avec 36 photographies. Par an. 20 fr.

— Année 1869. Grand in-8 de 192 pages avec 36 photographies et figures dans le texte. Relié en 1 vol. demi-chagrin non rogné et doré en tête. 25 fr.

— Année 1870. Grand in-8 de 256 pages avec 32 photographies et figures intercalées dans le texte. Rel. 25 fr.

— Année 1871. Grand in-8 de 320 pages et 36 photographies. Rel. 25 fr.

— Année 1872. Grand in-8 de 420 pages et 36 photographies. Rel. 25 fr.

— Année 1873. Grand in-8 de 400 pages et 36 photographies. Rel. 25 fr.

PARIS. — IMPRIMERIE DE E. MARTINET, RUE MIGNON, 2

NOUVELLES PUBLICATIONS DE LA LIBRAIRIE ADRIEN DELAHAYE.

De l'alcoolisme, des diverses formes du délire alcoolique et de leur traitement, par le docteur V. MAGNAN, médecin de Sainte-Anne, etc., ouvrage couronné par l'Académie de médecine. 1 vol. in-8.......... 5 fr.

Des névroses menstruelles ou la menstruation dans ses rapports avec les maladies nerveuses et mentales, par le docteur BERTHIER, inspecteur-adjoint des asiles publics des aliénés de la Seine, médecin expert près le tribunal civil, 1 vol. in-8.......... 4 fr.

De la fièvre bilieuse mélanurique des pays chauds comparée avec la fièvre jaune, étude clinique faite au Sénégal, par le docteur BÉRENGER FÉRAUD, médecin en chef de la marine. 1 vol. in-8.......... 7 fr.

Traité pratique des maladies des reins, par S. ROSENSTEIN, professeur de clinique médicale à Grœningue, traduit de l'allemand par les docteurs BOTTENTUIT et LABADIE-LAGRAVE. 1 vol. in-8.......... 10 fr.
Cartonné.......... 11 fr.

Manuel de prothèse ou de mécanique dentaire, par O. COLES, chirurgien-dentiste à l'hôpital spécial de Londres, traduit par le docteur G. DARIN. 1 vol. in-8, avec 150 figures dans le texte.......... 6 fr.

Leçons sur la syphilis étudiée plus particulièrement chez la femme, par le docteur Alfred FOURNIER, médecin de l'hôpital de Lourcine, professeur agrégé à la Faculté de médecine de Paris. 1 fort vol in-8, avec tracés sphygmographiques; le vol. cartonné.......... 16 fr.

Leçons sur les maladies du système nerveux, faites à la Salpêtrière par le docteur CHARCOT, professeur à la Faculté de médecine de Paris, recueillies et publiées par le docteur BOURNEVILLE. 1 vol. in-8, avec 25 figures dans le texte et 8 planches en chromolithographie; le vol. cartonné.......... 10 fr.
Deuxième partie. — 1er fascicule : Anomalie de l'ataxie locomotrice, 2e fascicule : De la compression lente de la moelle épinière, in-8, avec planche, prix de chaque fascicule.......... 2 fr.

Traité pratique des maladies du cœur, par FRIEDREICH. Ouvrage traduit de l'allemand par les docteurs LORBER et DOYON. 1 vol. in-8, cartonné.......... 10 fr.

La pleurésie purulente et son traitement, par le docteur MOUTARD-MARTIN, médecin de l'hôpital de Beaujon, 1 vol. in-8.......... 4 fr.

Physiologie du système nerveux cérébro-spinal, d'après l'analyse physiologique des mouvements de la vie, par le docteur E. FOURNIÉ, médecin adjoint à l'Institut des sourds-muets. 1 fort vol. in-8, cartonné en toile.......... 12 fr.

Recherches expérimentales sur le fonctionnement du cerveau, par le docteur E. FOURNIÉ, 1 vol. in-8, avec 4 planches coloriées.......... 4 fr.

Hystérotomie de l'ablation partielle ou totale de l'utérus par la gastrotomie. Étude sur les tumeurs qui peuvent nécessiter cette opération, par J. PÉAN, chirurgien des hôpitaux de Paris, et L. URDY, interne des hôpitaux de Paris. 1 vol. in-8, avec 25 figures dans le texte et 4 planches.......... 6 fr.

Leçons sur le strabisme, les paralysies oculaires, le nystagmus, le blépharospasme, etc., professées par F. PANAS, chirurgien de l'hôpital Lariboisière, professeur agrégé à la Faculté de médecine de Paris, chargé du cours complémentaire d'ophthalmologie. etc., rédigées et publiées par G. LOREY, interne des hôpitaux ; revues par le professeur. 1 vol. in-8, avec 10 figures dans le texte.......... 5 fr.

Traité de médecine légale et de jurisprudence médicale, par LEGRAND DU SAULLE, médecin de l'hôpital de Bicêtre (service des aliénés), médecin expert près les tribunaux, etc. 1 fort vol. in-8.......... 18 fr.

Des vues longues, courtes et faibles, et de leur traitement par l'emploi scientifique des lunettes, par SOELBERG WELLS, professeur d'ophthalmologie à King's College, à Londres, etc., ouvrage traduit sur la 4e édition par le docteur G. DARIN. 1 vol in-8, avec figures.......... 4 fr.

PARIS. — IMPRIMERIE DE E. MARTINET, RUE MIGNON, 2

www.ingramcontent.com/pod-product-compliance
Ingram Content Group UK Ltd.
Pitfield, Milton Keynes, MK11 3LW, UK
UKHW021102220726
13924UKWH00005B/2206

9 782019 956653